生物材料科学与工程丛书

王迎军　总主编

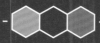

生物材料的生物适配性

杜　昶　郑玉峰　著

科学出版社

北　京

内 容 简 介

本书为"生物材料科学与工程丛书"之一。"生物适配"是王迎军院士领衔的 973 项目在执行过程中提出的创新性理念，强调材料主动适应和作用于人体不同组织、不同器官、不同部位的生理环境（组织学、力学、化学等环境），促进病损组织与器官的有效修复，或恢复、重建其生理功能。该理念具有鲜明的中国特色，经过国内外专家研讨已形成初步的理论体系。本书从介绍生物材料在医学领域应用的使用性能入手，探讨了材料与生物体相互作用过程中的生物适配性，进一步从组织适配、力学适配和降解适配三个方面对其内涵进行系统阐述，并结合生物材料在骨科修复、心血管介入治疗等应用方面的生物适配性能对相关机制进行了分析。

本书内容涉及材料科学与生物医学领域的相关知识，属于两者的交叉学科，可供从事材料科学、生物医学工程的研究人员及工程技术人员参考学习。

图书在版编目（CIP）数据

生物材料的生物适配性/杜昶，郑玉峰著. —北京：科学出版社，2022.10
（生物材料科学与工程丛书/王迎军总主编）
国家出版基金项目
ISBN 978-7-03-073314-6

Ⅰ. 生⋯　Ⅱ. ①杜⋯②郑⋯　Ⅲ. ①生物材料－研究　Ⅳ. ①R318.08

中国版本图书馆 CIP 数据核字（2022）第 182686 号

丛书策划：翁靖一
责任编辑：翁靖一　高　微 / 责任校对：杜子昂
责任印制：师艳茹 / 封面设计：东方人华

科　学　出　版　社 出版
北京东黄城根北街 16 号
邮政编码：100717
http://www.sciencep.com
北京九天鸿程印刷有限责任公司印刷
科学出版社发行　各地新华书店经销
＊

2022 年 10 月第　一　版　开本：B5（720×1000）
2022 年 10 月第一次印刷　印张：12 3/4
字数：248 000
定价：149.00 元
（如有印装质量问题，我社负责调换）

生物材料科学与工程丛书

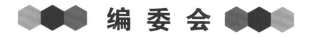 编 委 会

■■ 总　序 ■■

　　生物材料科学与工程是与人类大健康息息相关的学科领域，随着社会发展和人们对健康水平要求的不断提高，作为整个医疗器械行业基础的生物材料，愈来愈受到各国政府、科学界、产业界的高度关注。

　　生物材料及其制品在临床上的应用不仅显著降低了心血管疾病、重大创伤等的死亡率，也大大改善了人类的健康状况和生活质量。因此，以医治疾病、增进健康、提高生命质量、造福人类为宗旨的生物材料也是各国竞争的热点领域之一。我国政府高度重视生物材料发展，制定了一系列生物材料发展战略规划。2017 年科技部印发的《"十三五"医疗器械科技创新专项规划》将生物材料领域列为国家前沿和颠覆性技术重点发展方向之一，并将骨科修复与植入材料及器械、口腔种植修复材料与系统、新型心脑血管植介入器械及神经修复与再生材料列为重大产品研发重点发展方向，要求重点开展生物材料的细胞组织相互作用机制、不同尺度特别是纳米尺度与不同物理因子的生物学效应等基础研究，加快发展生物医用材料表面改性、生物医用材料基因组学、植入材料及组织工程支架的个性化 3D 打印等新技术，促进生物材料的临床应用，并从国家政策层面和各种形式的经费投入为生物材料的大力发展保驾护航。

　　生物材料的发展经历了从二十世纪的传统生物材料到基于细胞和分子水平的新型生物材料，以及即将突破的如生物 3D 打印、材料基因组等关键技术的新一代生物材料，其科学内容、研究范围和应用效果都发生了很大的变化。在科技快速迭代的今天，生物材料领域现有的重要专著，已经很难满足我国生物材料科学与工程领域科研工作者、教师、医生、学生和企业家的最新需求。因此，对生物材料科学与工程这一国际重点关注领域的科学基础、研究进展、最新技术、行业发展以及未来展望等进行系统而全面地梳理、总结和思考，形成完整的知识体系，对了解我国生物材料从基础到应用发展的全貌，推动我国生物材料研究与医疗器械行业发展，促进其在生命健康领域的应用，都具有重要的指导意义和社会价值。

　　为此，我接受科学出版社的邀请，组织活跃在科研第一线的生物材料领域刘昌胜、陈学思、顾宁等院士，教育部"长江学者"特聘教授、国家杰出青年科学基金获得者等近四十位优秀科学家撰写了这套"生物材料科学与工程丛书"。丛书内容涵盖了纳米生物材料、可降解医用高分子材料、自适应性生物材料、生物医用金属材料、生物医用高分子材料、生物材料三维打印技术及应用、生物材料表界面与表面改性、生物医用材料力学、生物医用仿生材料、生物活性玻璃、生物材料的生物相容性、基于生物材料的药物递送系统、海洋生物材料、细菌纤维素生物材料、生物医学材料评价方法与技术、生物材料的生物适配性、生物医用陶瓷、生物医用心血管材料与器械等生物材料科学与工程的主要发展方向。

　　本套丛书具有原创性强、涵盖面广、实用性突出等特点，希望不仅能全面、新颖地反映出该领域研究的主流和发展趋势，还能为生物科学、材料科学、医学、生物医学工程等多学科交叉领域的广大科技工作者、教育工作者、学生、企业家及政府部门提供权威、宝贵的参考资料，引领对此领域感兴趣的广大读者对生物材料发展前沿进行深入学习和研究，实现科技成果的推广与普及，也为推动学科发展、促进产学研融合发挥桥梁作用。

　　在本套丛书付梓之际，我衷心感谢参与撰写、编审工作的各位科学家和行业专家。感谢参与丛书组织联系的工作人员，并诚挚感谢科学出版社各级领导和编辑为这套丛书的策划和出版所做出的一切努力。

中国工程院院士
亚太材料科学院院士
华南理工大学教授

人们对生物材料和细胞及机体组织之间相互作用的认识始终处于生物材料发展的核心。生物相容性的概念被广泛接受并用于衡量生物材料在组织修复临床应用的可行性。目前临床应用较多的骨、软骨、齿及心血管植入材料，包括金属类、非金属类和复合材料等，这些材料必须具有良好的生物相容性，即材料与人体之间相互作用产生的各种复杂的生物、物理、化学反应，不会对人体组织造成毒害作用，这是其在临床上发挥重要作用的前提。但大量的临床应用及随访表明，仅表现出生物相容性的生物材料仍大多被机体视为"异物"而存在，其理化、力学等性能与生物组织存在较大差异，导致服役期短、临床疗效不理想，远不能满足临床方面对其质量和数量快速增长的需求。

组织工程和再生医学的发展对生物材料提出更高要求，生物材料不仅提供了临时的支架供细胞附着，同时其与细胞和组织的相互作用应起到促进细胞相关生物学行为和组织再生的作用。随着生命科学的发展，生物相容性的概念也在不断修正，但总体而言其用于描述并评价生物材料在人体复杂微环境中的特性具有显著的局限性，如众所周知的生物相容的惰性医用金属材料存在的应力屏蔽效应，导致植入体在长期使用中发生松动，服役寿命仅有 10～20 年。又如另一种生物相容的可降解高分子材料 PLGA，其光滑表面和微图案化的表面对于细胞排列和特定基因表达具有显著不同的影响。

针对这些问题，2012 年王迎军院士领衔的 973 计划项目组提出生物适配的理念，其内涵是：当材料植入体内后，在满足生物相容性的前提下，能够主动适应并作用于人体不同组织、不同器官、不同部位的生理环境（组织学、力学、化学等环境），从而达到对病损组织与器官的有效修复，或恢复、重建其生理功能。围绕该创新理念，项目组开展了新型医用材料的功能化设计及生物适配基础科学问题的研究。从组织适配、力学适配和降解适配三个方面对生物适配体系进行了深入探讨，在组织适配方面，项目组系统研究了材料本体和表面在生理微环境中的物理、化学等性能的演变规律，材料因素与蛋白吸附、细胞黏附、细胞分化、组织生长等方面相互作用的内在关系,并提出了相关生物医用材料组织适配的机制。在此基础上,项目组对材料进行了表面功能化、多孔结构、分子组装、成分调控、本体合金化等多种形式的生物适配设计和生物医学功能设计,构建了生物安全性高并具有杀菌/抑菌及修复组织缺损、抑制相关疾病等功能的修复材料。

在力学适配方面,项目组系统研究了材料在服役期间的力学性能变化规律,与其周围生物体组织、细胞之间的生物力学相互作用,以及材料-细胞间力学信号转导机制,并提出了材料的力学适配机制。

在降解适配方面,项目组系统研究了材料的化学、生物学降解途径和机理,材料降解与组织修复相匹配的机制及降解产物的安全代谢机制,提出了材料的降解适配机制,并设计了一系列具有可控降解性能的生物医用材料。

本书是在上述项目的研究基础上的进一步整理、总结和完善,共分为 6 章:第 1 章,绪论;第 2 章,生物医用金属材料组成及微量元素的组织适配机制;第 3 章,生物材料的表面特性及其组织适配机制;第 4 章,材料层区结构及低氧微环境的表观遗传学与生物适配;第 5 章,生物材料在生理环境中的力学适配机制;第 6 章,生物材料在生理环境中的降解适配机制。

本书由杜昶、郑玉峰组织撰写、统稿和审校。在此特别感谢杨柯、邹学农、李述军、欧阳钧、戴景兴、王青川、刘蕊、任玲、胡灏、陈珺、高蔓蔓、龚铭、易桦林、周治宇、郝丽静、谌斯、陈彦、刘德龙、林嗣雄、凌泽民等老师和研究生,以及科学出版社的编辑团队一道为本书的顺利出版所做出的贡献。

"生物适配"理念的提出对于新型生物医用材料的研发具有重要的指导意义,但该理念仍然需要不断探讨和完善。希望本书可以起到抛砖引玉的作用。

2022 年 6 月 30 日

目　录

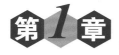

>>

绪论

1.1 ▶ 生物材料的发展

　　生物材料（biomaterials）又被称为生物医用材料，是指与生物系统接触或发生相互作用，并能诊断、治疗、修复、替换、诱导再生或增进其功能的一类天然或人工合成的功能材料。生物材料是材料科学领域中正在发展的多个学科相互交叉渗透的领域，其研究内容涉及材料科学、生命科学、化学、生物学、解剖学、病理学、临床医学、药物学等学科，同时还涉及工程技术和管理科学的范畴。生物材料有人工合成材料和天然材料，有单一材料、复合材料以及活体细胞或天然组织与无生命的材料结合而成的杂化材料。生物材料本身不是药物，其参与的治疗途径以与生物机体直接结合和相互作用为基本特征。生物材料与人类的生命和健康紧密相关，人类发展的历程从某一方面来说是人类对材料不断认识、了解并加以利用的过程，材料构成了人类科技和文明的物质基础。在21世纪的今天，生物材料已被广泛应用于骨、牙、皮肤等临床医学以及生物技术等领域。作为一个诞生仅仅大约40年的学科领域，生物材料学已成为当代材料学科的重要分支，尤其是随着生物技术的蓬勃发展和不断取得重大突破，生物材料已成为各国科学家竞相研究和开发的热点。

　　虽然生物材料这一概念在20世纪40年代才被明确，但是生物材料一直伴随着人类社会的发展。自从人类诞生的那一天起，生物材料就是人们与各种疾病、创伤斗争的有力工具。在史前阶段，人类就已经开始在体内植入材料以解决机体出现的各种问题，而人类对合适的生物材料的渴求与探寻更是从未停滞。

　　春秋战国时期的典籍《列子·汤问》中即记载了偃师造人的故事。周穆王在西巡途中遇见了一位叫作偃师的人，偃师向周穆王进献了一个歌舞艺人，这个艺人"领其颅，则歌合律；捧其手，则舞应节。千变万化，惟意所适"。后来周穆王发现这个歌舞艺人"内则肝胆、心肺、脾肾、肠胃，外则筋骨、支节、皮毛、齿发，皆假物也，而无不毕具者"。这也许是人类对于使用生物材料重新构建人体组织器官想法的最早记载。直到近现代，不论是 1818 年英国作家玛丽·雪莱创作的长篇小说《弗兰肯斯坦》中用尸体拼凑出的怪物，还是 1977 年电影《星球大战》中达斯·维达的机械身体，亦或是漫威电影中冬日战士的义肢，都表明人类对重塑器官或者肢体的能力的渴望与追求一直伴随着人类社会的发展。

在距今 9000 多年的肯尼维克人（Kennewick man）骨骼中发现异物可以在人体内长期存在。考古学家认为他是一个身材高大、健康且充满活力的人，在现在的华盛顿南部地区活动，他的右髂骨内埋有一石质箭头，且伤口已经愈合，因此对他的活动能力影响不大，这种非特意的植入物说明人体对自然界的材料具有一定的包容性。

长久以来人类一直在不断地尝试、探索和研究利用材料来达到重建或替代缺损组织这一目的。在距今 7000 年前古埃及人的遗骸中发现了用于修复牙齿缺损的黄金假牙[1]；公元前 3500～前 3200 年，棉花、马鬃毛、亚麻线等已被用于伤口缝合处理；在公元前 2500 年左右的中国和埃及墓穴中发现了人造手、假鼻、假耳等；公元 2 世纪的记载中，丝线等被用于结扎破裂血管以止血[2]；公元 600 年左右玛雅人将海贝壳用于牙修复，并且已达到现代的骨整合水平；同时期唐代《新修本草》中记载了一种用于补牙的银膏，由银、汞、锡及其他杂金属元素组成，成分与现代龋齿填充材料类似[3]。然而由于时代、科技以及生产力水平的局限，早期人类对于生物材料的利用还处于比较原始的阶段；同时由于对生物相容性和灭菌等相关知识了解不够充分，在使用生物材料的尝试中所取得的效果十分有限。

随着时代的发展、科技的进步，对于生命和人体的认识逐渐深入，人们对于生物材料的应用开始迈上新的台阶。1829 年，人们开始以动物为模型系统地研究金、银、铅、铂等金属植入体内的效果，并得出铂具有较为良好的生物相容性的结论；1849 年，银丝线成功用于多例外科手术缝合；1860 年左右，以玻璃为原料的隐形眼镜被制作出来，并分别对动物和人进行了实验；1886 年，镀镍螺钉和镀镍钢板开始用于骨骼固定；1926 年开始用不锈钢材料进行骨缺损替代治疗；1929 年，钴铬钼合金成功应用于齿科。但同时期高分子聚合物的种类还十分稀少，鲜有聚合物作为植入物的报道。1933 年 Biscegle 发现使用聚合物膜包裹的小鼠肿瘤细胞能够在猪的腹腔内长时间存活，同时延迟其被免疫细胞杀死的时间[4]；1941 年尼龙绳材料被用作手术缝合线；1947 年聚乙烯被报道作为植入材料；但在 1949 年发表的一篇论文中认为，除了特氟龙以外，其他的高分子材料均会引起强烈的生物反应。

第二次世界大战后，各种新型材料出现了井喷式的发展，各种高性能金属、陶瓷以及聚合物材料的出现，使替换和重建受损组织器官的想法变为可能。早期的生物材料主要包括钛、不锈钢、硅酮、聚氨酯、尼龙和特氟龙等。

20 世纪 50 年代，由金属钛制成的骨钉、骨板开始成为主要的骨科医用金属材料；70 年代后期以钛镍合金为代表的形状记忆合金开始大面积应用于硬组织修复，成为骨科、口腔科重要的医用金属材料之一。同时，经过 20 世纪 50 年代高分子工业的飞速发展，高分子材料开始用于医学领域并取得了良好的效果。50 年代，有机硅聚合物开始进入临床，被用于组织的修复、替代和填充[2]。60 年代初，开始使用聚甲基丙烯酸甲酯（PMMA）修复髋关节。Wolter 与 Meyer 于 1984 年报道了在 PMMA 表面构建内皮细胞层用于眼科治疗，并首次提出"组织工程"（tissue engineering）这个名词[5]。1991 年，Cima 等用生物可吸收高分子材料聚羟基乙酸（PGA）构建网状支架，用来移植肝和软骨细胞以达到修复和重建组织的目的[6]，同时还指出支架材料应该具有合适的表面化学性质和表面结构，从而影响细胞的黏附、生长等功能；支架的宏观尺度以及孔隙率等则对营养物质的输送有重要影响。Jauregui 和 Gann 于同年也报道了应用聚合物中空纤维培养肝细胞的工作[7]。1993 年，Langer 和 Vacanti 在 *Science* 上发表了题为"Tissue engineering"的论文，系统地提出了组织工程的概念与思想[8]。首先制备可降解具有良好生物相容性的组织工程支架，作为细胞载体和细胞外基质；之后将种子细胞种植在支架上，并使其在支架上黏附、增殖和分化；最后加以合适的生长因子对细胞进行诱导，使细胞在支架上经过增殖分化最终形成新的组织或器官。在之后的研究中，模拟细胞外基质的组织工程支架、合适的种子细胞以及调控细胞生长分化行为的生长因子被认为是构成组织工程的三大要素[9]，目的是修复或再生受损或缺失的组织器官。

图 1.1 描述了组织工程的大致实施方案。首先根据目标组织的要求，在体外将目标自体或异体种子细胞进行扩增，再将一定数量的种子细胞种植在符合特定目标组织要求的支架中，并提供适宜的环境使细胞在支架上黏附、增殖和分化，最后得到细胞/支架复合物。接下来通过外科手术等将搭载有细胞的支架移植到生物体内，到达生物体内后，支架上的细胞进一步增殖、分化并形成新的组织或器官。

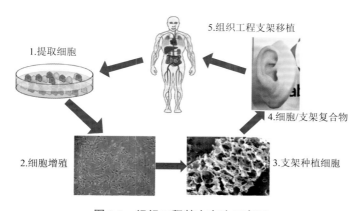

图 1.1　组织工程基本方法示意图

自 1980 年以来，对人体内的几乎每一种组织与器官都展开了相关的组织工程再生与重建的研究。其中，骨[10]、软骨[6]、肌腱[11]、皮肤[12]、血管[13]以及神经[14]的研究最为常见。自 1989 年起，组织工程的相关研究文献数量每年都快速增长，Web of Science 上以"Tissue Engineering"为关键词搜索的结果有 182805 个。1989 年后相关文献数量逐年递增，自 1995 年起每年新增文献数量超过 1004 篇，2010 年超过 1 万篇，2016 年以后每年有 15000 余篇组织工程相关文献被 Web of Science 收录。自 1998 年开始组织工程领域的研发已经达到了 10 亿美元的规模，并以每年 22% 的速度增长[15]。这些数据说明组织工程的研究在世界范围内引起了越来越多科研工作者和公司的注意，组织工程学的研究正在飞速发展，具有广阔的研究前景和市场需求，必将产生巨大的社会与经济效益。

总体来说，现代意义的生物材料起源于 20 世纪 40 年代，并在 80 年代左右形成了一门系统的学科。现代生物材料学是利用工程化的生物材料来激发和控制特定的生物反应，横跨医学、生物学、材料学数个学科领域的新兴交叉学科。生物材料的研究和发展与我们的生活息息相关，不仅在临床中挽救了千万患者的生命，更改善了人们的健康状况和生活质量，对于人类社会的发展具有十分重要的意义。

1.2 生物材料的分类及基本性质

至目前为止，生物材料已包含 1000 多种不同的材料，材料的种类和数量还在不断地增加，但是被广泛应用于临床的生物材料仅几十种。生物材料种类繁多，为了体现生物材料的特点和意义，常根据以下几种方法进行分类。

根据生物材料的来源可分为天然生物材料和人工合成生物材料，但这种分类方式较为笼统，因此在此分类基础上，再进一步根据材料的成分可分为生物医用高分子材料、生物医用金属材料、无机生物材料以及生物医用复合材料。另外一种分类方法是根据生物材料的不同生物性能，可分为生物惰性材料、生物活性材料、生物可降解材料等。

1.2.1 天然生物材料

天然生物材料来源广泛且性能优良，一般都无毒、亲水、生物相容性及细胞亲和性好，分子结构上通常含有大量活性基团，有利于材料和细胞之间的相互作用，或者搭载其他药物。部分天然生物材料本身就是细胞外基质，含有特定的细胞识别因子，可提高支架的细胞相容性及诱导分化能力。常见的天然生物材料有氨基葡聚糖、胶原[16, 17]、明胶、珊瑚、透明质酸[18]、壳聚糖[19, 20]、藻酸盐、丝素蛋白[21-23]、纤维素、纤维蛋白[24,25]以及经过各种处理后的天然骨等[26]。相对于合成材料来说，天然生物材料在某些方面具有先天的优势[27]，使得天然高分子材料得到了广泛的临床应用，并且成为某些特定组织工程支架材料的首选。

尽管天然生物材料拥有良好的生物可降解性和生物相容性，但是天然生物材料在使用过程中依然存在不少问题。其质量受产地、原料来源等影响，材料的性质并不稳定。同时，天然生物材料结构往往很复杂，通常较难保存或维持稳定结构，降解速率较快，导致强度和加工性能较差，价格较高。

1.2.2 人工合成无机生物材料

相对于天然材料，人工合成材料种类很多，可选择范围广；差异性小，性能稳定；供应充足，可大规模生产，价格便宜；可加工性能和机械强度优异；结构性能以及降解速率可调控范围大，具有很强的适用性；可根据实际情况进行设计，有很强的针对性；是组织工程支架材料的重要来源。

人工合成无机生物材料以羟基磷灰石[28-30]、磷酸钙[31,32]、生物玻璃陶瓷[33,34]以及生物活性微晶玻璃等[35,36]为代表，是一类生物相容性很好的骨组织替代材料。含钙、磷元素组成的无机生物材料，与人体内骨组织的无机成分类似，在体内会发生轻度溶解和降解，降解释放的钙、磷元素能为新骨组织的形成提供原料。此外，降解还会形成微碱性环境，抑制炎症的发生，以及促进细胞在材料表面的黏附、增殖和细胞外基质的分泌，同时还具有骨传导和骨诱导作用。但是无机生物材料较难制备高孔隙率的支架，存在支架强度低、脆性大、韧性不足等机械性能的先天不足，不能用于负重部位的大段骨缺损修复[37]。降解速率难以控制，与新生骨组织之间的匹配度不高等限制了这类材料在实际应用中的表现[38]。

1.2.3 人工合成生物医用高分子材料

与无机生物材料相比，生物医用高分子材料的结构和成分可以与人体内的细胞外基质更为接近。由特定高分子材料制成的支架在体内可被生物体降解，降解生成的小分子通常可被生物体吸收或者直接排出体外，因此由高分子材料所制备的支架具有更好的生物相容性。人工合成生物医用高分子材料相对于天然生物材料来说，虽然在生物学效应方面仍有不足，但是在降解速率、力学性能、可加工性以及价格等方面更具有优势，选择空间也更广阔[39,40]。在组织工程中已经有非常多的人工合成生物医用高分子材料应用于组织修复与临床，如聚乳酸（PLA）[41,42]、聚羟基乙酸（PGA）[43]、聚乳酸-羟基乙酸共聚物（PLGA）[44-47]、聚己内酯（PCL）[48-50]、聚乙二醇（PEG）、聚对苯二甲酸乙二酯（PET）[51,52]、聚羟基丁酯（PHB）[53]等。人工合成生物医用高分子材料的不足在于通常活性基团较少，缺少可供细胞识别的生物信息位点，往往呈现出疏水的特性，材料表面不利于细胞黏附；降解产物可能会引起一定程度的不良反应，如无菌炎症等；通常不具备生物活性；在支架加工的过程中使用的有机溶剂等有害物质容易残留，引起周围组织免疫反应等。

1.2.4 生物医用金属材料

传统的生物医用金属材料主要有不锈钢、钴基合金、钛基合金、形状记忆合金及钽、铌、锆等，属于惰性生物材料。生物医用金属材料具有较高的机械强度与抗疲劳性能，以及良好的可加工性能，是最早应用于医学临床的生物材料，也是目前临床应用中最广泛的一类生物材料。生物医用金属材料主要用于硬组织的修复与替换，也用于心血管和软组织等的修复；骨科中主要用于制造人工关节、人工骨及各种内、外固定器械；牙科中主要用于制造假牙、填充体、种植体、矫形丝及各种辅助治疗器件。此外生物医用金属材料还用于制造心脏、肾等器官的瓣膜、血管扩张器、血管支架、人工器官、心脏起搏器、生殖避孕器材及各种外科手术器械等。

但是在临床应用中，传统生物医用金属材料在植入体内后易发生电化学腐蚀，在重复荷载的情况下，外应力的影响还会加速腐蚀。腐蚀一方面会向周围组织释放金属离子，可能导致毒副作用；另一方面会削弱材料本身的性能，导致植入失效。

1.2.5 生物医用复合材料

在目前认识的所有有机体内，组织和器官通常是由无机物、蛋白质、多糖、水等共同作用形成的，在组成、成分、结构及功能等方面具有高度复杂的特点。因此，组织修复对组织工程支架及其材料也提出了良好的生物相容性和生物活性、一定的力学性能、可消毒性、抗凝血性、降解性等多方面要求。使用单一组分材料来构建支架通常无法满足使用要求，同时单一组分的材料通常会带有自身难以克服的缺点。生物医用复合材料由两种或多种生物材料共同组成，通过改变材料的组成、配比和工艺等因素，可以使不同材料之间的特性相互补充，达到最优化材料性能的目的。

常见的复合方式有天然高分子材料之间的复合，如胶原/透明质酸复合[54]、胶原/壳聚糖复合[55,56]、胶原/GAG/壳聚糖复合、壳聚糖/透明质酸复合[57]、壳聚糖/藻酸盐复合[58]、壳聚糖/明胶复合[59]、壳聚糖/透明质酸复合[60]等；天然高分子材料和人工合成高分子材料间的复合，如壳聚糖/PLLA、胶原/PLLA、壳聚糖/PLGA[61]、

PLLA/PCL 等；无机材料与高分子材料之间的复合，如胶原/羟基磷灰石复合[62]、聚乳酸/羟基磷灰石复合[63-67]、生物玻璃/α-聚酯复合材料[68-70]、壳聚糖/PLLA/羟基磷灰石复合材料[71, 72]等。在制备生物医用复合材料的过程中，常见的问题有各种材料之间相互作用界面不紧密、材料分布不均匀等。

1.2.6　生物材料的不同生物性能分类

生物惰性材料主要包括金属材料（不锈钢、各种合金等）和部分无机材料（碳素材料、氧化铝、氧化锆等）。在植入体内后，生物惰性材料也并非完全不与生物体发生化学反应，只是较为缓慢、周期较长，并且主要以纤维组织包裹或长入的形式实现材料与组织间的结合。

生物活性材料是对生物体组织具有诱导或调控功能的生物材料，通常能提高材料周围的细胞活性或促进新组织的再生，主要有羟基磷灰石、磷酸钙陶瓷、生物玻璃等。

生物可降解材料是指被植入生物体内后，能够被生物体分解或通过自身降解，最终被吸收或排出体外的生物材料，如 β-磷酸三钙、聚乳酸、胶原、纤维蛋白等，可用于组织工程支架材料、载药材料、手术缝合线等。

1.3　常见生物材料的使用性能

生物材料是构成组织工程支架最基本的单元，是组织再生的基本构架，是种子细胞与再生组织之间的媒介。选用合适的生物材料来构建支架是组织工程的第一步，对于生物材料的研发直接关系着组织工程的发展。通常来说，对于构成组织工程支架的生物材料有以下几点要求[73-76]：

首要功能是模拟细胞外基质的功能，具有良好的细胞亲和性、细胞募集能力以及生物相容性。材料植入体内后，材料及其降解产物不会引起机体的排异反应等导致移植失败的现象；材料表面具有有助于细胞黏附、增殖和分化的化学性质[77]。

其次是材料应具有生物可降解性和降解可调控性[78, 79]。随着新组织或器官的形成，植入体内的支架会与新组织形成相匹配的速率被降解、吸收，为新生组织提供空间。材料降解速率的可调控性是一个重要指标，以便于适应不同的使用情况以匹配新生组织的形成速度。

最后是材料应具有良好的可加工性能和一定的机械强度[63]。在临床医疗中，对于不同的组织工程、不同的组织缺损情况，支架的要求各式各样，因此良好的可加工性能可保证材料在各种情况下都能发挥作用，能够满足目标支架的制备要求。而一定的力学强度可以使支架在植入体内后保持自身形状，从而保证新生组织的外观，甚至可以恢复缺损组织的部分力学功能。

材料同时还应该具有较高的孔隙率、合适的孔径、相互连通的孔结构和高比表面积。用于组织工程的支架材料的孔隙率都在 80% 以上，从而其具有足够的比表面积和内部空间以便于细胞和新生组织的生长。相互连通的孔结构则有利于营养物质的进入以及代谢产物的排出，结合合适的孔径，更有利于新生组织中的血管化等。

以下将对部分常见的生物材料的使用性能进行介绍。

1.3.1　聚乳酸

聚乳酸（poly lactic acid，PLA）又称聚丙交酯或玉米淀粉树脂，是由乳酸单体聚合而成的高分子聚合物，属于聚酯家族，是一种热塑性脂肪族聚酯，分子结构式如图 1.2 所示。PLA 熔点在 175℃左右，在 60℃左右会发生玻璃化转变，聚乳酸的单体乳酸分子含有一个羟基（—OH）和一个羧基（—COOH），因此每个乳酸分子上的羟基都能与另一个分子上的羧基发生脱水缩合反应，最终能形成高分子聚合物 PLA[80]。乳酸是一种手性分子，根据其旋光性可分为左旋乳酸和右旋乳酸，因此根据不同的合成方法，有左旋聚乳酸（PLLA）、右旋聚乳酸（PDLA）和外消旋聚乳酸（PDLLA）三种聚乳酸，此外还有非旋光性聚乳酸（*meso*-PLA）、星形聚乳酸等[81]。

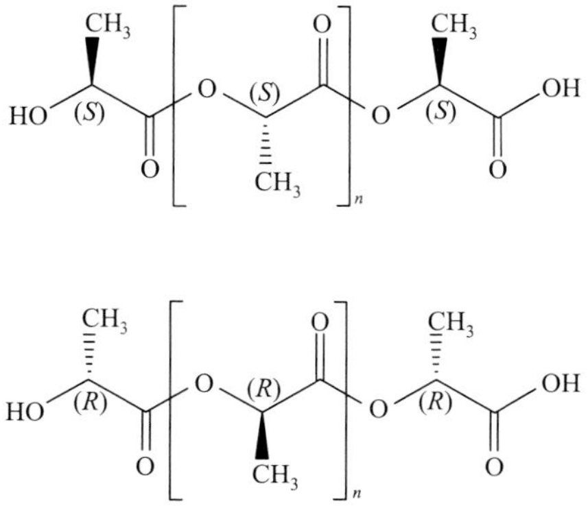

图 1.2　聚乳酸的分子结构式

1. 聚乳酸的特点

PLA 具有区别于其他热塑性高分子材料的三大特性，即来源于可以再生的植物资源、可以完全生物降解以及环境负荷性低。作为生物材料，PLA 本身的性质及其影响因素也非常重要。

PLA 是一种有相对高热稳定性的可结晶热塑性分子，玻璃化转变温度（T_g）大约为 60℃，结晶温度（T_c）为 125℃左右，熔点（T_m）为 175℃左右。良好的热稳定性使 PLA 具有良好的可加工性能，PLA 可以在 170～250℃ 的温度范围进行加工。尽管熔融条件可以从高黏度（1000Pa·s）到低黏度（约 10Pa·s）有很大的调整空间，还是有可能仅通过控制温度应用于任何一种成型技术（注塑、成膜、纺丝、吹塑、发泡、吹膜等）。PLA 制品的模塑收缩率为所用模具尺寸的 0.2%～0.4%。

PLA 的力学特性取决于材料中高度有序结构部分所占的比例，因此其力学性能受 X_c（结晶度）、L_c（晶体厚度）、T_m 等影响。PLA 具有良好的物理机械性能、抗拉强度及延展性，比一般的生物可降解高分子具有更高的强度。经过熔融纺丝或静电纺丝工艺，PLA 可以被制造成微米级到纳米级的纤维。PLA 纤维的断裂强度能达到 45～54g/tex 以及伸长率达到 10%。另外，有研究表明 PLLA 的冲击强度会随材料交联而提高。PLA 还能同时兼顾良好的光泽性和透明度。

但是 PLA 的抗冲击性和耐热性差，在室温下是一种脆的热塑性材料。加入结晶成核剂、无机填料和其他生物降解高分子共混可以提高 PLA 的抗冲击性和耐热性。另外，通过拉伸改变取向度和结晶度有可能提高膜或片状物的抗冲击性和耐热性，达到与取向性聚丙烯（OPP）或 PET 相同的强度和硬度水平，同时保持其高透明度。

研究表明，与非混合的 PLLA 或 PDLA 膜相比，PLLA 和 PDLA 的立体络合物具有更高的拉伸性能。通过凝胶化和球晶限制生长形成的显微结构可以增强共混物薄膜的拉伸性能，此外，通过 L 单元和 D 单元序列的强烈相互作用可以导致高密度链填充无定形区，还可以提高共混物薄膜的拉伸性能，其共混薄膜中 T_g 的提高便是有力的证据。

2. 聚乳酸的结晶行为

PLLA 和 PDLA 是半结晶性高分子聚合物，结晶度可达 50%以上。而 PDLLA 是呈无定形的非晶态，降解半衰期是 3～12 周。PLLA 和 PDLA 由于结晶而具有更高的弹性模量，结晶度、结晶形态等对 PLA 的亲水性、力学性能、降解速率等都有影响。

PLA 的单晶可以通过等温结晶的方式得到，根据溶剂的不同，可以得到以螺旋方式生长的菱形或六边形片状单晶[82, 83]。PLA 最为常见的是以球晶的方式结晶，结晶尺寸较大，通常当 PLA 从溶液中析出时或再熔融后冷却时形成。球晶的结晶方式是从晶核开始，片晶在晶核上呈发射状生长而形成球状多晶聚集体[84]；当片晶的生长发生周期性扭曲时，则会形成环带球晶[85]。除此之外，PLA 还能形成微纤维晶[86]、串晶[87]、横晶[88]等。

PLA 的晶型主要有 α、β 和 γ 型，三种晶体的结构如图 1.3 所示。其中 α 型晶体是 PLA 最常见的结晶方式，最早由 Santis 等发现并报道[89]。在 PLLA 和 PDLA 每个单晶胞中，分别有两条左旋 10_7 和右旋 10_3 螺旋构象分子链，晶胞参数 $a = 1.066nm$，$b = 0.645nm$，$c = 2.79nm$，$\alpha = \beta = \gamma = 90°$；两者均属于准正交晶系[90]。Ozaki 等[91, 92]发现当温度低于 100℃ 时对 PLA 进行等温结晶，生成了与 α 型晶体类似的 α′型晶体。相对于 α 型晶体来说，α′型晶体螺旋链结构不紧密，较为松散，10_3 螺旋构象相对较少，相当于一种亚稳态的 α 型晶体，因此热稳定性不及 α 型晶体。当温度升高时，α′型晶体会发生重结晶和结构重排现象，并转变为 α 型晶体。

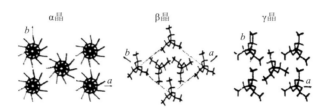

αお晶 β晶 γ晶

图 1.3　α、β 和 γ 型 PLA 晶体示意图

β 型晶体最初是在高温下高速拉伸 α 型晶体得到的一种 PLA 纤维晶[93]，后来发现也可通过较大的拉伸率拉伸，采用熔融纺丝或溶液纺丝法得到[94]。β 型晶体是一种稳定的晶体结构，不能转变为 α 型晶体，但是晶体稳定性要低于 α 型晶体，熔点比同等分子量的 α 型晶体低 10℃ 左右[95]。β 型晶体有正交晶系[96]和三方晶系[97]两种。

当 PLLA 在六甲基苯上外延生长，因为六甲基苯晶体的 a、b 轴与 PLLA γ 型晶链轴呈等比关系，会得到 γ 型 PLLA 晶体[98]。γ 型 PLLA 晶体属于正交晶系，在每个晶胞中有两条反平行的 3_1 螺旋链。晶胞参数 $a = 0.995nm$，$b = 0.625nm$，$c = 0.880nm$，$\alpha = \beta = \gamma = 90°$。

3. 聚乳酸的降解性能

PLLA 具有良好的生物可降解性能。在植入体内后，PLLA 主链上的酯键开始水解，在酶的作用下，PLLA 持续降解最终成为乳酸单体。乳酸会进入体内的三羧酸循环，最终代谢产物为 H_2O 和 CO_2，无任何毒副作用，是一种生物安全性非常好的材料，已被美国食品药品监督管理局（FDA）批准用于临床。

PLLA 降解过程是多种降解反应共同作用的结果，如分子内或分子间的酯交换反应、热解消去反应等。并且随着降解作用的进行，降解产生的丙交酯单体之间还会出现可逆的加成反应[99]。因为 PLLA 的半结晶性，降解过程往往开始于

PLLA 的非结晶区水解，随后降解过程由非结晶区发展到结晶区[100]。PLLA 的降解还呈现出自催化性，在降解初期，表面 PLLA 的酯键水解是各向同性，但随着降解时间的延长，降解产生的含羧基的低聚物会在材料附近富集，使后续的降解始终保持在酸性环境中，整个降解过程会由于降解产生的羧基含量增加而降解速率增大。

PLLA 的降解性能主要受环境和自身性质的影响。环境中的影响因素主要有酶的数量和种类、pH、含氧量、温度、湿度等。而 PLLA 自身的表面结构、结晶方式、结晶度、分子量等都能对降解性能产生影响。

4. 聚乳酸作为生物材料的应用

PLLA 由于其优良的生物安全性和生物相容性，成为被 FDA 批准可用于临床的生物可降解合成聚合物支架材料之一，在生物医学领域已经得到了广泛的应用。目前，PLLA 主要应用于组织工程支架材料、皮肤伤口敷料、眼科材料、外科黏合剂、医用手术缝合线、药物载体和药物缓释的基质等。

早在 1970 年，PLLA 就作为药物载体材料，被用于药物长效缓释体系[101]。此后长期被作为难溶性药物的递送控释载体。对 PLLA 进行改性或调控降解速率，可以很方便地调整其释药方式。

此外，PLLA 纤维具有优良的力学性能、较大的拉伸率、较低的收缩率，以及生物可降解性能，常作为免拆除手术缝合线的原材料[102]。同时还可作为抑菌抗炎药物的载体，抑制伤口炎症和免疫排斥反应。

除此之外，在组织工程的研究中，PLLA 被广泛用于骨、软骨、血管、肌腱、气管、小肠等组织工程修复支架材料的研究中。在骨组织工程领域，由 PLLA 制备的骨钉、骨板已经进入临床使用。从 20 世纪 80 年代开始，PLLA 与羟基磷灰石（HA）或磷酸三钙（TCP）等无机材料复合而成的材料成为骨组织工程支架的热门研究方向，一方面 PLLA 能为 HA 提供良好的韧性和机械性能，另一方面 HA/TCP 的优良生物活性，良好的骨结合能力，以及骨诱导、骨传导能力弥补了 PLLA 生物相容性不足的劣势。

5. 聚乳酸的改性

虽然 PLLA 具有理想的组织工程材料的性质，但是由于 PLLA 的分子链为线型结构，且分子链上甲基太多，缺少活性基团与细胞识别位点，导致疏水性太强，不利于细胞黏附。同时降解产物会导致微环境 pH 变低，引发无菌炎症等问题，限制了 PLLA 在组织工程中的应用[103]。另外，聚乳酸脆性大，力学强度较低，因此，单纯聚乳酸已经很难满足人们日益增长的临床应用要求。近些年来，为了提高聚乳酸的力学性能，改善其降解性能、细胞亲和性，降低成本等，研究人员做了大量的改性研究工作，试图通过增塑、共聚、共混、复合等方法对聚乳酸进行有效改性，从而更好地满足其在医学领域的应用需求。

目前有许多针对 PLLA 改性的研究和方法，目的是使 PLLA 获得更好的细胞亲和力与生物相容性。根据方式方法的不同主要分为物理改性和化学改性。

物理改性方式通常有共混、增塑、纤维复合和纳米材料复合等，对支架整体的性能改善较为明显。Wang 等[104]在使用热致相分离法制备 PLLA 支架的过程中，加入壳聚糖纳米纤维棒，使支架的力学性能得到提升，并缓解了降解时 pH 下降的情况，提升了支架的细胞相容性。Shao 等[105]将柠檬酸用于 PLLA 支架改性，大幅提升了支架亲水性、细胞相容性以及成骨分化能力。但是因为 PLLA 的活性较低，在进行物理改性时通常与改性材料相容性较差，改性效果通常不如化学改性。

化学改性常用的手段包括接枝共聚、交联或表面修饰等，直接改变 PLLA 的分子链和化学结构，对其脆性、疏水性以及降解性能等都有很大的改善作用。如利用氧等离子体对 PLLA 支架进行表面改性[106]，可以将大量活性基团引入到支架表面，改性后的支架亲水性、细胞相容性等得到大幅提升。但使用这种方法会导致支架上的纳米纤维结构消失，同时改性效果也仅限于表面的几纳米范围内，效果有限。由于 PLLA 分子链上缺少活性基团，如何进一步提高化学改性的效果仍然需要研究。

1.3.2 聚乳酸-羟基乙酸共聚物

聚乳酸-羟基乙酸共聚物[poly（lactic-*co*-glycolic acid），PLGA]是乳酸与羟基乙酸的共聚物，PLGA 通常为线型共聚物，由于其组成存在不同的链节比，因此通常在 PLGA 后面具体地标记出其比例。例如，PLGA 65∶35 表示该聚合物由 65%乳酸和 35%羟基乙酸组成。

PLGA 的降解主要是通过酯键水解、自催化作用和巨噬细胞吞噬；水解产物为乳酸和羟基乙酸，均可代谢分解生成二氧化碳和水，分别通过肺和肾排出体外，仅有微量的原型聚合物经尿液排出，体内没有蓄积现象。PLGA 的降解通常是由于酯键被破坏，降解程度随单体比不同而有差异，羟基乙酸比例越大越易降解。也存在特例，当两种单体比为 50∶50 时，降解速率会更快，差不多两个月完全降解。

PLGA 具有良好的生物相容性及安全性，FDA 已经批准将其作为用于制备可生物降解的药物载体和组织工程细胞支架，在美国、日本市场应用多年，未见严重的不良反应报道。以 PLGA 材料作为药物载体具有生物相容性和生物可降解性良好、合成简单、稳定性高、机械强度大、降解速率可调节以及可塑性良好等特点。

1.3.3　羟基磷灰石

羟基磷灰石[$Ca_{10}(PO_4)_6(OH)_2$，hydroxyapatite，HAP]，又称羟磷灰石，其中羟基（—OH）能被氟化物、氯化物和碳酸根离子代替，生成氟磷灰石、氯磷灰石和碳酸磷灰石，其中的钙离子可以被多种金属离子通过发生离子交换反应代替，形成对应金属离子的 M 磷灰石（M 代表取代钙离子的金属离子）。

人们对羟基磷灰石的认识和研究已有几百年的历史，1790 年 Werner 采用希腊文字将其命名为羟基磷灰石时，人们并未发现其有什么特别的用处；但当 X 射线衍射技术兴起之后，1926 年 Bassett 尝试用 X 射线观察牙齿和人骨时发现，其矿物成分和磷灰石非常相似，引起研究人员很大兴趣；随后到 20 世纪 80 年代前后几年间，日本学者 Aoki 及其团队不但合成了羟基磷灰石并将其烧结成陶瓷，而且发现烧结的羟基磷灰石具有很好的生物相容性。

羟基磷灰石是钙磷灰石的自然矿化产物，也是脊椎动物骨骼和牙齿的主要组成成分。人的牙釉质中羟基磷灰石的含量约 96%，骨头中也占到约 69%，人骨中的羟基磷灰石主要由长度 20~40nm、厚度为 1.5~3.0nm 的针状或片状羟基磷灰石构成。人工合成羟基磷灰石是一种具有良好生物相容性的生物活性材料，将其植入体内后可与正常骨组织形成稳定的化学键性结合，并且对成骨细胞的黏附、增殖及细胞外基质分泌有促进作用；同时在体内能够进行一定程度的生物降解[107]。羟基磷灰石的理想晶体为六方晶系，结构为六角柱体，密度为 3.14~3.16g/cm³。另外一种单斜晶系晶体结构的羟基磷灰石，在钙和氢氧根离子构成的柱状体形成的一个平行 c 轴的螺旋六重对称性通道中，容易发生离子替代。羟基磷灰石微溶于水，呈弱碱性（pH = 7~9），理论钙磷比（Ca/P）为 1.67，易溶于酸，难溶于碱。

关于羟基磷灰石的制备方法有许多，主要包括两大类：湿法制备和干法制备。干法制备主要指固相反应制备法，湿法制备方式较多，如水热法、化学沉淀法、微乳液法、溶胶-凝胶法等。近年来，国内外关于羟基磷灰石的新型合成方法和改性方法也越来越多。

羟基磷灰石不仅具有较好的稳定性、生物活性和生物相容性，还具有良好的骨传导作用、生物可分解及诱导骨形成的能力，是人体骨损伤时性能优良且近于理想的骨修复及替代材料。羟基磷灰石植入体内后，钙和磷会游离出材料表面被身体组织吸收，并生长出新的组织。有研究证明羟基磷灰石的晶粒越细，生物活性越高。

经多年的发展，羟基磷灰石作为一种生物相容性优异的生物医用材料，在其作为骨替代、骨填充方面的研究已取得了很大进展。但其强度低、韧性差、不易成型等缺陷严重限制了其使用的广度，仅能应用于非承重次要的小种植体，难以大量使用。研究人员在不断改进其制备工艺和制备方法的同时，也在尝试着通过应用由致密到多孔、由单一到复合甚至多相复合的改变来解决这些问题。

针对羟基磷灰石材料强度和韧性等力学性能的缺陷,研究人员很早就开始致力于完善其缺陷、制备性能最优的羟基磷灰石材料的研究,而其中提出最早的便是羟基磷灰石材料致密化。致密型羟基磷灰石材料是按照一定比例将黏结剂和添加剂与羟基磷灰石均匀混合,通过加压成型、煅烧(900℃左右)再加工和二次煅烧而成。有研究发现,致密型羟基磷灰石材料的力学强度和弹性模量等力学性能均比人体自然骨高出几倍,且可随烧结工艺(烧结气氛、温度、时间)发生较大变化,但断裂韧性却远低于人体骨;同时致密型羟基磷灰石的表面显气孔率较小(经电镜观察孔径为80μm),植入后无法为骨单位提供生存和生长的空间,容易发生选择性化学反应,只在植入体表面形成较浅的人体自然骨覆盖层,与周围组织形成化学键合[108],使植入体无法继续降解,无法保证组织基本的正常代谢,形成应力屏蔽,降低植入体的牢固程度,易使其松动甚至脱落;并缺乏骨诱导能力,仅可作为骨形成的支架和人工齿根种植体,从近年来的文献报道来看,这方面研究几近处于停滞状态。

近十年来,根据人体骨组织的多孔结构能够使其适应一定范围的应力变化,同时能使血液流通,保证骨组织正常代谢的特点,多孔羟基磷灰石材料的开发和应用引起研究人员的极大兴趣。如果能模拟人体骨组织多孔结构,并利用羟基磷灰石诱导骨形成的能力和降解的产物,使植入体不但能够为骨单位提供生存及生长的支架和依托,并为骨组织的重建和修复提供充足原料,必将加速骨组织的形成和重建。对于多孔生物材料种植体而言,孔径、孔隙率及孔的内部连通性是骨长入方式和数量的决定因素。研究表明,当孔径达到200~400μm时最有利于新骨生长,不但能为骨组织的长入提供理想场所,而且可以满足骨传导的需要。同时孔隙率越高,越有利于新骨的长入,当孔隙率超过30%后,孔隙开始相互连通,新生骨组织可以由外部贯通填充植入体,使新生骨矿化完成时重建骨强度最高,近于自然骨。但当孔隙率过高时,植入体自身强度、韧性等力学性能严重下降,难以满足植入的临床要求,影响其使用,所以一般孔隙率保持在45%~55%左右[109, 110]。

目前对于多孔羟基磷灰石材料的研究已成为国内外研究人员的重点,各种制备方法及工艺也在不断地推陈出新,现今应用较多的主要是泡沫浸渍法、添加造孔剂法、溶胶-凝胶法等。不过在成型方法上,多采用可塑法成型。常用的造孔剂包括过氧化氢、聚氯乙烯、石蜡、过硫酸铵等,但有机造孔剂与羟基磷灰石的热膨胀系数差别较大,烧结过程中易产生大量裂纹,从而降低强度。近年来,因炭粉造孔剂热膨胀系数与羟基磷灰石相近,能够减少微裂纹的产生,提高多孔羟基磷灰石陶瓷的力学性能,获得了一定应用[111],同时还可通过添加硅灰石等纤维状填料来实现多孔陶瓷的增韧[112]。但是多孔羟基磷灰石材料虽有许多无可比拟的特性,其并未完全解决作为生物替代材料所遇到的力学强度及韧性缺陷，在临床的大范围应用依旧任重而道远。

由于复合材料具有能够综合多种材料，相互取长补短，产生协同效应，使复合材料的性能更优，满足各种不同要求的特点；随着复合材料的兴起，各国研究人员也开始了对羟基磷灰石复合材料的研究。研究人员发现虽然单独的多孔羟基磷灰石材料力学性能不足，难于满足临床大范围应用，钴基合金、钛和钛合金、不锈钢等生物植入体也存在生物相容性差、植入人体中寿命短等缺点，但若选择一种高强度的生物材料作为承力构件并在其表面包覆一层纳米羟基磷灰石层，则有可能解决它们力学及相容性缺陷的问题，成为良好的生物植入体。

研究人员运用不同的医用合金材料及不同的涂层制备方法不断尝试，经过多年的研究，出现了很多种利用涂层改性不锈钢、钴基合金、钛和钛合金的材料，取得很大成效，甚至运用于临床。其制备涂层的方法，也在不断更新和发展，其中等离子喷涂[113]、水热合成、溶胶-凝胶法[114]、电化学沉积法、激光熔覆法[115]、仿生合成法[116]等应用最为广泛。然而虽然各种制备方法和材料的研究已经取得了很大的进展，制备出性能较好的骨替代材料，但仍存在这样或那样的不足，其中金属基体与羟基磷灰石涂层不能长久牢固结合依旧是各种涂层制备方法的重要瓶颈。目前的研究也多集中在提高金属基体与羟基磷灰石涂层的结合强度及涂层本身强度上，希望通过寻找新的基体材料和改进涂层制备方法不断进行性能的提升。

为了更好地模拟人体骨中羟基磷灰石增强胶原蛋白纤维构成的同轴层环状天然无机物-高聚物复合材料结构，人们也在不断寻找合适的材料与羟基磷灰石进行复合，期待能达到相同的效果来替代和修复受损的骨组织。现今能与之复合的材料研究最多的可分成无机材料、天然高分子材料、人工高分子材料三大类。其中无机材料包括半水硫酸钠、氧化铝、二氧化锆、二氧化钛及生物玻璃等，天然高分子材料有胶原（Col）、壳聚糖（CS）、海藻酸钠（Alg）、骨形态生成蛋白（BMP）、丝素蛋白（SF）等，而人工高分子材料有聚酰胺（PA）、聚乳酸（PLA）、聚乙烯（PE）、聚乳酸-羟基乙酸共聚物（PLGA）、二元氨基酸共聚物（PBT）、聚碳酸酯（PC）等。制备方法包括滴定共沉淀法、直接混合法、仿生矿化法、分层制备法、可注射微球法、静电纺丝法等。羟基磷灰石复合材料经过各国研究人员几十年的研究取得了可观的成果，少数几种体系甚至已经实现了商品化，不过大多数复合材料都仍旧存在相应问题，未能很好地解决，与临床实际的需求仍有一定差距。

1.3.4　磷酸三钙

磷酸三钙（TCP）的物理和化学性质以及生物相容性都与羟基磷灰石很相近。

磷酸三钙的分子式为 $Ca_3(PO_4)_2$，钙磷比约为 1.5，与正常人骨中的比例接近。根据温度稳定性可以划分为三种晶型，即 α、α′、β 晶型。

β-TCP 在 1180℃ 以下能保持稳定，α-TCP 在 1180～1400℃ 范围内能保持稳定，α′-TCP 则需要在 1470℃ 才可以观察到。相转变的同时会伴随着密度的变化，β-TCP（$3.07g/cm^3$）＞α-TCP（$2.77g/cm^3$）＞α′-TCP（$2.86g/cm^3$）。在这三种晶型中，β-TCP 属于三方晶系，空间群为 $R3c$，晶格常数 $a = 10.439$Å，$c = 37.375$Å。β-TCP 可以直接与组织黏合再生新骨，不需中间结缔组织，是性能优异的生物陶瓷材料。TCP 与机体组织的反应程度类似于羟基磷灰石，在蒸馏水中进行体外降解发现，β-TCP 溶解度要小于 α-TCP，但远大于羟基磷灰石（3～12 倍）。

α-TCP 本身并不具备骨诱导能力，甚至用较高浓度的浸泡提取液培养细胞都会造成细胞增殖能力的下降[117]，但这一材料被公认具有良好的生物活性、生物相容性、生物降解性和骨引导能力[118]。Lee 等[119]发现用 α-TCP 制得的骨水泥，在生理溶液下呈现微碱性（pH = 8.2），这有助于细胞的生长、分化，并且通过细胞形态学和生存能力证实了 α-TCP 具有良好的生物相容性，而且 α-TCP 骨水泥的成型时间和最终凝固时间都明显短于一般骨移植替代材料。α-TCP 有着比 β-TCP 更好的溶解性，以 α-TCP/β-TCP 为主的复合骨水泥降解的主要成分是 α-TCP。通过骨-材料接合界面发生的水固化反应，经溶解-转化-沉淀的过程形成稳定的、具有微孔结构的磷酸钙化合物，具有良好的骨传导性和成骨作用，在体内能够被缓慢降解吸收并转化为新生骨。

α-TCP 的降解产物主要是低钙羟基磷灰石，其结构和化学性质与生物体内的磷灰石相近，具有良好的生物相容性、生物活性及可塑性。因此 α-TCP 能够实现材料的降解并逐渐被新生骨替代，最终实现骨的愈合。α-TCP 材料由于原料和制作方法多样，所获得的材料密度、孔隙率、颗粒大小都会有所差异。目前，孔径大小、孔隙率、贯通率已可通过调节制备过程中的温度、pH 等因素来进行调整，最终达到与骨近似的状态，这有助于在体内环境中周围组织的生长和血管的长入，能为细胞附着和细胞外基质分泌提供支架作用，最终有利于新生组织的生成。就炎症反应而言，虽然 Lange 等[120]研究认为钙磷移植物的颗粒组成、颗粒大小都会不同程度地引起局部炎症，但用纯 α-TCP 或以 α-TCP 为主的复合材料置入动物模型后，即使未长期使用抗生素，Vamze 等[121]也没有发现其移植部位的炎症反应。这些优点都是 α-TCP 作为自凝骨水泥、可降解生物陶瓷或骨修复复合材料的基础。

但是 α-TCP 总体质地较脆、生物力学性能不理想，再加上无诱导成骨作用，水固化反应过程中会发生体积的膨胀，引起局部强度降低。另外，磷酸钙材料都要经过较长的自凝时间才能获得最大强度，而且自凝时间不易控制，过久会导致材料的碎裂，在移植部位有渗血的情况下需要更长的自凝时间，因此并不适宜用于承重部位及血供丰富部位的骨缺损填充治疗。

目前为了改善 α-TCP 的缺陷，大致使用三种方法：改变 α-TCP 晶体结构，从理化性质根本上解决材料缺陷[122]；添加或混合其他化合物补充原有不足[123]；复合药物增加细胞附着，以加强成骨效果[124]。

β-TCP 类似于人骨的天然无机构成，具有优于其他无机材料的生物相容性，植入后与机体骨接合良好，骨传导性好。应用于临床的 β-TCP 在体内能够逐步降解，降解率与表面构造、结晶构型、孔隙率及植入的组织相关。β-TCP 的降解产物是无害的，组织细胞可从体液中补充相关离子和蛋白形成新骨，可在骨骼接合界面产生分解、吸收和析出等反应，实现骨的再生并牢固结合[125]。尽管有上述优点，但磷酸三钙材料的缺点也非常明显，首先，生物力学强度不佳，脆性大，不易成形，承受外力冲击能力差，不能用于负荷部位；其次，无诱导成骨能力；最后，降解速率不能与体内新骨的形成相协调，无法达到理想生物材料的要求。因而其临床应用仍受到一定限制。

1.3.5 生物玻璃

生物玻璃是一类性能优良的生物材料，具有良好的生物活性和生物相容性。不同于惰性生物陶瓷和可吸收生物陶瓷，生物玻璃和微晶玻璃是表面活性材料，能与人体骨或软组织形成生理结合，通过体液的循环，在生物玻璃、软组织和骨之间存在着密切的离子交换，从而导致材料界面与人体骨组织之间形成化学键合。这种离子交换可促进矿化作用，最终形成羟基磷灰石层，它与正常骨组织的矿物质形态一样，从而能够诱导更迅速的骨修复与再生。伴随着羟基磷灰石层的形成，胶原的沉积和细胞的分化等组织学行为同时发生，促进化学性的结合和骨缺损的进一步愈合。与羟基磷灰石等单组分材料相比，可以通过改变生物玻璃各组分的含量以调节其生物活性、降解性能以及机械性能，以满足不同的临床要求。在玻璃相中引入氟金云母和磷灰石相，能提高材料的可切削性能，并可保持材料的生物活性。通过对生物玻璃进行晶化处理，虽然材料的生物活性稍有降低，但机械性能却大幅度提高。

生物玻璃一般由 $CaO-SiO_2-P_2O_5$ 系统构成，部分含有 MgO、K_2O、Na_2O、Al_2O_3、B_2O_3、TiO_2 等，玻璃网络中非桥氧所连接的碱金属和碱土金属离子在水相介质存在时，易溶解释放一价或二价金属离子，这种表面的溶解性是其具有生物活性的主要原因。非桥氧所占比例越大，其生物活性越高。生物玻璃的结构特点主要包括：①基本结构单元磷氧四面体中有 3 个氧原子与相邻四面体共用，另一氧原子以双键与磷原子相连，该不饱和键处于亚稳态，易吸收环境水转化为稳态结构，表面浸润性好。②随碱金属和碱土金属氧化物含量增加，玻璃网络结构逐渐由三维变为二维、链状甚至岛状，玻璃的溶解性增强，生物活性也增强。如果向磷酸

盐玻璃中引入 Al^{3+}、B^{3+}、Ga^{3+} 等三价元素，可打开双键，形成不含非桥氧的连续结构群，使电价平衡，结构稳定，生物活性降低。

Hench 教授于 20 世纪 70 年代初基于 SiO_2-Na_2O-CaO-P_2O_5 系统首次研发出 45S5 生物玻璃（商品名：Bioglass®），它的化学组成与骨骼相似，在植入生物体后展现良好的生物相容性，并与周围骨组织紧密结合，其界面的结合力是正常骨组织间的 3～4 倍，这是首次开发出界面结合强度类似甚至超过人类骨组织间强度的生物材料。随后研究发现这种结合力的产生源于碳酸羟基磷灰石层的形成，而且碳酸羟基磷灰石层的形成速度可以直接反映生物活性[126]。Wilson 等[127]记录了体内、体外应用 Bioglass® 的相关研究结果，肯定了生物玻璃的生物安全性，并首次提及生物玻璃与软组织的结合能力，这项研究为伦理委员会批准生物玻璃的临床试验和欧盟（CE）认证、FDA 批准其商业化应用奠定了理论基础。

自 1985 年第一个以生物玻璃为原料的医疗器械产品——中耳骨假体（middle ear prosthesis，MEP）成功上市并临床用于听骨链置换以来，生物玻璃的临床应用治疗成功率高达 90%。然而生物玻璃产品普遍化学稳定性差、机械强度低，为进一步提高其力学性能，日本京都大学的 Kokubo[128]在前人研究基础上又开发研制了新型 A-W 玻璃陶瓷，并以商品名 CERABONE 用于临床脊柱、髋关节等负重部位的骨修复治疗[129]。随着人们对生物玻璃研究的不断深入，生物玻璃以颗粒、支架、涂层、骨水泥或载体等多种形式在骨修复领域得到了广泛应用。

生物玻璃颗粒能获得广泛应用，一方面在于它提高了术中填补骨缺损的方便性，另一方面在于可充分发挥骨刺激作用。骨刺激作用最初由 Wilson 等[130]提出，是指生物玻璃的溶解产物，尤其是硅离子、钙离子，可在基因层面上刺激成骨细胞的繁殖和分化，以及成骨相关基因的表达。Xynos 等[131]发现 Bioglass® 浸提液在体外可上调成骨细胞中 7 种蛋白家族的基因表达。第一个以颗粒型 45S5 为组成成分的生物玻璃产品是 1993 年发售的 Perio Glas®，用于修复因牙周病引起的下颌骨缺损，现已在超过 35 个国家进行销售。1999 年第一个用于骨科的颗粒型 45S5 生物玻璃 Nova Bone®（固骼生）通过 CE 认证投入欧洲市场，用于非承重骨的修复，并于 2000 年经 FDA 批准进入美国市场。2006 年，首个以颗粒型 S53P4 为组成成分的生物玻璃 Bon Alive® 在欧洲通过 CE 认证，用于临床自体骨移植的替代治疗。Ilharreborde 等[132]对比了后路脊柱融合术中采用 Nova Bone® 与自体骨移植的疗效，发现两者有相同的脊柱融合能力和矫正效果。此外，应用 Nova Bone® 的患者发生感染和力学失效的概率更小，并且可以避免自体骨移植带来的供区疼痛以及恢复不良。Seddighi 等[133]和 Frantzén 等[134]对颈椎前路融合术患者和腰椎滑脱融合术患者分别进行了 14.3 个月和 11 年随访，结果均显示生物玻璃产品可以达到与自体骨移植相同的疗效。

但是，生物玻璃颗粒仍有许多不足，例如力学强度不够，不能用于承重部位以及大块骨缺损修复，且在缺乏骨性空腔环境下需要额外辅助固定[135]。解决以上问题的重点，一方面在于提高生物玻璃的强度和韧性，另一方面是寻找其他方式（如支架、涂层等）来修复大块或不规则骨缺损。

骨组织工程概念最初于 1995 年由 Crane 等[136]系统地提出，其中支架材料是骨组织工程的核心要素，研制出理想的支架材料，对于成功修复骨组织缺损具有重要意义。生物玻璃因具有良好的生物相容性、降解性、骨传导、骨刺激作用而受到青睐。然而传统生物玻璃均采用熔融法制成，硅含量相对较低，造成制作时支架结构烧结窗太窄而发生结晶[137]。生物玻璃如果完全结晶会降低生物活性，而部分结晶则会由于无定形状态的玻璃优先被降解，进而造成结构不稳定引起临床应用失败，限制了生物玻璃支架的应用推广。

随着新的生物玻璃制作工艺（如溶胶-凝胶法）以及新的化学组分（13-93、ICIE16）的开发，生物玻璃可以在不发生结晶情况下制备成支架结构，用于修复大块骨缺损。Moimas 等[138]将生物玻璃纤维制成多孔支架用于修复兔胫骨缺损，并与颗粒型材料（Perio Glas®）进行对比，组织学观察显示在促进新骨形成和骨结构改造方面，生物玻璃支架更具优势。Ghosh 等[139]分别将生物玻璃与传统生物陶瓷（纯羟基磷灰石、β-磷酸三钙/羟基磷灰石混合材料）用于修复山羊桡骨外侧缺损，对比发现生物玻璃具有更好的新骨形成能力、更牢固的界面强度和更快的血管再生速度。近年来，在传统硅酸盐基生物玻璃基础上开发的硼酸盐基生物玻璃由于具有良好的降解性能成为研究热点。Jia 等[140]研究发现，与硅酸盐基（13-93）生物玻璃支架相比，在大块骨缺损修复中采用硼酸盐基（2B6Sr）生物玻璃支架能更快地促进骨修复和血管再生，并且两者均表现出足够的力学强度，能起到与自体骨移植相同的修复效果。

此外，生物玻璃支架在抗压强度方面也达到了近似松质骨的强度（2～12MPa），如溶胶-凝胶法制成的 70S30C 玻璃支架[36]、凝胶注模法制成的 ICIE16 玻璃支架[141]。近年来，随着三维（3D）打印技术、冷冻挤压加工技术的问世，支架结构可以拥有精细的内部构造，其抗压强度可以达到皮质骨强度水平（100～150MPa）。Fu 等[142]报道了 3D 打印技术制成的多孔生物玻璃支架，其孔隙率为60%，与松质骨相当，其轴向抗压强度为136MPa，达到皮质骨的强度范围。

然而生物玻璃断裂韧性有限，因此生物玻璃支架仍不能应用于力学要求高、需要承受周期应力的部位，如股骨、胫骨。为解决这一问题，研究人员根据骨组织结构组成特点，将聚合物与生物玻璃结合制备复合材料。但是复合材料仍存在一些问题：一是生物玻璃与聚合物降解能力不同，这会造成支架的不稳定和颗粒的迁移；二是如何使两种成分间形成稳定的结合，根据复合材料理论，复合材料所受的应力是沿填充物与基质的界面间传递的，因此材料的强度和硬度取决于两种成分间的结合力。目前生物玻璃或混合物支架仍在临床前研究阶段，但相关研究表明,其在修复大块骨缺损方面具有广阔的应用前景。

金属植入物虽然拥有良好的力学性能,但是由于生物惰性会产生纤维包裹影响疗效,而生物玻璃与周围组织具有良好的键合能力,将金属材料与生物玻璃涂层相结合是一个新的研究方向。Gomez-Vega 等[143]采取了调整生物玻璃化学组成和运用功能梯度涂层两种方法,改善了因金属与生物玻璃热膨胀系数不同造成的热处理过程中结构不稳定的问题。CO_2 激光法的应用使金属涂层不再需要整体热加工,避免了生物玻璃发生结晶和金属发生氧化的风险[144]。Newman 等[145]将载锶生物玻璃涂层的钛合金(Ti-6Al-4V)与临床上常用的羟基磷灰石涂层的钛合金分别植入兔股骨和胫骨缺损中,对比发现前者表现出更显著的固定效果。Vitale-Brovarone 等[146]将氧化铝髋臼窝假体表面附以生物玻璃涂层,并在两者间添加生物玻璃功能梯度夹层,解决因两种材料热膨胀系数差异引起的结合不稳定。体外实验显示,该髋臼窝假体在拥有良好生物活性的同时,也具有内部稳定的结合能力。生物玻璃涂层除应用于金属植入物表面之外,还可应用于聚合物支架。Leach 等[147]将载 VEGF 的聚合物支架加以生物玻璃涂层,发现添加涂层可以促进血管的生成和骨成熟。目前,生物玻璃涂层缺乏临床试验支持,且其降解性能是否会影响植入物的长期稳定性仍未知。

近年来,载药介孔生物玻璃支架因其高度有序、均一的孔隙结构,可以实现更大的药物装载量、更稳定的药物释放速率而得到了广泛研究和应用。Xia 等[148]发现载庆大霉素介孔硅酸盐生物玻璃支架相比于无介孔结构支架,有更高的载药量、更弱的药物爆释作用和更高的生物活性,因此制成介孔支架结构是载药生物玻璃未来研究应用的趋势。

生物玻璃缓释体系除载抗生素以外,近些年来也被作为化疗药(如阿霉素[149])和其他治疗药物(如阿仑膦酸钠[150])的载体,然而这些应用目前仍处于实验室研究阶段。

随着人们对生物玻璃促进骨再生机制的深入探索,通过添加各种金属离子制备的功能性生物玻璃材料也越来越受到重视。锶离子有促进成骨细胞增殖与分化、抑制破骨细胞活性的作用,雷奈酸锶于 2004 年通过 CE 认证进入欧洲市场,用于治疗绝经患者骨质疏松,然而其副作用大,如导致静脉血栓、过敏性皮肤病、心脏病。因此,载锶生物玻璃的开发对骨质疏松患者骨缺损的修复意义重大。Wei 等[151]在修复卵巢切除兔的股骨缺损实验中发现,载锶介孔生物玻璃(mesoporous bioactive glass,MBG)支架可以达到普通 MBG 支架联合雌激素替代治疗相同的促骨再生能力,两种方式治疗后新骨形成量均超过植入单纯 MBG 支架 50%,而且对破骨细胞抑制作用明显优于单纯 MBG 支架。尽管载锶 MBG 支架有着良好的临床应用前景,但是锶对人体的长期影响还有争议,因为对破骨细胞的抑制会影响骨重塑过程,所以锶在体内对患者的长期影响还不明确,这需要长期的临床试验来验证。

据报道，铜离子可在体外增强血管再生、内皮细胞增殖、胶原沉积[152]。赵世昌[153]研究含铜硼酸盐生物玻璃支架发现：铜离子的引入增加了间充质干细胞（MSCs）的碱性磷酸酶活性、成骨相关基因（*RUNX2*、*BMP-2*、*OPN*）和成血管相关基因（*VEGF*、*bFGF*）表达、细胞外基质矿化能力，并能更好地促进缺损区血管再生，显著增加新骨的生长。同样地，Wang 等[154]在修复兔颅骨缺损实验中也证实，铜离子的引入明显增加了血管密度。然而由于铜离子在体内或转化为亚铜离子，从而产生活性自由基，因此铜的安全问题需要更多的体内试验来明确。此外，其他一些金属离子，如银离子具有抗菌性能，锌离子具有促进成骨、矿化，抑制破骨过程作用[155]，负载这些金属离子的功能性生物玻璃也越来越多地受到人们的关注。

1.3.6　生物医用金属材料

相比于其他生物材料，生物医用金属材料一般具有较高的强度、良好的韧性、较高的抗弯曲疲劳强度、优异的加工性能以及许多其他材料不能替代的优良性能（表 1.1），已在生物医学领域中得到了广泛的应用。作为承力材料用于骨科的人工关节、螺钉、接骨板等；在心血管方面，用于心脏起搏器、血管内支架和闭塞线圈；在口腔外科，作为牙填充物来使用。

表 1.1　常用的生物医用金属材料和天然骨的机械性能

	不锈钢	纯钛	钛合金	钴基合金	天然骨
拉伸强度/MPa	586	400	760	951～1220	77～114
屈服强度/MPa	331	138	485	448～648	42～109
弹性模量/GPa	200	105	110	210	3～20
断裂韧性/MPa	约100	约80	约80	约100	2～12
密度/(g/cm³)	7.9	4.5	4.5	9.2	1.8～2.1

早在 1565 年，就有了在外科手术中使用金属材料的文献报道——应用金属板修复腭裂[156]。此后，人们逐渐发现金属植入物可用于临床中很多不同专业领域，从简单的金属线、螺钉到口腔颌面外科的假牙填充物，从心血管外科的人工心脏瓣膜、血管内支架到骨科的骨折固定板以及髋、膝、肩等的人工关节假体等[157, 158]。骨科领域中，金属材料的应用如此广泛是因为它们有很强的承载巨大负荷、高疲劳强度和塑性变形的能力[159]。传统上在骨科临床上能作为硬组织替代的材料都具有良好的抗腐蚀能力和良好的生物相容性[160, 161]。

目前，根据生物医用金属材料在生物体内不同特性可分为两类：一类为不可降解医用金属材料，主要包括医用不锈钢、钛及钛合金、钴基合金、稀有难熔及贵金属、形状记忆金属等；另一类为可降解医用金属材料，主要包括：医用镁及镁合金、铁基合金及锌合金等。

1. 不锈钢

医用不锈钢具有良好的生物相容性、力学性能、耐腐蚀性，优良的加工成型性及较低的成本特点，是临床医学上广泛应用的植入材料和医疗器械用材。骨科用于制作各种人工关节和骨折用内固定器械；齿科用于镶牙、牙根种植、齿科矫形等；心血管内科用于制作心血管支架等。此外，医用不锈钢还用于加工制造各种医疗手术器械。

根据不同的晶体结构，不锈钢一般可分为马氏体、铁素体、奥氏体及奥氏体-铁素体（双相）不锈钢。不同类型的不锈钢在耐腐蚀性和机械性能上有很大差异。

最初用于制作人工关节及骨折接合板的是 304 不锈钢，由于在体液环境下会发生点蚀，影响性能，便采用增加了 Mo 含量的 316 不锈钢，而后通过降低含碳量研发了耐腐蚀性更强、致敏性更低的 316L 不锈钢[162]。目前临床上大量应用的主要为 Fe-Cr-Ni-Mo 成分体系的 316L 等具有稳定奥氏体结构的不锈钢[163]。其中 AISI-316L 不锈钢作为一种单相奥氏体不锈钢，是最常应用的不锈钢材料之一。该合金含铬 17%～19%、镍 12%～14% 以及钼 2%～3%。与钛合金相比，不锈钢具有较高的弹性模量和抗张强度[164]，因此 316L 不锈钢被广泛用于骨折固定器械。

医用奥氏体不锈钢具有优异的综合性能，但在长期的临床应用中，仍存在些许不足。首先，不锈钢的弹性模量约为 200GPa，比皮质骨的弹性模量高出 10 倍，因为与生物骨组织的力学性能相差较大而导致力学相容性较差，易引起应力屏蔽效应、骨质疏松等不良现象。其次，医用不锈钢材料植入人体后，由于腐蚀或磨损溶出的金属离子会与人体组织发生反应。尤其镍元素，被认为是对人体有毒的元素。而奥氏体不锈钢材料一般均含有 10% 以上的镍元素。因此，针对镍元素对人体有危害这一情况，研究开发低镍和无镍奥氏体不锈钢已经成为国际上医用不锈钢发展的主要趋势[163]。

氮元素具有强烈的稳定奥氏体结构的作用，在不锈钢材料中加入氮元素替代镍，不仅解决了镍元素的危害，还能显著提高不锈钢的耐腐蚀性和综合力学性能。目前，美国 Carpenter 公司研发的高氮无镍奥氏体不锈钢[Fe-21Cr-22Mn-1Mo-1N]已经投入欧美医疗市场，以替代 Cr-Ni 系不锈钢制作骨科固定件及手术工具。中国科学院金属研究所率先在国内开发出一种新型医用高氮无镍奥氏体不锈钢

（Fe-17Cr-14Mn-2Mo-(0.45～0.7)N）[165]，与常规的 316L 不锈钢相比，不仅避免了镍元素的危害，而且具有更加优异的综合力学性能。

此外，中国科学院金属研究所相继开发了铁素体、奥氏体、马氏体等多种类型的抗菌不锈钢[166-168]，这些新型抗菌不锈钢，不仅力学性能、耐腐蚀性能、加工性能等均与普通不锈钢相当，还可强烈抑制其表面上细菌生物膜的产生，能有效缓解金属材料植入人体后会发生内感染这一不良情况。同时，他们还以临床上广泛应用的心血管支架为例，在 316L 不锈钢基础上，开发了含铜不锈钢用于心血管支架制造。这种不锈钢不仅能延长力学支撑作用时间，还能抑制支架内部再狭窄。

2. 钛及钛合金

钛具有优异的耐腐蚀性及很高的比强度，密度为 4.5g/cm³，纯钛的力学性能较低，但钛合金抗拉强度较高，有较好的延展性。钛及其合金拥有与骨相对近似的弹性模量、优良的生物相容性及在体内优良的抗腐蚀性，在临床上应用最为广泛，是骨科、口腔和整形外科的首选材料。钛合金材料在无源外科植入物、有源外科植入物和矫形器械三大类医疗器械中，可充当心血管支架、骨接合植入物、椎间融合器、矫形器械、心脏起搏器与除颤器、耳蜗植入物、神经刺激器等植入产品的原材料[169]。钛合金按照不同的显微组织可分为四种类型：α 型钛合金、β型钛合金、α+β 型钛合金及 Ti-Ni 形状记忆合金。

综合而言，钛合金的发展主要分为三个阶段：第一是以纯钛和 Ti-6Al-4V 为代表的传统钛合金阶段，第二是以德国、瑞士分别研发的 Ti-5Al-2.5Fe、Ti-6Al-7Nb 为代表的新兴 α+β 型钛合金阶段，第三是以多元系介稳定 β 型钛合金为代表，以开发更好的生物相容性、更低弹性模量的新型钛合金为主的研究阶段，是钛合金的主要研究方向和重点。β 型钛合金包括亚稳 β 型和近 β 型两种，它们可将合金中的 β 相或马氏体组织等不稳定相保留到室温，使材料具有更好的加工塑性；再通过加工及热处理工艺对其显微组织进行调整，进一步改善材料的强度、韧性、耐磨性、耐腐蚀性和弹性模量等各方面性能。

尽管钛合金的综合性能优良，但随着临床应用的不断深入，传统钛合金生产的植入件会出现提前松动、炎症反应等不良现象，这些主要是由于钛合金植入件与人体骨组织弹性模量不匹配，以及植入件化学性质不稳定造成的。在近十年中，围绕着新型高强度、低模量的 β 型钛合金研究以及传统钛合金的多孔化、微纳化、非晶化、3D 打印和表面改性等新技术开发，进一步提高钛合金的生物及力学相容性，极大地促进了医用钛合金材料在外科植入及矫形器械中的应用和推广。2013 年，余森等[170]对 Ti-6Al-4V 合金表面涂覆银涂层的抗菌性能进行了深入研究，充分提高了传统钛合金的生物相容性及抗菌性能。2015 年，王家琦等[171]对钛合金表面抗菌涂层的生物力学相容性也进行了系统的分析，提出抗菌涂层的研究重点是增强涂层与基体的结合力，以及深入研究抗菌相的结构和分布对抗菌性能造成的影响等。

钛及钛合金容易氧化，在常温常压下其表面就会形成一层致密坚固的 TiO_2 薄膜，这层惰性的薄膜使得钛合金基底具备了较好的抗腐蚀性，也使得钛及钛合金作为植入物具有一定的优势。然而这层惰性的 TiO_2 薄膜会使钛金属表面形成纤维组织包裹，阻碍了植入物与宿主骨的直接结合并增加了植入物和宿主骨之间滑移的风险，结果是表面骨形成少、远期骨整合效果不理想，严重时甚至导致假体松动，这也是许多患者需要进行翻修或者再次手术的主要原因。解决这个问题的关键在于钛金属材料的表面，利用表面工程技术对钛及钛合金进行表面改性，提高钛金属表面的生物学性能，进而增强植入物与宿主骨之间的结合强度。

3. 钴基合金

钴基合金作为医用金属材料，最初用作口腔铸造合金，也是早期制造人工关节的首选材料[172]。钴基合金通常是指钴铬（Co-Cr）合金，分为两类：一类是 Co-Cr-Mo 合金，一般通过铸造加工获得，主要用于制造人工关节连接件；另一类是 Co-Ni-Cr-Mo 合金，一般通过热锻加工获得，主要用于制造关节替换假体连接件的主干。钴基合金耐腐蚀性强，与不锈钢相比具有更高的弹性模量、强度和硬度[173, 174]。从耐腐蚀和力学性能进行综合衡量，锻造 Co-Ni-Cr-Mo 合金是目前医用金属材料中最优良的材料之一，已列入 ISO 国际标准。

相比于不锈钢，医用钴基合金更适合制造体内承载条件苛刻的长期植入体。钴基合金优良的耐腐蚀性源于其自发形成的钝化膜，可有效减少金属离子的释放。因此，钝化膜的破坏是发生点蚀及间隙腐蚀的重要原因。国外研制的 Co-Cr-Mo 铸造合金，耐腐蚀性比不锈钢约高 40 倍，但力学性能较差。四川大学华西口腔医院研究人员发现[175]，深冷处理能有效提高 Co-Cr-Mo 高熔铸造合金的抗拉强度，也能使口腔铸造合金的弯曲弹性模量、抗弯强度、耐磨性和耐腐蚀性等得到有效增强。2014 年，中国科学院金属研究所研制了一种新型心血管支架用无镍铬基合金[176]，解决了传统铬基合金中微量镍元素对生物体有害这一不良影响的问题。

钴基合金存在的主要问题有：与人骨弹性模量不匹配；密度大，植入件质量大，容易下沉；铸造钴基合金常出现气泡、空洞等缺陷，使韧性降低，综合性能变差；晶粒粗大是铸造 Co-Cr-Mo 合金有待解决的最大问题。目前，钴基合金发展的方向是进一步的合金强化（加入 N、W 元素），以得到强度更高的合金。

4. 镁及镁合金

镁及镁合金的密度约为 $1.74g/cm^3$，与人体密质骨密度相当，杨氏模量接近人骨，为 41～45GPa，可有效缓解应力屏蔽效应[177]。Mg^{2+}是人体细胞必需的阳离子，可参与蛋白质的合成，激活体内多种酶，调节神经肌肉和中枢神经系统的活动等。镁合金在一定的降解速率下是无毒的，降解释放的微量离子对人体还是有益的[178]。目前，可降解镁合金材料的研究还在深入，要成为优异的可降解材料必须满足三个条件：其一，镁合金及其分解物要与生物体相容；其二，降解速率必须与生物体的愈合速度相匹配；其三，具有优良的综合力学性能。若充分满足以上条件，研制出医疗器械用可降解镁合金，可应用到心血管及外科等很多领域。

血管支架是用于治疗心血管疾病的植入性器械，Biotronik 公司生产的 LektonMagic 冠脉支架[179]，它是由管状 WE43 镁合金经激光雕刻而成的，主要用于植入狭窄或堵塞的血管，经球囊扩张后对血管壁起机械支撑作用，达到扩张血管、保持血管畅通等效果。血管恢复正常后，镁合金支架以一定的速率完成降解。镁合金丝材也曾被用作血管的缝合线及血管夹。纯镁制作的血管夹可有效克服传统金属血管夹需二次手术取出及干扰计算机断层扫描（CT）等缺点。镁合金制作的可降解血管夹与聚合物相比，具有体积小、力学性能好、无须额外锁定机制等优点。

在外科领域，镁合金可用来制备骨板、骨钉、多孔骨修复支架等，与陶瓷、高分子材料相比具有更好的延展性、更高的强度，作为新型可降解医用金属材料在力学性能上占有优势。张广道将 AZ31B 镁合金骨板植入兔下颌骨[180]，在手术后 8 周，发现骨板周围包裹了一层纤维结缔组织，组织被分离后可见骨板的边缘处已经被新生骨组织填充。多孔 AZ91D 镁合金骨修复支架[181]，主要用于替代受损的骨骼，在体内逐渐降解的同时可引导骨细胞不断生长，最终实现骨再生。通过动物体的试验显示，AZ91D 镁合金骨修复支架的降解，对周围的骨组织不会造成任何有害影响，而且植入件周围的骨细胞增长最明显。

1.4　生物适配理念的提出及其内涵

1987 年，Williams 为"生物相容性"提出了一个通用的定义，即"生物相容性是指材料在特定应用中与宿主产生适宜反应的能力"[182]。这一定义使得生物相容性的概念不再单纯局限于生物材料的生物安全性层面，并且提出材料的生物相容性是与其特定应用相关的。但是，该定义对于所谓的"适宜反应"的表述是笼统和不证自明的。2008 年，基于生物材料领域的蓬勃发展，生物材料的种类、性能及应用范围不断扩展的背景，Williams 对生物相容性的定义进行了更新，给出了更为详尽的表述，即"生物相容性是指生物材料在用于特定医疗并执行预期功能时不会对受体或受益人产生任何不良的局部或全身性影响，同时应产生对该特定医疗应用最合适的有益的细胞或组织反应，并能够优化该医疗应用的临床疗效"[183]。这一修订过的定义更为明确地强调了生物材料与细胞及机体组织之间的直接和特异性作用，对于研究和衡量生物材料在组织修复临床应用中的可行性及预期效果更有指导意义。然而，众多生物材料在临床的广泛应用及随访表明，仅表现出生物相容性的生物材料仍大多被机体视为"异物"而存在，其理化、力学等性能与生物组织存在较大差异，导致服役期短、临床疗效不理想，远不能满足临床方面对其质量和数量快速增长的需求。

2012 年王迎军院士领衔 973 计划项目并提出"生物适配"科学理念，由华南理工大学牵头，组织国内共 12 家单位协同攻关，针对临床量大面广及新型医用材料的生物适配科学问题开展研究，揭示骨、软骨、齿、心血管等领域植介入材料的生物适配机制，初步建立起新型医用材料的生物适配理论体系。参研单位包括中国科学院金属研究所、北京大学、西安交通大学、中山大学、南方医科大学、四川大学、上海交通大学、西北工业大学、西北有色金属研究院、中国人民解放军南部战区总医院以及中国医学科学院阜外心血管病医院。2016 年，*Journal of Materials Science & Technology* 邀请王迎军院士担任客座编辑，出版生物适配专刊，并发表长篇刊首文章，在国际上首次采用"bioadaptability"英文新词条，系统阐述了该词条的核心内涵，并探讨了其与生物相容性"biocompatibility"的本质区别[184]。

生物适配性是在生物相容性的基础上对生物材料提出的更全面和更高的要求，其定义可以表述为：当材料植入体内后，在满足生物相容性的前提下，能够主动适应并作用于人体不同组织、不同器官、不同部位的生理环境（组织学、力学、化学等环境），从而达到对病损组织与器官的有效修复，或恢复、重建其生理功能。生物适配的科学内涵应至少包含如下三个方面。

（1）材料在生理环境中的组织适配：生物材料构建的微环境应当与所需修复的组织的微环境相协调。这将涉及材料本体和表面在生理微环境中的物理、化学等性能的演变规律；材料因素与蛋白吸附、细胞黏附、细胞分化、组织生长等方面相互作用的内在关系；材料的组织适配设计及其对病损组织修复与重建的作用。

（2）材料在生理环境中的力学适配：生物材料的力学性能及其演变应与功能缺失处的组织相匹配，能在组织修复期间为缺损组织提供力学支撑。这将涉及材料在生理环境中服役期间的力学性能变化规律；材料与其周围生物体组织、细胞之间的生物力学相互作用，以及材料、细胞间力学信号转导机制；材料的力学适配设计及其对病损组织修复与重建的作用。

（3）材料在生理环境中的降解适配：生物材料的生物降解性能应与组织生长相匹配。这将涉及材料在生理环境中的化学、生物学降解过程和机理；材料降解与生物体组织、细胞之间的作用关系；材料降解与组织修复之间的匹配机制及降解产物的安全代谢机制。

　　生物适配的概念既强调材料的特性，又强调在特定微环境和分子机制下的生物特性。这为揭示生物材料与组织的相互作用机制、培育生物材料功能化的新思路以及探索生物材料在组织修复过程中的基本问题提供了新的启示。例如，生物惰性金属材料植入人体后会在材料表面形成纤维包裹，无法与组织键合，在一定限度内，这种现象是符合生物相容性判据的，但其本质上属于一种机体可接受的轻微的异体反应[185]，而通过在表面制备羟基磷灰石涂层或其他生物活性表面改性的策略则可以改善这类材料与组织的相互作用，从而使之满足更高的生物适配性的要求。事实上，即使是生物惰性金属材料也无法完全避免金属离子的溶出。金属离子能够参与生命体中重要的化学、生理学过程，并与核酸、酶等生物分子相互作用[186]。金属离子在人体内既可以起到改善组织修复的作用，也可能涉及代谢紊乱和疾病[187, 188]。含有金属离子的生物材料或者利用生物材料递送特定金属离子的应用将不可避免地涉及组织适配的问题[189]。又如羟基磷灰石因其组成与自然骨无机组分的相似性而广泛用作骨修复材料[190-192]，王迎军和杜昶课题组的工作表明[193-195]，具有微纳米尺度分级组装结构的羟基磷灰石颗粒的形貌或形态能够对细胞行为产生显著影响，微球形态的羟基磷灰石在促进成骨细胞分化方面的活性显著优于微棒状羟基磷灰石[193, 194]。如图 1.4 所示，通过精确调控微纳米分级结构羟基磷灰石颗粒的尺寸、形貌及其组装，可以详细研究材料的物化性质对细胞吞噬、细胞黏附、细胞骨架蛋白表达、细胞分化等行为的影响[195]。在力学信号与生物学信号转导方面，Engler 等[196]发现可以通过采用具有可调力学性能的基质使间充质干细胞成功分化为神经细胞、成骨细胞和成肌细胞等多种种系，因此采用具有和病损组织类似力学性质的生物适配材料，将有可能通过调控组织修复所需的力学微环境而实现干细胞的分化与组织的再生。Shi 等[197]研究了一种新型的多功能聚酰胺材料作为交联剂制备可调控刚度的水凝胶，这些材料可以支持细胞黏附、生长，并促进其分化为成骨细胞。

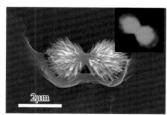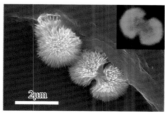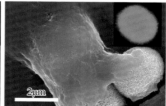

图 1.4　微纳米分级结构羟基磷灰石颗粒与小鼠骨髓间充质干细胞的相互作用

插图为荧光标记的材料颗粒

参 考 文 献

[1] 俞耀庭. 生物医用材料. 天津: 天津大学出版社, 2000.

[2] 郭超. 聚乳酸多孔支架的制备和性能研究. 南京: 东南大学, 2005.

[3] 郭卫红, 汪济奎. 现代功能材料及其应用. 北京: 化学工业出版社, 2002.

[4] Vacanti J P, Langer R. Tissue engineering: the design and fabrication of living replacement devices for surgical reconstruction and transplantation. Lancet, 1999, 354: SI32-SI34.

[5] Wolter J R, Meyer R F. Sessile macrophages forming clear endothelium-like membrane on inside of successful keratoprosthesis. Transactions of the American Ophthalmological Society, 1984, 82: 187-202.

[6] Cima L G, Vacanti J P, Vacanti C, et al. Tissue engineering by cell transplantation using degradable polymer substrates. Journal of Biomechanical Engineering, 1991, 113 (2): 143-151.

[7] Jauregui H O, Gann K L. Mammalian hepatocytes as a foundation for treatment in human liver failure. Journal of Cellular Biochemistry, 1991, 45 (4): 359-365.

[8] Langer R, Vacanti J P. Tissue engineering. Science, 1993, 260 (5110): 920-926.

[9] 陈斌艺. 聚乳酸多孔支架制备及泡孔结构与形态的研究. 广州: 华南理工大学, 2014.

[10] Nakahara H, Goldberg V M, Caplan A I. Culture-expanded periosteal-derived cells exhibit osteochondrogenic potential in porous calcium phosphate ceramics *in vivo*. Clinical Orthopaedics & Related Research, 1992, 276: 291-298.

[11] Cao Y, Vacanti J P, Ma X, et al. Generation of neo-tendon using synthetic polymers seeded with tenocytes. Transplantation Proceedings, 1994, 26 (6): 3390-3392.

[12] Bell E, Ehrlich H P, Buttle D J, et al. Living tissue formed *in vitro* and accepted as skin-equivalent tissue of full thickness. Science, 1981, 211 (4486): 1052-1054.

[13] Kempczinski R F, Rosenman J E, Pearce W H, et al. Endothelial cell seeding of a new PTFE vascular prosthesis. Journal of Vascular Surgery, 1985, 2 (3): 424-429.

[14] Guenard V, Kleitman N, Morrissey T K, et al. Syngeneic Schwann cells derived from adult nerves seeded in semipermeable guidance channels enhance peripheral nerve regeneration. Journal of Neuroscience: the Official Journal of the Society for Neuroscience, 1992, 12 (9): 3310-3320.

[15] Lysaght M J, Nguy N A P, Sullivan K. An economic survey of the emerging tissue engineering industry. Tissue Engineering, 1998, 4 (3): 231-238.

[16] Ranucci C S, Kumar A, Batra S P, et al. Control of hepatocyte function on collagen foams: sizing matrix pores toward selective induction of 2-D and 3-D cellular morphogenesis. Biomaterials, 2000, 21 (8): 783-793.

[17] Ohno T, Tanisaka K, Hiraoka Y, et al. Effect of type I and type II collagen sponges as 3D scaffolds for hyaline cartilage-like tissue regeneration on phenotypic control of seeded chondrocytes *in vitro*. Materials Science & Engineering C, 2003, 24 (3): 407-411.

[18] Baier L J, Bivens K A, Patrick Jr C W, et al. Photocrosslinked hyaluronic acid hydrogels: natural, biodegradable tissue engineering scaffolds. Biotechnology & Bioengineering, 2003, 82 (5): 578-589.

[19] Madihally S, Matthew H. Porous chitosan scaffolds for tissue engineering. Biomaterials, 1999, 20(12): 1133-1142.

[20] Kadriye T, Alves C M, Mano J F, et al. Production and characterization of chitosan fibers and 3-D fiber mesh scaffolds for tissue engineering applications. Macromolecular Bioscience, 2004, 4 (8): 811-819.

[21] Türkkan S, Atila D, Akdağ A, et al. Fabrication of functionalized citrus pectin/silk fibroin scaffolds for skin tissue

engineering. Journal of Biomedical Materials Research Part B：Applied Biomaterials，2018，106（7）：2625-2635.

[22]　Zhu C，Huang J，Xue C，et al. Skin derived precursor Schwann cell-generated acellular matrix modified chitosan/silk scaffolds for bridging rat sciatic nerve gap. Neuroscience Research，2017，135：21-31.

[23]　Luo J，Zhang H，Zhu J，et al. 3-D mineralized silk fibroin/polycaprolactone composite scaffold modified with polyglutamate conjugated with BMP-2 peptide for bone tissue engineering. Colloids & Surfaces B：Biointerfaces，2017，163：369-378.

[24]　Ye Q，Zünd G，Benedikt P，et al. Fibrin gel as a three dimensional matrix in cardiovascular tissue engineering. European Association for Cardiothoracic Surgery，2000，17（5）：587-591.

[25]　Mol A，van Lieshout M I，Dam-De Veen C G，et al. Fibrin as a cell carrier in cardiovascular tissue engineering applications. Biomaterials，2005，26（16）：3113-3121.

[26]　Wakitani S，Goto T，Young R G，et al. Repair of large full-thickness articular cartilage defects with allograft articular chondrocytes embedded in a collagen gel. Tissue Engineering Part A，1998，4（4）：429-444.

[27]　李世普. 生物医用材料导论. 武汉：武汉工业大学出版社，2000.

[28]　Dong J，Uemura T，Kojima H，et al. Application of low-pressure system to sustain *in vivo* bone formation in osteoblast/porous hydroxyapatite composite. Materials Science & Engineering C，2001，17（1）：37-43.

[29]　Li S H，de Wijn J R，Layrolle P，et al. Synthesis of macroporous hydroxyapatite scaffolds for bone tissue engineering. Journal of Biomedical Materials Research Part A，2002，61（1）：109-120.

[30]　Rose F R，Cyster L A，Grant D M. *In vitro* assessment of cell penetration into porous hydroxyapatite scaffolds with a central aligned channel. Biomaterials，2004，25（24）：5507-5514.

[31]　Niedhart C，Maus U，Redmann E，et al. *In vivo* testing of a new *in situ* setting beta-tricalcium phosphate cement for osseous reconstruction. Journal of Biomedical Materials Research Part A，2001，55（4）：530-537.

[32]　Dong J，Uemura T，Shirasaki Y，et al. Promotion of bone formation using highly pure porous beta-TCP combined with bone marrow-derived osteoprogenitor cells. Biomaterials，2002，23（23）：4493-4502.

[33]　Li N，Jie Q，Zhu S，et al. A new route to prepare macroporous bioactive sol-gel glasses with high mechanical strength. Materials Letters，2004，58（22-23）：2747-2750.

[34]　Gong W，Abdelouas A，Lutze W. Porous bioactive glass and glass-ceramics made by reaction sintering under pressure. Journal of Biomedical Materials Research，2001，54（3）：320-327.

[35]　Ravaglioli A，Krajewski A，Baldi G，et al. Glass-ceramic scaffolds for tissue engineering. Advances in Applied Ceramics，2008，107（5）：268-273.

[36]　Jones J R，Ehrenfried L M，Hench L L. Optimising bioactive glass scaffolds for bone tissue engineering. Biomaterials，2006，27（7）：964-973.

[37]　Ahmadi R S，Sayar F，Rakhshan V，et al. Clinical and histomorphometric assessment of lateral alveolar ridge augmentation using a corticocancellous freeze-dried allograft bone block. Journal of Oral Implantology，2017，43（3）：202-210.

[38]　王宙，李智，蔡军. 生物陶瓷材料的发展与现状. 大连大学学报，2001，22（6）：57-61，68.

[39]　Gunatillake P A，Adhikari R. Biodegradable synthetic polymers for tissue engineering. European Cell and Materials，2003，5：1-16.

[40]　Karp J M，Dalton P D. Shoichet M S. Scaffolds for tissue engineering. MRS Bulletin，2003，28（4）：301-306.

[41]　Chu C R，Coutts R D，Yoshioka M，et al. Articular cartilage repair using allogeneic perichondrocyte-seeded biodegradable porous polylactic acid（PLA）：a tissue-engineering study. Journal of Biomedical Materials Research，1995，29（9）：1147-1154.

[42] Yang F, Murugan R, Ramakrishna S, et al. Fabrication of nano-structured porous PLLA scaffold intended for nerve tissue engineering. Biomaterials, 2004, 25（10）: 1891-1900.

[43] Saldanha V, Grande D. Extracellular matrix protein gene expression of bovine chondrocytes cultured on resorbable scaffolds. Biomaterials, 2000, 21（23）: 2427-2431.

[44] Holy C E, Cheng C, Davies J E, et al. Optimizing the sterilization of PLGA scaffolds for use in tissue engineering. Biomaterials, 2001, 22（1）: 25-31.

[45] Karp J M, Shoichet M S, Davies J E. Bone formation on two-dimensional poly（DL-lactide-*co*-glycolide）（PLGA） films and three-dimensional PLGA tissue engineering scaffolds *in vitro*. Journal of Biomedical Materials Research Part A, 2010, 64A（2）: 388-396.

[46] Vozzi G, Flaim C, Ahluwalia A, et al. Fabrication of PLGA scaffolds using soft lithography and microsyringe deposition. Biomaterials, 2003, 24（14）: 2533-2540.

[47] Yang Y, Basu S, Tomasko D L, et al. Fabrication of well-defined PLGA scaffolds using novel microembossing and carbon dioxide bonding. Biomaterials, 2005, 26（15）: 2585-2594.

[48] Khor H L, Ng K W, Schantz J T, et al. Poly（ε-caprolactone）films as a potential substrate for tissue engineering an epidermal equivalent. Materials Science & Engineering C, 2002, 20（1）: 71-75.

[49] Kweon H, Yoo M K, Park I K, et al. A novel degradable polycaprolactone networks for tissue engineering. Biomaterials, 2003, 24（5）: 801-808.

[50] Tiawa K S, Goha S W, Hongb M, et al. Laser surface modification of poly（ε-caprolactone）（PCL）membrane for tissue engineering applications. Biomaterials, 2005, 26（7）: 763-769.

[51] Saad B, Ciardelli G, Matter S, et al. Degradable and highly porous polyesterurethane foam as biomaterial: effects and phagocytosis of degradation products in osteoblasts. Journal of Biomedical Materials Research Part A, 2015, 39（4）: 594-602.

[52] Wang J H, Yao C H, Chuang W Y, et al. Development of biodegradable polyesterurethane membranes with different surface morphologies for the culture of osteoblasts. Journal of Biomedical Materials Research Part A, 2015, 51（4）: 761-770.

[53] Deng Y, Zhao K, Zhang X F, et al. Study on the three-dimensional proliferation of rabbit articular cartilage-derived chondrocytes on polyhydroxyalkanoate scaffolds. Biomaterials, 2002, 23（20）: 4049-4056.

[54] Zhang J, Senger B, Vautier D, et al. Natural polyelectrolyte films based on layer-by layer deposition of collagen and hyaluronic acid. Biomaterials, 2005, 26（16）: 3353-3561.

[55] Ma L, Gao C, Mao Z, et al. Collagen/chitosan porous scaffolds with improved biostability for skin tissue engineering. Biomaterials, 2003, 24（26）: 4833-4841.

[56] Park S N, Park J C, Kim H O, et al. Characterization of porous collagen/hyaluronic acid scaffold modified by 1-ethyl-3-（3-dimethylaminopropyl）carbodiimide cross-linking. Biomaterials, 2002, 23（4）: 1205-1212.

[57] Denuziere A, Ferrier D, Damour O, et al. Chitosan-chondroitin sulfate and chitosan-hyaluronate polyelectrolyte complexes: biological properties. Biomaterials, 1998, 19（14）: 1275-1285.

[58] Li Z L, Ramay H R, Hauch K D, et al. Chitosan-alginate hybrid scaffolds for bone tissue engineering. Biomaterials, 2005, 26（18）: 3919-3928.

[59] Mao J S, Zhao L G, Yin Y J, et al. Structure and properties of bilayer chitosan-gelatin scaffolds. Biomaterials, 2003, 24（6）: 1067-1074.

[60] Yamane S, Iwasaki N, Majima T, et al. Feasibility of chitosan-based hyaluronic acid hybrid biomaterial for a novel scaffold in cartilage tissue engineering. Biomaterials, 2005, 26（6）: 611-619.

[61] Duarte A R C, Mano J F, Rui L R. Novel 3D scaffolds of chitosan-PLLA blends for tissue engineering applications: preparation and characterization. Journal of Supercritical Fluids, 2010, 54 (3): 282-289.

[62] Rodrigues C V, Serricella P, Linhares A B, et al. Characterization of a bovine collagen-hydroxyapatite composite scaffold for bone tissue engineering. Biomaterials, 2003, 24 (27): 4987-4997.

[63] Thomson R, Yaszemski M, Powers J, et al. Hydroxyapatite fiber reinforced poly (alpha-hydroxy ester) foams for bone regeneration. Biomaterials, 1998, 19 (21): 1935-1943.

[64] Marra K G, Szem J W, Kumta P N, et al. *In vitro* analysis of biodegradable polymer blend/hydroxyapatite composites for bone tissue engineering. Journal of Biomedical Materials Research, 1999, 47 (3): 324-335.

[65] Ma P X, Zhang R, Xiao G, et al. Engineering new bone tissue *in vitro* on highly porous poly (alpha-hydroxyl acids) /hydroxyapatite composite scaffolds. Journal of Biomedical Materials Research, 2001, 54 (2): 284-293.

[66] Weng J, Wang M, Chen J. Plasma-sprayed calcium phosphate particles with high bioactivity and their use in bioactive scaffolds. Biomaterials, 2002, 23 (13): 2623-2629.

[67] Wei G, Ma P X. Structure and properties of nano-hydroxyapatite/polymer composite scaffolds for bone tissue engineering. Biomaterials, 2004, 25 (19): 4749-4757.

[68] Roether J A, Boccaccini A R, Hench L L, et al. Development and *in vitro* characterisation of novel bioresorbable and bioactive composite materials based on polylactide foams and Bioglass for tissue engineering applications. Biomaterials, 2002, 23 (18): 3871-3878.

[69] Maquet V, Boccaccini A R, Pravata L, et al. Porous poly (alpha-hydroxyacid) /bioglass composite scaffolds for bone tissue engineering. I: Preparation and *in vitro* characterisation. Biomaterials, 2004, 25 (18): 4185-4194.

[70] Day R M, Boccaccini A R, Shurey S, et al. Assessment of polyglycolic acid mesh and bioactive glass for soft-tissue engineering scaffolds. Biomaterials, 2004, 25 (27): 5857-5866.

[71] Li J, Yin Y, Yao F, et al. Effect of nano-and micro-hydroxyapatite/chitosan-gelatin network film on human gastric cancer cells. Materials Letters, 2008, 62 (17): 3220-3223.

[72] Russias J, Saiz E, Nalla R K, et al. Fabrication and mechanical properties of PLA/HA composites: a study of *in vitro* degradation. Materials Science & Engineering C, 2006, 26 (8): 1289-1295.

[73] Hubbell J A. Biomaterials in tissue engineering. Nature Biotechnology, 1995, 13 (6): 565-576.

[74] Liu X, Ma P X. Polymeric scaffolds for bone tissue engineering. Annals of Biomedical Engineering, 2004, 32 (3): 477-486.

[75] Ma P X. Scaffolds for tissue fabrication. Materials Today, 2004, 7 (5): 30-40.

[76] Sachlos E, Czernuszka J T. Making tissue engineering scaffolds work. Review: the application of solid freeform fabrication technology to the production of tissue engineering scaffolds. European Cells Materids, 2003, 5: 29-40.

[77] Liao S, Watari F, Zhu Y, et al. The degradation of the three layered nano-carbonated hydroxyapatite/ collagen/PLGA composite membrane *in vitro*. Dental Materials, 2007, 23 (9): 1120-1128.

[78] Ural E, Kesenci K, Fambri L, et al. Poly (D, L-lactide/epsilon-caprolactone) /hydroxyapatite composites. Biomaterials, 2000, 21 (21): 2147-2154.

[79] Freed L E, Vunjaknovakovic G, Biron R J, et al. Biodegradable polymer scaffolds for tissue engineering. Nature Biotechnology, 1994, 12 (7): 689-693.

[80] 张颂培, 王锡臣. 生物降解性医用高分子材料——聚乳酸. 化工新型材料, 1995, (8): 9-11.

[81] 汪朝阳, 赵耀明, 李维贤. 绿色合成纤维——聚乳酸纤维. 合成材料老化与应用, 2003, 32 (3): 25-30.

[82] Miyata T, Masuko T. Morphology of poly (L-lactide) solution-grown crystals. Polymer, 1997, 38 (16): 4003-4009.

[83] And T I, Doi Y. Morphology and enzymatic degradation of poly (L-lactic acid) single crystals. Macromolecules,

1998，31（8）：2461-2467.

[84] Lorenzo M L D. Crystallization behavior of poly（L-lactic acid）. European Polymer Journal，2005，41（3）：569-575.

[85] Xu J，Guo B H，Zhou J J，et al. Observation of banded spherulites in pure poly（L-lactide）and its miscible blends with amorphous polymers. Polymer，2005，46（21）：9176-9185.

[86] Cicero J A，Dorgan J R，Janzen J，et al. Supramolecular morphology of two-step，melt-spun poly（lactic acid）fibers. Journal of Applied Polymer Science，2002，86（11）：2828-2838.

[87] Mahendrasingam A，Blundell D J，Parton M，et al. Time resolved study of oriented crystallisation of poly（lactic acid）during rapid tensile deformation. Polymer，2005，46（16）：6009-6015.

[88] Ninomiya N，Kato K，Fujimori A，et al. Transcrystalline structures of poly（L-lactide）. Polymer，2007，48（16）：4874-4882.

[89] Santis P D，Kovacs A J. Molecular conformation of poly（S-lactic acid）. Biopolymers，1968，6（3）：299-306.

[90] Sasaki S，Asakura T. Helix distortion and crystal structure of the α-form of poly（L-lactide）. Macromolecules，2003，36（22）：8385-8390.

[91] Zhang J M，Duan Y X，Sato H，et al. Crystal modifications and thermal behavior of poly（L-lactic acid）revealed by infrared spectroscopy. Macromolecules，2005，38（19）：8012-8021.

[92] Zhang J M，Tashiro K，Tsuji H，et al. Disorder-to-order phase transition and multiple melting behavior of poly（L-lactide）investigated by simultaneous measurements of WAXD and DSC. Macromolecules，2008，41（4）：1352-1357.

[93] Eling B，Gogolewski S，Pennings A J，et al. Biodegradable materials of poly（L-lactic acid）：1. Melt-spun and solution-spun fibres. Polymer，1982，23（11）：1587-1593.

[94] Sawai D，Takahashi K，Sasashige A，et al. Preparation of oriented β-form poly（L-lactic acid）by solid-State coextrusion：effect of extrusion variables. Macromolecules，2003，36（10）：3601-3605.

[95] 宋平. 聚乳酸结晶和熔融行为及成核剂调控结晶研究. 大连：大连理工大学，2014.

[96] Hoogsteen W，Postema A R，Pennings A J，et al. Crystal structure，conformation and morphology of solution-spun poly（L-lactide）fibers. Macromolecules，1990，23（2）：634-642.

[97] Puiggali J，Ikada Y，Tsuji H，et al. The frustrated structure of poly（L-lactide）. Polymer，2000，41（25）：8921-8930.

[98] Cartier L，Okihara T，Ikada Y，et al. Epitaxial crystallization and crystalline polymorphism of polylactides. Polymer，2000，41（25）：8909-8919.

[99] 朱振宇，骆光林，任鹏刚. 聚乳酸降解机理及其方法探讨. 材料导报（网络版），2007，（1）：35-37.

[100] Hyon S H，Jamshidi K，Ikada Y. Synthesis of polylactides with different molecular weights. Biomaterials，1997，18（22）：1503-1508.

[101] Yolles S E J，Woodland J H R. Sustained delivery of drugs from polymer/drug mixtures. Polymer News，1970，1（4-5）：9-15.

[102] Hayashi T. Biodegradable polymers for biomedical uses. Progress in Polymer Science，1994，19（4）：663-702.

[103] 郑磊，王前，裴国献. 可降解聚合物在骨组织工程中的应用进展. 中国修复重建外科杂志，2000，14（3）：175-180.

[104] Wang X，Song G，Lou T，et al. Fabrication of nano-fibrous PLLA scaffold reinforced with chitosan fibers. Journal of Biomaterials Science Polymer Edition，2009，20（14）：1995-2002.

[105] Shao J，Chen S，Du C. Citric acid modification of PLLA nano-fibrous scaffolds to enhance cellular adhesion，

proliferation and osteogenic differentiation. Journal of Materials Chemistry B，2015，3（26）：5291-5299.

[106] 邵俊东. 聚乳酸纳米纤维支架的构建与改性及其纳米力学性能研究. 广州：华南理工大学，2013.

[107] Motskin M，Wright D M，Muller K，et al. Hydroxyapatite nano and microparticles：correlation of particle properties with cytotoxicity and biostability. Biomaterials，2009，30（19）：3307-3317.

[108] 杨晓鸿，王志宏. 生物陶瓷种植体研究概述——从致密到多孔. 大自然探索，1998，（3）：51-56.

[109] 李新化，郑治祥，汤文明，等. 羟基磷灰石生物陶瓷材料的现状及展望. 合肥工业大学学报（自然科学版），2002，25（6）：1148-1153.

[110] 郑岳华，侯小妹，杨兆雄. 多孔羟基磷灰石生物陶瓷的进展. 硅酸盐通报，1995，（3）：20-24.

[111] 李明，沈毅. 炭粉作造孔剂制备多孔羟基磷灰石陶瓷的研究. 中国陶瓷工业，2006，13（1）：12-15.

[112] 彭继荣，李珍，杨密纯. 羟基磷灰石/硅灰石多孔陶瓷的制备和研究. 中国非金属矿工业导刊，2004，（4）：25-28，36.

[113] 肖秀兰，陈志刚. 羟基磷灰石涂层制备技术的可行性研究. 材料导报，2003，17（4）：32-34.

[114] 王英波，鲁雄，冯波，等. 钛表面制备羟基磷灰石/壳聚糖复合涂层研究. 无机材料学报，2008，23（6）：1241-1245.

[115] Man H C，Chiu K Y，Cheng F T，et al. Adhesion study of pulsed laser deposited hydroxyapatite coating on laser surface nitrided titanium. Thin Solid Films，2009，517（18）：5496-5501.

[116] 龚沛，王欣宇，郭洁. 仿生法制备纯镁/羟基磷灰石复合涂层的研究. 生物骨科材料与临床研究，2008，5（4）：39-42.

[117] Perez R A，Kim T H，Kim M，et al. Calcium phosphate cements loaded with basic fibroblast growth factor：delivery and in vitro cell response. Journal of Biomedical Materials Research Part A，2013，101A（4）：923-931.

[118] Liu S，Jin F，Lin K，et al. The effect of calcium silicate on in vitro physiochemical properties and in vivo osteogenesis，degradability and bioactivity of porous β-tricalcium phosphate bioceramics. Biomedical Materials，2013，8（2）：025008.

[119] Lee J B，Park S J，Kim H H，et al. Physical properties and biological/odontogenic effects of an experimentally developed fast-setting α-tricalcium phosphate-based pulp capping material. BMC Oral Health，2014，14（1）：87.

[120] Lange T，Schilling A F，Peters F，et al. Size dependent induction of proinflammatory cytokines and cytotoxicity of particulate beta-tricalciumphosphate in vitro. Biomaterials，2011，32（17）：4067-4075.

[121] Vamze J，Pilmane M，Skagers A. Biocompatibility of pure and mixed hydroxyapatite and α-tricalcium phosphate implanted in rabbit bone. Journal of Materials Science Materials in Medicine，2015，26（2）：1-6.

[122] Velasquez P，Luklinska Z B，Meseguer-Olmo L，et al. αTCP ceramic doped with dicalcium silicate for bone regeneration applications prepared by powder metallurgy method：in vitro and in vivo studies. Journal of Biomedical Materials Research Part A，2013，101A（7）：1943-1954.

[123] Tanaka M，Takemoto M，Fujibayashi S，et al. Development of a novel calcium phosphate cement composed mainly of calcium sodium phosphate with high osteoconductivity. Journal of Materials Science Materials in Medicine，2014，25（6）：1505-1517.

[124] Thürmer M B，Diehl C E，Brum F J，et al. Development of dual-setting calcium phosphate cement using absorbable polymer. Artificial Organs，2013，37（11）：992-997.

[125] Fujita R，Yokoyama A，Nodasaka Y，et al. Ultrastructure of ceramic-bone interface using hydroxyapatite and beta-tricalcium phosphate ceramics and replacement mechanism of beta-tricalcium phosphate in bone. Tissue & Cell，2003，35（6）：427-440.

[126] Hench L L，Splinter R J，Allen W C，et al. Bonding mechanisms at the interface of ceramic prosthetic materials.

Journal of Biomedical Materials Research Part A，2010，5（6）：117-141.

[127] Wilson J，Pigott G H，Schoen F J，et al. Toxicology and biocompatibility of bioglasses. Journal of Biomedical Materials Research，1981，15（6）：805-817.

[128] Kokubo T. Apatite-and wollastonite-containing glass-ceramic for prosthetic application. Bulletin of the Institute for Chemical Research，Kyoto University，1982，60（3-4）：260-268.

[129] Montazerian M，Dutra Z E. History and trends of bioactive glass-ceramics. Journal of Biomedical Materials Research Part A，2016，104（5）：1231-1249.

[130] Wilson J，Low S B. Bioactive ceramics for periodontal treatment: comparative studies in the Patus monkey. Journal of Applied Biomaterials，2010，3（2）：123-129.

[131] Xynos I D，Edgar A J，Buttery L D，et al. Ionic products of bioactive glass dissolution increase proliferation of human osteoblasts and induce insulin-like growth factor II mRNA expression and protein synthesis. Biochemical & Biophysical Research Communications，2000，276（2）：461-465.

[132] Ilharreborde B，Morel E，Fitoussi F，et al. Bioactive glass as a bone substitute for spinal fusion in adolescent idiopathic scoliosis: a comparative study with iliac crest autograft. Journal of Pediatric Orthopedics，2008，28（3）：347-351.

[133] Seddighi A，Seddighi A S，Zali A R，et al. Study of the role of nova bone as a filling material in cervical cage in anterior fusion of cervical spine in patients with degenerative cervical disc disease. Global Journal of Health Science，2011，170（1）：223-226.

[134] Frantzén J，Rantakokko J，Aro H T，et al. Instrumented spondylodesis in degenerative spondylolisthesis with bioactive glass and autologous bone: a prospective 11-year follow-up. Journal of Spinal Disorders & Techniques，2011，24（7）：455-461.

[135] Jones J R. Review of bioactive glass: from Hench to hybrids. Acta Biomaterialia，2013，9（1）：4457-4486.

[136] Crane G M，Ishaug S L，Mikos A G. Bone tissue engineering. Nature Medicine，1995，1（12）：1322-1324.

[137] Jones J R. Hierarchical porous scaffolds for bone regeneration. In: Hench L L，Jones J R，Fenn M B. New Materials and Technologies for Healthcare. Singapore: World Scientific，2011: 107-130.

[138] Moimas L，Biasotto M，di Lenarda R，et al. Rabbit pilot study on the resorbability of three-dimensional bioactive glass fibre scaffolds. Acta Biomaterialia，2006，2（2）：191-199.

[139] Ghosh S，Nandi S，B，Datta S，et al. *In vivo* response of porous hydroxyapatite and beta-tricalcium phosphate prepared by aqueous solution combustion method and comparison with bioglass scaffolds. Journal of Biomedical Materials Research Part B: Applied Biomaterials，2008，86B（1）：217-227.

[140] Jia W，Lau G Y，Huang W，et al. Bioactive glass for large bone repair. Advanced Healthcare Materials，2015，4（18）：2842-2848.

[141] Wu Z Y，Hill R G，Yue S，et al. Melt-derived bioactive glass scaffolds produced by a gel-cast foaming technique. Acta Biomaterialia，2011，7（4）：1807-1816.

[142] Fu Q，Saiz E，Tomsia A P. Bioinspired strong and highly porous glass scaffolds. Advanced Functional Materials，2011，21（6）：1058-1063.

[143] Gomez-Vega J M，Saiz E，Tomsia A P，et al. Novel bioactive functionally graded coatings on Ti6Al4V. Advanced Materials，2000，12（12）：894-898.

[144] Moritz N，Rossi S，Vedel E，et al. Implants coated with bioactive glass by CO_2-laser，an *in vivo* study. Journal of Materials Science Materials in Medicine，2004，15（7）：795-802.

[145] Newman S D，Lotfibakhshaiesh N，O'donnell M，et al. Enhanced osseous implant fixation with strontium-

substituted bioactive glass coating. Tissue Engineering Part A, 2014, 20 (13-14): 1850-1857.

[146] Vitale-Brovarone C, Baino F, Tallia F, et al. Bioactive glass-derived trabecular coating: a smart solution for enhancing osteointegration of prosthetic elements. Journal of Materials Science Materials in Medicine, 2012, 23 (10): 2369-2380.

[147] Leach J K, Kaigler D, Wang Z, et al. Coating of VEGF-releasing scaffolds with bioactive glass for angiogenesis and bone regeneration. Biomaterials, 2006, 27 (17): 3249-3255.

[148] Xia W, Chang J. Well-ordered mesoporous bioactive glasses (MBG): a promising bioactive drug delivery system. Journal of Controlled Release, 2006, 110 (3): 522-530.

[149] 周艳玲, 冯新星, 翟万银, 等. 介孔生物活性玻璃装载和释放抗癌药物表阿霉素的研究. 无机材料学报, 2011, 26 (1): 68-72.

[150] Zhu M, Shi J, Zhang L, et al. An emulsification-solvent evaporation route to mesoporous bioactive glass microspheres for bisphosphonate drug delivery. Journal of Materials Science, 2012, 47 (5): 2256-2263.

[151] Wei L, Ke J, Prasadam I, et al. A comparative study of Sr-incorporated mesoporous bioactive glass scaffolds for regeneration of osteopenic bone defects. Osteoporosis International, 2014, 25 (8): 2089-2096.

[152] Gérard C, Bordeleau L J, Barralet J, et al. The stimulation of angiogenesis and collagen deposition by copper. Biomaterials, 2010, 31 (5): 824-831.

[153] 赵世昌. 含铜硼酸盐生物玻璃支架与纤维对骨缺损与皮肤缺损修复作用的研究. 上海: 上海交通大学, 2015.

[154] Wang H, Zhao S, Wei X, et al. Influence of Cu doping in borosilicate bioactive glass and the properties of its derived scaffolds. Materials Science & Engineering C, 2016, 58: 194-203.

[155] Samira J, Saoudi M, Abdelmajid K, et al. Accelerated bone ingrowth by local delivery of zinc from bioactive glass: oxidative stress status, mechanical property, and microarchitectural characterization in an ovariectomized rat model. Libyan Journal of Medicine, 2015, 10 (1): 285-272.

[156] Williams D F. On the nature of biomaterials. Biomaterials, 2009, 30 (30): 5897-5909.

[157] Yavari S A, Stok J V D, Chai Y C, et al. Bone regeneration performance of surface-treated porous titanium. Biomaterials, 2014, 35 (24): 6172-6181.

[158] Koul S, Moliterno D J. Bare-metal versus drug-eluting stent placement among patients presenting with anemia. JACC-Cardiovascular Interventions, 2009, 2 (4): 337-338.

[159] 张永涛, 刘汉源, 王昌, 等. 生物医用金属材料的研究应用现状及发展趋势. 热加工工艺, 2017, 46 (4): 21-26.

[160] Sivamani S, Joseph B, Kar B. Anti-inflammatory activity of *Withania somnifera* leaf extract in stainless steel implant induced inflammation in adult zebrafish. Journal of Genetic Engineering & Biotechnology, 2014, 12 (1): 1-6.

[161] Lindahl C, Engqvist H K, Xia W. Influence of surface treatments on the bioactivity of Ti. ISRN Biomaterials, 2013, 2013 (4): 1-13.

[162] 王劭生, 孙福玉. 第三代生物医学材料的研究与开发. 材料科学与工程学报, 1994, (1): 1-4.

[163] 杨柯, 任玲, 任伊宾. 医用不锈钢研究新进展. 中国医疗器械信息, 2012, 18 (7): 14-17, 55.

[164] Aksakal B, Hanyaloglu C. Bioceramic dip-coating on Ti-6Al-4V and 316L SS implant materials. Journal of Materials Science Materials in Medicine, 2008, 19 (5): 2097-2104.

[165] 任伊宾, 杨柯, 张炳春, 等. 一种医用植入奥氏体不锈钢材料. CN1519387. 2004-08-11.

[166] 刘永前, 黎南, 陈德敏, 等. 一种马氏体抗菌不锈钢及其热处理方法. CN101205592. 2008-06-25.

[167] 陈四红, 吕曼祺, 杨柯, 等. 一种奥氏体抗菌不锈钢. CN1504588. 2004-06-16.

[168] 陈四红，吕曼祺，杨柯，等. 一种纳米析出相铁素体抗菌不锈钢. CN1498981. 2004-05-26.

[169] 于振涛，张明华，余森，等. 中国医疗器械用钛合金材料研发、生产与应用现状分析. 中国医疗器械信息，2012，18（7）：1-8.

[170] 余森，于振涛，韩建业，等. Ti-6Al-4V 医用钛合金表面载银涂层的制备和抗菌性能研究. 生物医学工程与临床，2013，17（6）：517-522.

[171] 王家琦，尚剑，孙晔，等. 钛合金表面抗菌涂层：抗菌能力及生物相容性. 中国组织工程研究，2015，19（25）：4069-4075.

[172] 史胜凤，林军，周炳，等. 医用钴基合金的组织结构及耐腐蚀性能. 稀有金属材料与工程，2007，36（1）：37-41.

[173] Bhure R，Mahapatro A，Bonner C，et al. *In vitro* stability study of organophosphonic self assembled monolayers （SAMs）on cobalt chromium（Co-Cr）alloy. Materials Science & Engineering C，2013，33（4）：2050-2058.

[174] Xiao M，Chen Y M，Biao M N，et al. Bio-functionalization of biomedical metals. Materials Science & Engineering C，2017，70（Pt 2）：1057-1070.

[175] 陈孟诗，朱智敏，李宁. 深冷处理对钴铬钼高熔铸造合金拉伸力学性能的影响. 华西口腔医学杂志，2004，22（3）：252-254.

[176] 任伊宾，杨柯. 一种新型血管支架用无镍钴基合金. 稀有金属材料与工程，2014，43（S1）：101-104.

[177] 王昌，崔亚军，刘汉源，等. 可生物降解医用镁合金的合金化研究进展. 材料导报，2015，29（11）：55-60.

[178] Staiger M，Pietak A，Huadmai J，et al. Magnesium and its alloys as orthopedic biomaterials：a review. Biomaterials，2006，27（9）：1728-1734.

[179] di Mario C，Griffiths H，Goktekin O，et al. Drug-eluting bioabsorbable magnesium stent. Journal of Interventional Cardiology，2010，17（6）：391-395.

[180] 张广道. AZ31B 生物可降解镁合金植入兔下颌骨生物学行为的实验研究. 沈阳：中国医科大学，2009.

[181] Witte F，Ulrich H，Rudert M，et al. Biodegradable magnesium scaffolds. Part 1：Appropriate inflammatory response. Journal of Biomedical Materials Research Part A，2010，81A（3）：748-756.

[182] Williams D F. Definitions in Biomaterials. Proceedings of a Consensus Conference of the European Society for Biomaterials（Vol. 4）. New York：Elsevier，1987.

[183] Williams D F. On the mechanisms of biocompatibility. Biomaterials，2008，29（20）：2941-2953.

[184] Wang Y. Bioadaptability：an innovative concept for biomaterials. Journal of Materials Science & Technology，2016，32（9）：801-809.

[185] Anderson J M，Rodriguez A，Chang D T. Foreign body reaction to biomaterials. Seminars in Immunology，2008，20（2）：86-100.

[186] Mourino V，Cattalini J P，Boccaccini A R. Metallic ions as therapeutic agents in tissue engineering scaffolds：an overview of their biological applications and strategies for new developments. Journal of the Royal Society Interface，2012，9（68）：401-419.

[187] Gérard C，Bordeleau L J，Barralet J，et al. The stimulation of angiogenesis and collagen deposition by copper. Biomaterials，2010，31（5）：824-831.

[188] Habibovic P，Barralet J E. Bioinorganics and biomaterials：bone repair. Acta Biomaterialia，2011，7（8）：3013-3026.

[189] Kim T N，Feng Q I，Kim J O，et al. Antimicrobial effect of metal ions（Ag^+，Cu^{2+}，Zn^{2+}）in hydroxyapatite. Journal of Materials Science-Materials in Medicine，1998，9（3），129-134.

[190] Huang W，Liu W，She Z，et al. Alendronate decorated nano hydroxyapatite in mesoporous silica：cytotoxicity and osteogenic properties. Applied Surface Science，2011，257（23）：9757-9761.

[191] Chen J D，Wang Y J，Wei K，et al. Self-organization of hydroxyapatite nanorods through oriented attachment. Biomaterials，2007，28（14）：2275-2280.

[192] Chen J，Wang Y，Chen X，et al. A simple sol-gel technique for synthesis of nanostructured hydroxyapatite，tricalcium phosphate and biphasic powders. Materials. Letters，2011，65（12）：1923-1926.

[193] Yang H，Zeng H，Hao L，et al. Effects of hydroxyapatite microparticle morphology on bone mesenchymal stem cell behavior. Journal of Materials Chemistry B，2014，2（29）：4703-4710.

[194] Yang H，Hao L，Zhao N，et al. Hierarchical porous hydroxyapatite microsphere as drug delivery carrier. CrystEngComm，2013，15：5760-5763.

[195] Xu D，Wan Y X，Li Z H，et al. Tailorable hierarchical structures of biomimetic hydroxyapatite micro/nano particles promoting endocytosis and osteogenic differentiation of stem cells. Biomaterials Science，2020，8（12）：3286-3300.

[196] Engler A J，Sen S，Sweeney H L，et al. Matrix elasticity directs stem cell lineage specification. Cell，2006，126（4）：677-689.

[197] Shi X，Li L，Ostrovidov S，et al. Stretchable and micropatterned membrane for osteogenic differentation of stem cells. ACS Applied Materials & Interfaces，2014，6（5）：11915-11923.

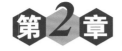

生物医用金属材料组成及微量元素的组织适配机制

2.1 ▶ 高氮无镍不锈钢

一般在大气环境下，钢中含有超过 12% 的 Cr 元素时，钢基本不会生锈，这类特殊钢被称为不锈钢。与工业不锈钢相比，医用不锈钢具有更加优异的耐腐蚀性能、力学性能和生物相容性，作为外科植入金属材料目前仍广泛应用于骨、血管以及口腔等的组织修复。目前常用的医用不锈钢为 316L 不锈钢，钢中含有 18% 左右的 Cr 元素。为进一步提高耐腐蚀性能，加入了 2%～3% 的 Mo 元素，同时其 C 元素的含量低于 0.03%。另外，316L 不锈钢中含有 14% 左右的 Ni 元素，以保证不锈钢的奥氏体组织的稳定性。由于综合性能优异且成本低廉，316L 医用不锈钢用于植入金属材料已有半个世纪的历史。然而，目前临床应用对医用金属材料的性能提出了更高的要求。高氮无镍不锈钢，由于避免了传统不锈钢中镍离子溶出产生的致敏、致畸作用，同时其耐腐蚀性能和力学性能大幅提高，因此受到广泛关注，并开始应用于临床。

2.1.1 镍对人体的危害

医用金属材料在植入人体后不可避免地会发生腐蚀，当植入物因腐蚀溶出的金属离子过量时，会导致相应的组织反应等问题。传统植入用不锈钢中通常含有 14% 左右的镍元素，以稳定不锈钢的奥氏体组织结构。大量临床研究结果表明，镍离子在人体中的存在有致敏、致畸的潜在危害[1]。

在日常生活中，接触含镍金属，如不锈钢首饰、手表壳及眼镜框等均可诱发皮肤病。其原因是含镍金属溶出的镍离子可以通过皮肤毛孔和皮脂腺进入人体，进而导致过敏性皮炎和湿疹等常见疾病[2]。研究发现，长期接触镍后，癌症的发病率较高[3]。虽然目前镍的致癌机制仍不完全清晰，但是有研究者提出镍可以直接嵌入 DNA 分子，导致 DNA 分子无法正确复制，并产生 DNA 的突变、断裂。体内外实验也表明，镍可以通过抑制 DNA 和 RNA 的转录、复制，降低 DNA 和 RNA 的活性，引起 DNA 断裂等损伤和细胞毒性。也有研究发现镍可以通过催化自由基的产生，导致其毒性和致癌性[4]。

植入传统不锈钢后，镍离子容易在植入体的周围组织富集，当镍离子浓度较高时会诱发毒性效应，并导致细胞破坏和炎症反应的发生[5]。镍离子在体内可能导致巨噬细胞的杀菌和吞噬功能受到抑制，细胞中细胞器被破坏等问题[6, 7]。临床表现为镍离子富集导致肺纤维化、肾脏和心血管疾病。目前，金属冠脉支架逐渐成为治疗心血管狭窄疾病的主要手段，但是在临床上仍存在一定比例的支架内再狭窄（in-stent restenosis，ISR）发生率。Köster 等[8]研究了金属离子释放引起的过敏反应与支架内再狭窄的关系，认为镍等金属离子溶出导致接触过敏并加重了血管的炎症反应，刺激了支架周围的内膜增生，增加了支架内再狭窄发生率。临床结果发现，对金属过敏尤其是镍离子过敏的患者支架内再狭窄发生率高于无过敏反应的患者。

有研究统计发现，随着工业化的快速发展，人群中对镍过敏的比例在不断增加。图 2.1 展示出了 20 世纪末镍过敏人群比例[9]，其中女性的镍过敏比例远高于男性，并且超过 20%。为了避免不锈钢中镍离子溶出引起的不良组织反应，国内外相继开发了低镍和无镍医用不锈钢。近些年国际上对镍元素对人体危害的认识更加深刻，并相继修订了医用不锈钢的标准。在国际标准 ISO 5832-9（对应美国 ASTM F1586）中，利用氮元素部分替代了不锈钢中的镍元素。我国也相应修订发布了低镍高氮外科植入用不锈钢标准 YY 0605.9—2007。美国的 ASTM 标准中还发布了外科植入用高氮无镍不锈钢 F2229 和 F2581，成分如表 2.1 所示。欧盟也下调了与人体接触的不锈钢制品中的镍释放量规定，我国颁布实施了

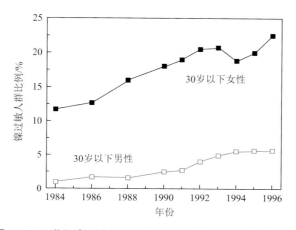

图 2.1　20 世纪末西方国家中的镍过敏人群比例的增长趋势

相应的标准 GB 11887—2012。由外科植入用不锈钢标准的发展演变可以看出，高氮无镍医用不锈钢成为未来医用不锈钢发展与应用中的一个重要趋势。

2.1.2　高氮无镍不锈钢的设计、制备与性能

稳定的奥氏体组织是外科植入用不锈钢获得优异性能的前提。与传统不锈钢利用 Ni 元素稳定组织不同，高氮无镍不锈钢以 N 元素稳定奥氏体组织。氮在常压下以气态的形式存在。大气中氮气资源丰富，因而氮合金化可以降低不锈钢生产的原材料成本。由于在常压冶炼钢中，N 元素在钢中的溶解度有限，一般将超过常压冶炼下所能达到的极限 N 含量的钢称为高氮钢。在奥氏体不锈钢中，N 含量大于 0.4% 时称为高氮不锈钢（HNS），传统不锈钢中的 Ni 元素被 N 元素完全替代时，称为高氮无镍不锈钢。为了提高 N 元素在钢中的溶解度，一般高氮无镍不锈钢中会加入大量锰（Mn）元素，其也是奥氏体组织稳定化元素。

自 20 世纪 40 年代末，Schaeffler 提出了用于不锈钢组织预测的相图及镍当量公式，后续经过多次修正，这种方法一直被广泛应用于不锈钢的成分设计[10]。然而，大量研究结果发现修正后的 Schaeffler 相图仍然不能准确地预测高氮无镍不锈钢组织。近年来，Wang 等[11]采用热力学计算的方法，针对高氮无镍不锈钢提出了新的相图和氮当量公式。如图 2.2 所示，图中 N_{eq} 和 Cr_{eq} 系数分别代表对应元素的当量值。研究表明，N 元素具有强烈的稳定奥氏体组织的能力，而当 Mn 含量较

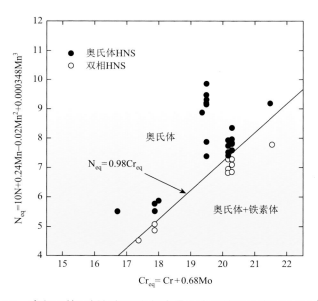

图 2.2　高氮无镍不锈钢相图和氮当量公式及其组织的实验结果[11]

高时，其会由奥氏体形成元素转变为铁素体形成元素；同时 Mo 元素的铁素体形成能力要弱于 Cr 元素。当 $N_{eq} \geqslant 0.98Cr_{eq}-12.4$ 时，高氮无镍不锈钢在 1150℃ 可保持稳定的全奥氏体组织。通过实验结果验证发现，新的相图和当量公式可以准确地预测高氮无镍不锈钢的显微组织，即新相图适用于高氮无镍不锈钢的合金设计。而导致 Schaeffler 相图无法应用的原因，应该与高氮钢中加入的 Mn 元素和其他元素间存在强烈相互作用有关[12]。

由于高氮无镍不锈钢中的 N 含量超出了常规冶炼方式所能达到的极限值，这给钢的冶炼带来很大困难。常压下 N 在钢液和铁素体中的溶解度均较低，而在奥氏体中的溶解度较高。另外，其他合金元素对 N 的溶解也有较大影响。提高 N 溶解度的元素有 Cr、Mn、Mo、Nb、V 等，降低 N 溶解度的元素有 Ni、Cu、Si、C 等。因而在高氮无镍不锈钢中一般会加入大量 Mn 元素，以提高 N 的溶解度。但是合金元素的影响是有限的，因而常采用高压氮气气氛下的方式进行冶炼和凝固。

高氮无镍不锈钢的冶炼设备包括增压感应炉、增压等离子炉、增压电渣重熔炉、反压铸造法、真空吹氧脱碳（VOD）炉等。粉末冶金和高温渗氮的方法也用于制备高氮钢。上述方法均有各自的特点。目前，国际上多采用增压感应炉和增压电渣重熔炉两种冶炼方法。虽然高氮无镍不锈钢已经开始在电力、武器装备、医疗等领域中使用，但是冶炼技术的难度仍旧是制约其大规模使用的关键因素。

目前国际上开发出 P558、BIODUR108、NONICM2 等高氮无镍医用不锈钢。中国科学院金属研究所在 21 世纪初开发出 BIOSSN 高氮无镍医用不锈钢，采用增压感应炉进行冶炼。部分材料成分如表 2.1 所示。

表 2.1　传统医用不锈钢与高氮无镍医用不锈钢的化学成分（wt%）[13]

材料	Cr	Ni	Mn	Mo	Si	Cu	N	C
F138	17.0～19.0	13.0～15.0	≤2.0	2.25～3.0	≤0.75	≤0.5	≤0.1	≤0.03
F2229	19.0～23.0	0.1	21.0～24.0	0.5～1.5	≤0.75	≤0.25	0.85～1.1	0.08
F2581	16.5～18.0	≤0.05	9.5～12.5	2.7～3.7	0.2～0.6	≤0.25	0.45～0.55	0.15～0.25
P558	17.0～18.0	≤0.08	9.5～10	2.5～3.0	0.5	—	0.45～0.55	≤0.20
BIODUR 108	20.0～21.0	0.1	22.0～24.0	≤0.7	0.75	≤0.25	0.90～1.0	≤0.08
BIOSSN	17.0～18.0	≤0.1	14.0～18.0	2.0～.5	≤0.02	≤0.65	0.45～1.2	≤0.03

医用金属材料作为结构性生物材料在人体中主要起到力学支撑作用，即具备优异的力学性能。氮合金化可以大幅提高不锈钢的力学性能，使材料获得良好的强塑性组合。随着钢中氮含量的升高，高氮无镍不锈钢的强度呈线性增加，但是其塑性几乎保持不变。如表 2.2 所示，高氮无镍医用不锈钢在保持优异塑性的同

时，其屈服强度和抗拉强度均可达到传统医用不锈钢（316L）的 2 倍左右。这是由于 N 原子在奥氏体组织中具有优异的固溶强化作用，而且高氮无镍不锈钢经冷加工变形后的强化效果更加显著。此外，对高氮无镍不锈钢的研究发现，添加 N 同样增大了高氮无镍不锈钢的疲劳和腐蚀疲劳寿命，并且其耐磨性也较传统不锈钢更加优异。

表 2.2　传统医用不锈钢与高氮无镍医用不锈钢的力学性能对比数据[14]

材料	状态	屈服强度/MPa	抗拉强度/MPa	延伸率/%	断面收缩率/%
316L	固溶	225	555	64	72
BIODUR108	固溶	586	931	52	75
BIOSSN	固溶	546	941	52	64

临床结果表明，医用不锈钢植入物的安全性不仅与材料的力学性能有关，而且与材料的耐点蚀能力密切相关。不锈钢的氮合金化可以大幅提高耐点蚀能力，并且其耐点蚀能力的提高与 N 含量呈线性关系增加。如图 2.3（a）所示，固溶态的高氮无镍不锈钢的耐点蚀电位可以达到传统不锈钢的 2 倍。为了提高强度，不锈钢往往在冷变形状态下使用，而传统不锈钢的冷变形量大于 20% 后，其耐点蚀能力会大幅降低。Wang 等[15]研究发现，高氮无镍不锈钢中的氮含量足够高时，可以完全克服这种冷变形导致耐点蚀能力降低问题，结果如图 2.3（b）所示。不锈钢优异的耐腐蚀性与其表面钝化膜的成分和结构直接相关。研究发现，高氮无镍不锈钢表面钝化膜中的氧化铬富集层中存在明显的氮富集，由此提出了与氮元素富集相关的钝化膜自修复机制。因此，高氮无镍医用不锈钢，无论在固溶还是在较大塑性变形状态下，其耐点蚀能力均明显优于传统医用不锈钢。

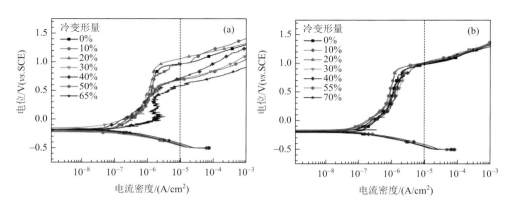

图 2.3　冷变形对 2 种氮含量的无镍不锈钢极化曲线的影响[15]

（a）N 含量为 0.76wt%；（b）N 含量为 0.92wt%

2.1.3　高氮无镍不锈钢的生物相容性

高氮无镍不锈钢可以避免镍离子释放对人体的潜在毒性反应，因而具有更加优异的生物相容性。Yamamoto 等[16]对比了高氮无镍不锈钢 Fe-Cr-Mo-N、无镍不锈钢 Fe-Cr-Mo 与传统含镍不锈钢 316L 的细胞相容性。图 2.4 为紫外灭菌后的不锈钢表面细胞培养照片。结果显示，培养第 1 天时三者的细胞数目基本一致，但是经过 4 天和 7 天培养后，两种无镍不锈钢上的细胞数量明显多于 316L。这说明无镍不锈钢的细胞相容性优于含镍不锈钢。另外，评价了三种材料在磨损条件下的提取物的细胞毒性，发现 Fe-Cr-Mo-N 具有更高的细胞相对增殖率。研究认为这应该与高氮无镍不锈钢中无镍离子溶出并且氮增加了不锈钢的耐腐蚀性相关。

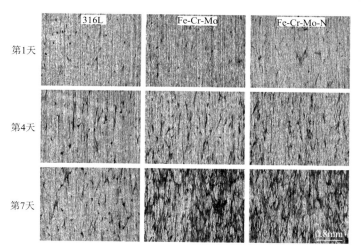

图 2.4　紫外灭菌后，316L、Fe-Cr-Mo 和 Fe-Cr-Mo-N 三种不锈钢表面细胞培养照片[11]

Ma 等[17]利用 MG63 成骨细胞对比了传统 317L 不锈钢与不同氮含量的高氮无镍不锈钢的细胞相容性，得到与上述相似的结果。他们发现高氮无镍不锈钢比 317L 不锈钢具有更强的细胞黏附和更高的细胞增殖能力，随着氮含量的增加，材料细胞相容性更加优异。通过检测碱性磷酸酶（ALP）活性，发现高氮无镍不锈钢提高了成骨分化能力。进一步研究认为，这与氮含量增加提高了不锈钢的表面能相关。

在致突变性和遗传毒性研究方面，Montanaro 等[18]对比了 P558 高氮无镍不锈钢与传统 316L 不锈钢，发现二者均未表现出致突变性和遗传毒性。其他研究结果也发现，高氮无镍不锈钢比 NiTi 形状记忆合金具有更高的细胞相容性。美国标准 ASTM F2229—2002 显示，高氮无镍不锈钢（BIODUR108 合金）通过了所有的医用植入材料生物相容性检测。

在血液相容性方面，Wan 等[19]研究了氮含量对高氮无镍不锈钢血液相容性的影响，包括血小板黏附、动态凝血、血浆复钙和凝血酶原时间等评价。对比传统 317L 不锈钢，随高氮无镍不锈钢（HNS）中的氮含量增加，其表面血小板黏附数量减少，团聚变形程度减弱，如图 2.5 所示。并且动态凝血和血浆复钙时间均延长，但是凝血酶原时间无显著变化。这些结果表明，高氮无镍不锈钢减少了内源性凝血因子的激活，具有优异的抗凝血特性。进一步研究认为，高氮无镍不锈钢优异的血液相容性与其表面大量白蛋白的吸附相关。另有研究认为，镍离子容易与人血清蛋白结合，进而导致血液发生变性[20]。高氮无镍不锈钢避免了镍离子的溶出，因而具有优异的血液相容性。

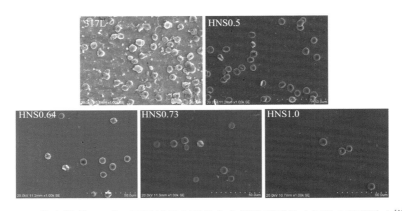

图 2.5　静态培养 3h 后，不同材料表面的血小板黏附形貌（扫描电镜照片）[19]

HNS0.5、HNS0.64、HNS0.73、HNS1.0 分别表示高氮无镍不锈钢中氮含量为 0.5wt%、0.64wt%、0.73wt%、1.0wt%

Ren 等[21, 22]研究对比了高氮无镍不锈钢与 316L 及 Co-Cr-Mo 合金的血液相容性，发现高氮无镍不锈钢具有最长的初始凝血时间，认为这种新型不锈钢具有更加优异的抗血栓性能。另外，该研究同样发现高氮无镍不锈钢表面具有更少的血小板黏附数量，表明高氮无镍不锈钢具有优异的血液相容性，适用于制造心血管支架。

2.1.4　高氮无镍不锈钢作为心血管修复材料的组织适配性

支架植入术已经成为心血管修复治疗的重要手段。由于服役环境复杂且安全风险高，在生物医用材料中心血管支架对材料的综合性能要求最高。目前使用的血管支架材料主要有 316L 不锈钢、L605 钴基合金和 NiTi 形状记忆合金。虽然经过 30 余年的发展，血管支架植入后仍存在支架内再狭窄等临床问题。有研究认为血管再狭窄与炎症反应的发生有关，而镍离子溶出会加重炎症反应，上述血管支架材料中含有 13%～50%的镍元素。高氮无镍不锈钢避免了镍离子溶出引起的炎症反应，从而降低了支架内再狭窄的发生率，因而与血管组织具有更加优异的生物适配性。

为研究高氮无镍不锈钢在修复血管中的性能，Fujiu 等[23]将氮含量为 1.0%的高氮无镍不锈钢和传统 316L 不锈钢两种支架植入猪冠状动脉，结果如图 2.6 所示。高氮无镍不锈钢支架植入后，冠状动脉血管的支架内再狭窄发生率低于传统不锈钢支架。进一步研究表明，高氮无镍不锈钢的优异性能与其避免镍离子溶出诱发的平滑肌细胞中缺氧诱导因子（HIF-1α）的增多有关。高氮无镍不锈钢降低了内膜超常增生，部分原因是避免了激活通过 Ni-HIF 通路产生的炎症反应。

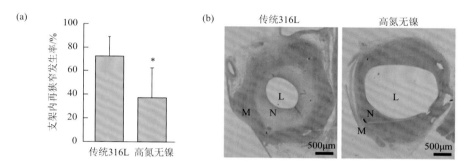

图 2.6　猪的冠状动脉植入高氮无镍不锈钢支架后，内膜增生明显降低[23]

M 表示基质；N 表示新生内膜；L 表示管腔

另外有研究认为，发生血管支架内再狭窄是由于支架植入后血管壁受损，使血管内皮细胞功能性紊乱，同时平滑肌细胞过度增殖导致内膜增厚引起的。为搞清楚高氮无镍不锈钢具有较低的支架内再狭窄发生率的相关机制，Li 等[24]研究了高氮无镍不锈钢对血管内皮细胞的影响，发现在相同的培养时间和条件下，高氮无镍不锈钢上的内皮细胞数目和覆盖程度低于 316L 不锈钢表面，但二者均高于空白对照组。各组细胞形态无明显差异。细胞凋亡实验表明，316L 不锈钢表面培养 7 天后内皮细胞早期凋亡比例高于高氮无镍不锈钢。进一步研究表明，316L 释放出的镍离子可能通过 *Fas* 基因介导的外源凋亡途径诱导了内皮细胞的凋亡。Inoue 等[25]也发现高氮无镍不锈钢表面的内皮化程度大于含镍的 316L 不锈钢。

Li 等[26]还研究了高氮无镍不锈钢对平滑肌细胞增殖的影响，发现高氮无镍不锈钢表面的平滑肌细胞数目和覆盖程度低于传统 316L 不锈钢，且二者均低于空白组，各组细胞形态无明显差异。细胞凋亡结果显示，高氮无镍不锈钢表面平滑肌细胞在培养 7 天后的早期凋亡比例高于 316L 不锈钢。进一步研究发现，培养在高氮无镍不锈钢上的平滑肌细胞与凋亡相关的基因和与自噬相关的基因表达水平，均高于培养在 316L 上的平滑肌细胞，即高氮无镍不锈钢更易抑制平滑肌细胞的增殖。推测高氮无镍不锈钢诱导平滑肌细胞凋亡可能是通过 *Fas* 基因介导的外源凋亡途径和线粒体介导的内源途径两种途径。

鉴于高氮无镍不锈钢具有的优异力学性能、耐腐蚀性能和血管组织适配性，近年来国内外均在开发高氮无镍不锈钢心血管支架。加拿大 TrendyMED 公司采用 BIODUR108 开发出高氮无镍不锈钢心血管支架，其具有更薄的网丝、更大的支撑力，同时具有更优异的柔顺性和变形均匀性。目前该支架已经可以在加拿大销售，并且临床试验效果明显提高。中国科学院金属研究所采用 BIOSSN 合金开发出了高氮无镍不锈钢心血管支架，除在支架结构上的优势外，大规模动物实验结果显示，高氮无镍不锈钢支架比传统支架具有更快的内皮化速度[27]，同时支架内再狭窄发生率更低[28]。考虑到高氮无镍不锈钢的优异综合性能，这种新型医用金属材料具有应用于血管组织修复的巨大潜力。

2.1.5 高氮无镍不锈钢作为骨植入材料的组织适配性

目前，传统 316L 不锈钢仍广泛应用于骨钉、骨板、人工关节等骨组织修复材料。然而，316L 不锈钢仍存在强度不足而导致的植入物断裂，耐腐蚀性不足引起的无菌性松动等问题。其中，镍离子释放对骨细胞有潜在的致癌等危害。高氮无镍不锈钢优异的综合性能使其作为骨植入材料引起了广泛关注。

Ma 等[17]的体外细胞实验表明，与传统不锈钢相比，高氮无镍不锈钢表面的成骨细胞具有更强的分化能力。在动物实验方面，Fini 等[29]对比了 P558 高氮无镍不锈钢与高氮含镍不锈钢（ISO 5832-9）和 Ti-6Al-4V 合金作为骨修复材料的性能。如图 2.7 所示，植入绵羊胫骨皮质层 26 周后，发现高氮无镍不锈钢与骨组织的结合优于 ISO 5832-9 钢（28%，$p < 0.005$）和 Ti-6Al-4V（4%，$p < 0.005$）。通过检测体外细胞生长因子，进一步研究了 P558 钢的成骨细胞活性，发现与对照组相比，实验组的碱性磷酸酶（ALP）活性和骨钙素（OC）增加，而白细胞介素（IL-6）降低。ALP 是类骨毛节的形成标志，而白细胞介素为骨溶解和骨裂变的诱因。因此，高氮无镍不锈钢可促进成骨的分化，这与动物体内实验结果一致。

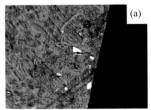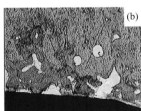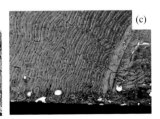

图 2.7　植入绵羊胫骨皮质层 26 周后的组织照片[29]

（a）高氮无镍不锈钢 P558；（b）高氮含镍不锈钢 ISO 5832-9；（c）Ti-6Al-4V 合金

　　Yu 等[30]研究了高氮无镍不锈钢（Fe-21Cr-16Mn-2Mo-0.93N）对骨髓间充质干细胞成骨分化和长期骨整合的影响。研究发现这种新型不锈钢，由于具有高的氮含量，比传统 316L 不锈钢具有更加优异的亲水性，而优异的亲水性可以促进骨髓间充质干细胞的初期黏附和扩散。研究还发现，高氮无镍不锈钢中的锰离子溶出可以提高成骨相关的基因表达，同样增加碱性磷酸酶和骨钙素。将高氮无镍不锈钢植入兔胫骨后的性能检测结果表明（图 2.8），高氮无镍不锈钢明显比 316L 不锈钢具有更高的骨结合比例、更大的新生骨面积和骨结合力。因而研究认为，高氮无镍不锈钢由于 N 和 Mn 的共同作用，促进了对骨组织的诱导和长期骨组织的整合能力。

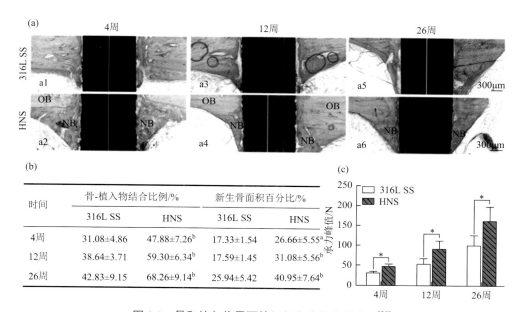

图 2.8　骨和植入物界面的组织和生物力学分析[30]

OB：旧骨；与 316L 不锈钢相比的显著性差异，a 表示 $p < 0.05$，b 表示 $p < 0.01$

　　另外，为解决不锈钢弹性模量大使骨板产生应力屏蔽效应并延迟骨愈合的问题，任伊宾等[31]发挥高氮无镍不锈钢的力学性能优势，对骨板进行了空心轻量化设计。研究结果表明，空心轻量化设计后的高氮无镍不锈钢接骨板具有更小的弹性模量，在不降低力学安全性的情况下，比传统 316L 不锈钢接骨板具有更高的骨修复能力。

　　鉴于高氮无镍不锈钢优异的力学性能、耐腐蚀性能和与骨组织的适配性，近年来国际上已经开始将其应用于相关骨科器械产品。Zimmer、Renovis 和 OrthoPediatrics 等公司采用 BIODUR108 合金开发了高氮无镍不锈钢空心骨螺钉系统。这种新型螺钉充分发挥了高氮无镍不锈钢的优异力学性能，设计了更深的螺纹和更大的中心孔径，但其承载能力并不降低。更深的螺纹可使新型空心螺钉对骨组织提供更大的把持力，避免植入后脱钉和松动等问题。更大的中心孔径可使新型空心螺钉使用更粗的导针，从而增加植入精度，并且降低导针断裂风险。目前，高氮无镍不锈钢空心螺钉已经大量用于骨组织修复，然而中国在高氮无镍不锈钢骨植入器械开发方面仍然是空白。

随着人们对镍离子导致人体组织的毒性反应有更深入的认识，以及相关冶炼技术的提高，高氮无镍医用不锈钢有望逐渐取代传统医用不锈钢。高氮无镍不锈钢植入物也将会提供更高的服役安全性和有效性，这种新型医用金属材料具有广阔的临床应用前景。

2.2 抗菌医用金属新材料

2.2.1 植入材料引发的细菌感染

医用金属材料是生物医用材料中的重要组成部分，临床应用广泛且用量大，占到植入性医疗器械用材的40%以上[32]，是有承力要求的骨、齿等硬组织治疗以及介入支架治疗中的首选植入材料，大量应用于骨科、齿科、心血管支架等医学领域中的各类植入医疗器械以及各种手术工具的制造。随着经济的发展和生活水平的提高，对医用金属材料的要求在逐步提高，需求量在不断增大。

随着生物材料和人工器官的广泛临床应用，在术中和术后都可能引起细菌感染的发生。植入器械引发的细菌侵入，经常是再次手术和医疗事故的重要原因。例如，骨科感染中的优势菌种一般为大肠杆菌（*E. coli*）、葡萄球菌（*Staphylococcus*）、假单胞菌（*Pseudomonas*）等。口腔感染中的优势菌株多为牙龈卟啉单胞菌（*Porphyromonas gingivalis*）和链球菌（*Streptococcus*）。近年来很多研究表明，在由生物材料为中心的感染（biomaterial centered infection，BCI）中，45%的原因是生物材料与人体接触时，血液和组织中的纤连蛋白、玻连蛋白和纤维蛋白原会吸附在材料表面形成一层蛋白膜，而细菌容易在这层蛋白膜上黏附，继而生长繁殖，逐渐形成一层顽固的水合多聚糖性质的细菌生物膜（bacterial biofilm，BF）。这层生物膜[33]（图 2.9）可以吸收营养物质，具有一定厚度，产生很强的抗药能力，由此引发的感染及其他症状给患者带来了身心上、经济上以及手术风险上的巨大负担。因此，如果能使植入材料表面具有强烈的抗菌性能，临床应用价值重大。根据细菌感染机理，目前采用的材料抗菌方法主要有两种：一是对材料进行表面改性，从而抑制细菌生物膜在材料表面的形成以及增加材料表面的抗菌能力；二是依靠静电作用使菌体吸附到带正电荷的材料表面，通过干扰细菌细胞膜的组成达到杀菌目的。这些抗菌方法存在诸多缺点，如制备工艺复杂、成本较高、涂层和基体之间结合力较差、不耐磨损、抗菌性能不持久等。

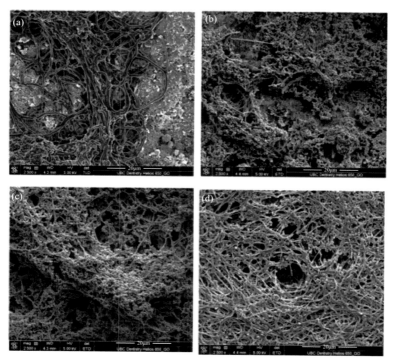

图 2.9　在厌氧条件下，羟基磷灰石片表面上生成牙菌斑生物膜的扫描电镜照片[2]

（a）培养 4h；　（b）培养 12h；　（c）培养 24h；　（d）培养 7d

2.2.2　含铜抗菌医用金属

铜（Cu）是人体内必需的微量元素之一，参与人体内正常细胞的代谢过程，在生物系统中起着独特的催化作用，是生物体内多种酶的活性成分。Cu 还能促进造血机能，调节铁的吸收和利用，维护骨骼、血管、皮肤和内分泌的正常功能，促进骨骼、血管、皮肤胶原的生成[34]。Cu 对心血管系统的影响也很大，对维持心血管的正常结构、心肌的收缩和舒张、血压调节、血液凝固等有重要作用。但是人体内的 Cu 含量是受到严格控制的，其在人体内不易留存，需经常摄入和补充。世界卫生组织（WHO）建议成人每日对 Cu 的上限摄入量为 2～3mg[35]。人体内缺铜可导致贫血、心脏肥大、冠心病、关节炎、骨质疏松等疾病的发生，还会影响人体的免疫和分泌系统，对心血管系统的影响尤为显著。

铜离子具有强烈的杀菌作用，能够全天候抑制致病细菌生长，在 2h 内杀灭 Cu 表面 99.9%以上的特定细菌，同时能有效地减少接触面的"二次污染"，效果远远优于含银涂层、抗菌塑料等材料。由此可见，如果植入医疗器械表面能够持续释放出微量铜离子，就有可能对由植入器械引起的细菌感染起到强烈的抑制作用，同时可能发挥其促进内皮细胞生长、抑制动脉平滑肌过度增殖、降低血栓形成等多方面有益的生物医学功能。在此思想指导下，通过材料学手段，在现有医用金属材料中添加适量的 Cu 元素，并采用合适的热处理，赋予材料自身强烈的抗菌功能，实现了医用金属材料的结构/抗菌功能一体化，具有重要的科学意义和实用价值。中国科学院金属研究所开发了系列含铜抗菌医用金属新材料，在国际上首次实现了突破。

1. 含铜抗菌不锈钢

不锈钢是最早应用的一类医用金属材料。随着矫形外科手术的出现，人们开始了医用金属材料的开发与应用。早在 1775 年，Icart 已经报道使用铁丝来固定断骨。1912 年，Sherman 介绍了用钒钢制作的骨片，但是其耐腐蚀性及组织适配性差。不锈钢出现之后，具有较好耐腐蚀性能的 302 不锈钢适用于外科手术，后来又发展了更适宜作为植入物的超低碳 316L 不锈钢。由于真空熔炼及电渣重熔工艺的采用，不锈钢的性能得到普遍改善，316 和 316L 已经成为主要的不锈钢植入材料。

Cu 是钢中常见的一种合金化元素，加入钢中可提高钢的强度、耐腐蚀性，并改善钢的冷变形加工性能。此外，Cu^{2+} 具有强烈和广谱杀菌能力。日本最先开发出含铜抗菌不锈钢，其是通过添加比传统含铜不锈钢多 0.5%～1.0%的 Cu，并采用特殊的热处理制度，从而使不锈钢表面到内部均匀弥散地析出微细的富 Cu 相，使不锈钢在使用过程中由于 Cu^{2+} 溶出而发挥抗菌作用。即使不锈钢表面发生磨损，仍能保持其抗菌性能。

近年来，除了优异的抗菌功能，医学研究发现了 Cu 的诸多生物功能，包括促进成骨分化、促进血管内皮化、抗凝血等。有报道[36, 37]称制备的含铜介孔活性生物玻璃组织工程支架，由于 Cu^{2+} 的释放，赋予了支架成骨、血管再生甚至抗菌等生物医学功能。Ren 等[38-40]发展的含铜不锈钢（316L-Cu、317L-Cu）是第一例实现"医用金属材料生物功能化"的新型医用金属材料，其是利用含铜不锈钢在人体环境中不可避免地发生微量腐蚀的材料特性，向周围组织中持续和微量地释放 Cu^{2+}，从而发挥 Cu 的诸多生物医学功能。体外抗菌实验结果表明，317L-Cu 不锈钢具有明显的抗菌和抑制生物膜形成的功能[38]。如图 2.10 所示，317L-Cu 不锈钢表面上的金黄色葡萄球菌的数量远少于对照的 317L 不锈钢表面上的细菌数量。通过动物体内植入实验研究[39]，进一步证实了 317L-Cu 不锈钢的优异生物医学功能。将圆柱形 317L 不锈钢和 317L-Cu 不锈钢分别植入兔子股骨内 2 周后，317L-Cu 不锈钢植入部位周围的骨密度相对升高[图 2.11（a）~（d）]。从 Micro-CT 对植入物的三维重建结果更加直观地看出 317L-Cu 不

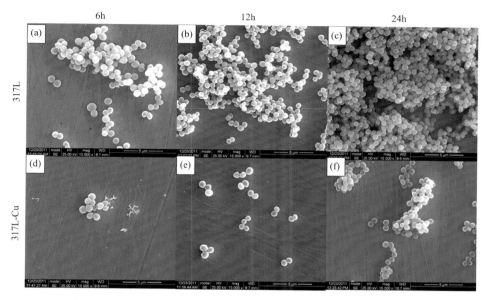

图 2.10　与细菌接触培养 **6h**、**12h** 和 **24h** 后，金黄色葡萄球菌在 **317L** 和 **317L-Cu** 表面黏附的扫描电镜照片[38]

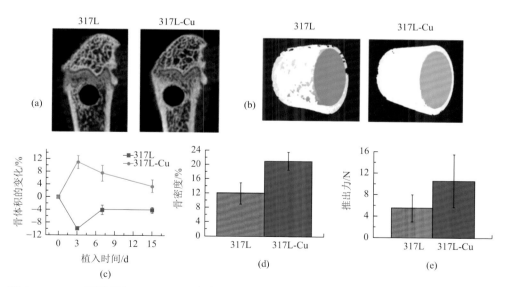

图 2.11　**317L** 不锈钢与 **317L-Cu** 不锈钢分别植入兔子股骨内 **2** 周后，植入部位周围的骨组织响应[39]

锈钢植入物周围具有较高的骨密度[图 2.11（b）]。推出实验[图 2.11（e）]表明，317L-Cu 不锈钢植入动物骨内后的推出力显著高于 317L 不锈钢，即 317L-Cu 不锈钢与骨的结合能力更强。以上结果表明，含铜不锈钢具有明显的促进成骨功能。

从图 2.12 显示的不锈钢螺钉周围骨组织的苏木精-伊红（HE）染色照片可以看出[40]，317L 不锈钢螺钉植入 14 天后，其周围的骨组织中出现了典型的感染特征，组织中出现许多淋巴细胞、巨噬细胞、炎症细胞等感染反应，而 317L-Cu 不锈钢螺钉周围仍为正常的骨组织。因此，动物体内植入实验结果初步证明了含铜不锈钢在体内具有明显的抗细菌感染功能。

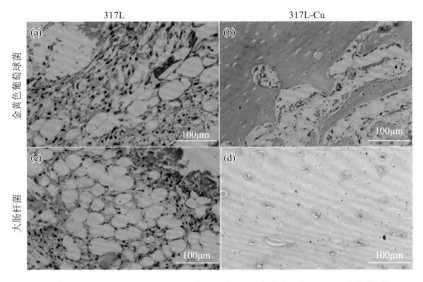

图 2.12　317L 不锈钢（a，c）、317L-Cu 不锈钢（b，d）螺钉分别植入动物体内 14 天后，螺钉周围骨组织的 HE 染色图片[40]

尿路感染和形成结石是植入输尿管支架后最为常见的两种并发症。在欧洲，每年治疗这两种并发症的花费高达十亿英镑[41]。支架植入人体后，每 6～12 周更换一次，否则支架内、外表面不断附着尿液中析出的晶体，形成结石，从而堵塞输尿管支架。图 2.13 为 316L-Cu 不锈钢及 316L 不锈钢在细菌作用下表面无机盐沉积的照片[42]，可见 316L 不锈钢表面大部分已被无机盐覆盖并形成了细菌和无机盐共同作用的生物膜；而 316L-Cu 不锈钢表面只有少量细菌黏附，且无明显无机盐沉积。微生物在结石形成过程中发挥着促进作用，它们破坏了人体内的黏多糖，无法调节体内阴离子浓度及构象，并且在范德瓦耳斯力、静电、亲疏水的共同作用下促使晶体在其表面黏附[43, 44]，这种驱动力也加速了钙、镁盐的析出，并形成结石[45]。对 316L 不锈钢表面结石与细菌相互作用的局部位置放大发现，细菌黏附在材料表面后，无机盐以菌落为核心开始沉积，并不断长大。

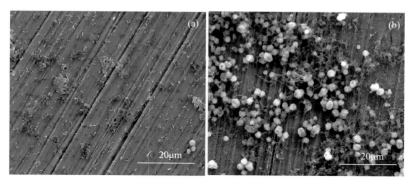

图 2.13　不同材料表面上无机盐沉积的照片[42]

（a）316L-Cu 不锈钢；（b）316L 不锈钢

随着 316L-Cu 不锈钢表面均匀腐蚀的进行，不锈钢中的 Cu 元素以离子形式持续和微量溶出。在感染尿液中，细菌易于向异物积聚，初期少量细菌在其表面聚集，零星分布。随着不锈钢与尿液接触时间的延长，从材料表面溶出的铜离子含量增加，在杀灭材料表面黏附细菌的同时，还抑制其分泌胞外基质，导致菌落干瘪，附着能力减弱，在尿液冲刷下脱离材料。此时，细菌表面沉积的少量无机盐，也会随着细菌从材料表面脱离。此外，在尿液流动的作用下，不锈钢表面溶出的铜离子向周围环境扩散，形成抗菌保护层，将材料与细菌隔离，减少细菌黏附，进而降低形成生物膜的概率。因此，316L-Cu 不锈钢可大大抑制其表面形成细菌生物膜，减少尿液中析出的晶体以细菌为核心的生长，进而长大形成结石的概率[42, 46]。除了上述抑制以细菌为核心形成结石外，316L-Cu 不锈钢还对结石形成起催化作用的尿素酶有抑制作用。铜离子可杀灭金黄色葡萄球菌、奇异变形杆菌等脲酶菌，减少该类细菌分泌尿素酶，抑制由于尿素酶的作用而发生的尿素水解反应，从而降低尿液的 pH，抑制钙、镁离子析出，进而减少结石形成。

2. 含铜抗菌钴基合金

与不锈钢相比，钴基合金更适合于制造体内承载苛刻、耐磨性要求较高的长期植入物，如各类人工关节及整形外科植入物。最早开发的医用钴基合金为钴铬钼（Co-Cr-Mo）合金，因具有优异的耐腐蚀、耐磨和铸造性能，以及较好的生物相容性，而应用于人工关节、义齿等磨损较大的医用植入器件。Co-Cr-Mo 合金在 20 世纪 50 年代开始用于人工髋关节的制造。由于铸造态的 Co-Cr-Mo 合金的力学性能有限，而后又开发出锻造态的钴铬钨镍（Co-Cr-W-Ni）合金，70 年代开发出具有良好疲劳性能的钴镍铬钼钨铁（Co-Ni-Cr-Mo-W-Fe）合金和具有多相组织的 MP35N 钴镍铬钼合金。

目前，有几种临床常用的钴基合金[47, 48]，包括骨科和口腔科用的 Co-Cr-W-Ni、Co-Cr-Mo 和心血管支架用的 L605（Co-Cr-W-Ni-Mo）合金。Lu 等在这些材料的成分基础上添加适当量的 Cu，开发出含铜抗菌钴基合金[49-51]。研究结果表明，含铜钴基合金对革兰氏阳性菌和革兰氏阴性菌均表现出优异的抗菌作用，同时具有良好的细胞相容性，不会导致明显的细胞毒性[52]。Co-Cr-W-Cu 合金对口腔内的诸多致病菌有显著的抗菌作用，可以有效抑制细菌在植入器件表面的黏附，因此未来有望作为口腔内植入器件材料使用。此外，研究发现 L605-Cu 合金在保持良好的力学性能和耐腐蚀性能的基础上，还表现出优异的促内皮化作用[53]，因此更适合在心血管支架方面的应用。

3. 含铜抗菌钛合金

钛及钛合金具有优异的耐腐蚀性和生物相容性，与其他医用金属材料相比，其弹性模量更接近天然骨，并且密度小，质量轻，主要用于制作各种骨折内固定器械、人工关节、颌面部修复器械等产品，已经成为临床上用于硬组织修复与替代的理想结构材料。目前临床上使用最广泛的是纯钛和 Ti-6Al-4V 合金，均具有良好的生物相容性、耐腐蚀性能和力学性能[54, 55]。后来开发出的 Ti-5Al-2.5Fe 和 Ti-6Al-7Nb 也是 α+β 型钛合金，其不含有毒性元素 V，具有与 Ti-6Al-4V 合金相似的力学性能，目前也应用于外科领域中[56, 57]。具有更低弹性模量的 β 型钛合金是目前医用钛合金的研发重点，这类合金具有较大的应用潜力，但目前尚未得到广泛应用[58]。

近年来，利用铜离子的强烈杀菌功能，已经发展出多种含铜抗菌钛合金新材料，对其抗菌性能及生物安全性等方面开展了大量研究[59-65]，确定出 Ti-xCu 和 Ti-6Al-4V-xCu 等抗菌钛合金中的最佳 Cu 含量。研究[61-65]表明，Ti-5Cu 和 Ti-6Al-4V-5Cu 具有优秀抗菌性能，能够有效抑制细菌生物膜的形成，在与细菌悬液共培养 24h 内，含铜钛合金表面的细菌数量始终低于对照组，如图 2.14 所示，Ti-5Cu 的抗菌率高达 95% 以上。同时，Ti-5Cu 和 Ti-6Al-4V-5Cu 与成骨相关细胞共同培养不同时间后细胞活力（OD 值）与对照组相当，细胞相对增殖率（RGR）均大于 80%，表明两种含铜钛合金的细胞毒性等级为 0 级，均符合对外科植入材料生物安全性要求的国家标准（0～1 级），是生物安全的。

4. 含铜镁基金属

近年来，随着具有生物可降解特性的镁基金属材料研究的不断深入和拓展，可降解镁合金骨内植入器件和心血管支架产品的研究开发已经逐步展开，并有望尽快进入临床应用。镁基金属在人体环境中降解会引起其周围环境碱性大幅升高，即 pH 的显著增大，也会明显破坏细菌的生存条件，从而起到杀灭细菌的作用[66, 67]。但事实上，在体内环境下，镁基金属降解引起的抗菌作用是有限的，因为体液环境的循环和稳定会减弱 pH 变化的影响。为此，利用铜离子的强烈杀菌能力，开发出含铜镁基金属（Mg-Cu 合金）[68, 69]，以增强镁基金属降解产生的抗菌效果。

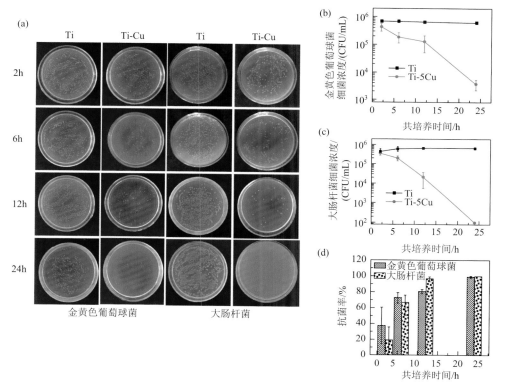

图 2.14　Ti 和 Ti-5Cu 合金分别与金黄色葡萄球菌、大肠杆菌作用 2h、6h、12h、24h 后的细菌菌落生长情况及量化分析[63]

体外抗菌结果[68]表明，在稳定的中性 pH 条件下，纯 Mg 降解也会丧失抗菌作用，而 Mg-Cu 合金由于铜离子的持续释放仍然可以保持良好的抗菌性能。慢性骨髓炎（骨内感染）的治疗仍是一个临床难题。实验研究结果[69]表明，Mg-0.25Cu 合金具有良好的生物相容性，并且对耐甲氧西林金黄色葡萄球菌（MRSA）这样的超级耐药菌具有较高的抗菌活性。因此将 Mg-0.25Cu 合金植入诱导发生骨髓炎的兔胫骨内，4 周后检测发现其周围骨内的炎症浸润现象远低于纯 Ti，植入物表面几乎观察不到细菌，而纯 Ti 表面有许多 MRSA，表明 Mg-0.25Cu 合金应对 MRSA 引起的骨髓炎具有较好的抑制作用，如图 2.15 所示。对心肝脾肺肾的微量离子检测发现，动物内脏内的 Cu 和 Mg 含量没有富集或者超标，Mg-0.25Cu 合金植入也没有给动物带来任何的副作用。

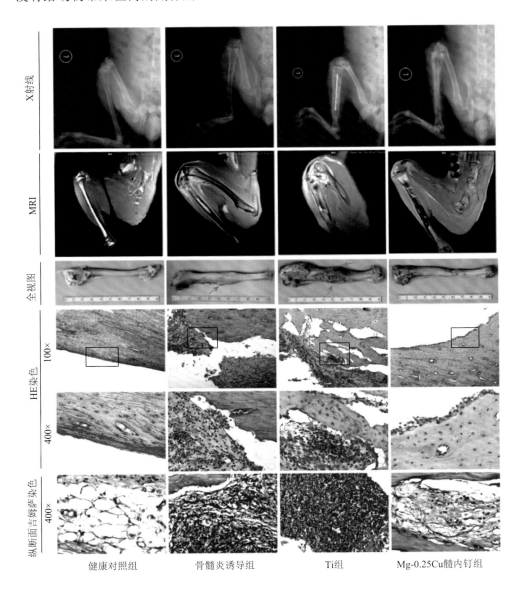

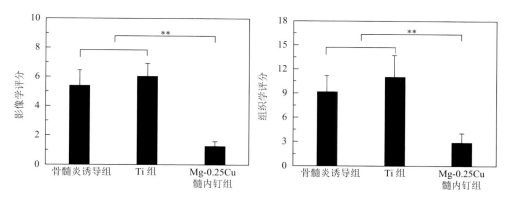

图 2.15　健康对照组、骨髓炎诱导组（4 周）、Ti 组、Mg-0.25Cu 髓内钉组植入兔胫骨内 4 周后的 X 射线、磁共振成像（MRI）、表面形貌观察、HE 染色、纵断面吉姆萨染色、影像学及组织学分析[69]

2.2.3　含铜金属材料的表面修饰

早期骨结合是临床上钛基金属植入成功的重要影响因素之一[70, 71]。例如，影响种植体与骨之间固定的因素有很多，包括表面化学性质和物理形貌。在植入物与周围骨组织的骨愈合阶段，这些表面特性至关重要。植入后，植入物表面需要与体液直接接触，并且会与不同类型的细胞及蛋白作用。因此，对植入物表面工程的主要挑战就是如何吸引能够分泌与成骨相关的胞外基质的成骨细胞黏附，从而保证植入物与骨之间的高结合率。成骨细胞的黏附是形成骨组织的初始阶段之一，随后是增殖和成骨分化。提高早期细胞应答包括细胞黏附和细胞骨架的改变，是刺激后续成骨分化的先决条件，有利于钛基金属表面实现更好的骨整合[72, 73]。成骨细胞是一类贴壁依赖型细胞，有研究表明，成骨细胞的黏附、生长和分化与接触材料表面的表面能、粗糙度有关[74, 75]。以牙种植体为例，大多数口腔种植体的粗糙度（R_a）为 1.0～2.0μm[76]。有研究表明，粗糙表面可以促进纤维蛋白的形成、成骨细胞黏附，以及提高在宿主体内种植体的机械稳定性[77]。

在过去的几十年里，大颗粒喷砂酸蚀（SLA）已经成为钛金属植入物最普遍的表面处理方式，用来获得微米/亚微米的多层次结构。多层次结构可以扩大钛合金的接触面积，有利于成骨细胞的黏附、增殖和分化。另外，粗糙表面还可以提高骨-植入物界面的机械嵌合，从而提高植入物的初期固定性[78]。Gittens 等[79]的研究表明，粗糙度在微米和亚微米级的粗糙表面能够通过促进成骨细胞分化和促进相关因子分泌来促进骨结合。Blatt 等[80]的研究结果也表明，大颗粒喷砂酸蚀处理的 Ti 表面和大颗粒喷砂酸蚀+亲水性处理的 Ti 表面都能够触发成骨细胞应答（包括细胞黏附和成骨分化）。

为此对 Ti-Cu 合金种植体进行了相同的 SLA 表面处理，研究结果表明，处理后的 Ti-Cu 合金表面表面积增大了，因而表现出优于未处理的 Ti-Cu 合金的抗菌作用，对需氧菌、兼性菌、厌氧菌都具有良好的抗菌性能，抑制了细菌黏附和生物膜形成。将 Ti-Cu 合金种植体植入比格犬种植体周围炎模型中，与纯 Ti 种植体相比，前者表现出优异的抗感染作用，能够有效抑制种植体周围炎引起的周围骨吸收的发生。图 2.16 为种植体植入 3 个月后的 Micro-CT 截面图，可以看出，两组纯 Ti 种植体都发生了严重的骨吸收，表明植入失败；两组 Ti-Cu 合金种植体仍能保持高度的骨结合，从而保证足够的周围骨支撑，在感染条件下的骨吸收处于可控范围内。由此说明 Ti-Cu 合金特别是 SLA 处理后的 Ti-Cu 合金表面表现出明显的体内抗菌作用，并且该作用能够长久稳定地存在。

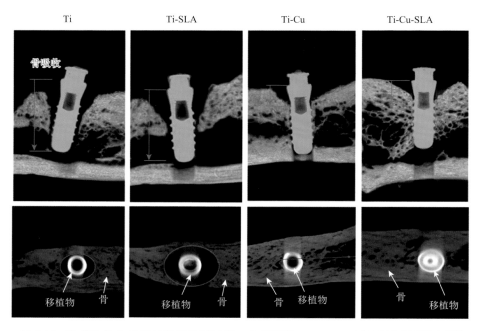

图 2.16　种植体植入并诱导种植体周围炎 3 个月后的 Micro-CT 剖面图和横截面图[65]

更重要的是，宿主组织细胞在种植体表面的整合和细菌在表面的黏附存在一场"斗争"（race for the surface）：如果细菌赢了，细菌在种植体表面形成了具有强大保护作用的生物膜，种植体可能会失去功能或者需要替换；相反，如果宿主组织细胞能够成功与种植体表面整合，也可以有效地抵挡细菌侵袭。因此，如果种植体表面具有优异的骨诱导和促成骨作用，能够促进细胞整合和快速成骨，则有助于抵挡细菌侵袭。当然，如果种植体自身还具有抗菌能力，能够强烈杀死表面黏附的细菌，则可以有效抑制细菌在种植体表面形成生物膜，从而为种植体周围组织（软/硬组织）细胞在表面的整合提供强有力的时间保障。

一个成功的种植体，要想赢得表面的"竞争"，骨整合必须在细菌黏附之前进行，从而能抑制细菌在种植体表面的定植。因此，抑制细菌感染和促进骨整合是理想植入材料的最重要特征，能够决定种植体能否长期成功植入。从临床应用的生物学角度来说，首先，种植体必须具有良好的骨整合能力，这就要求种植体表面能够有利于成骨或骨诱导，保证种植体的初期稳定性和快速骨整合。其次，为了抵制细菌感染造成的种植体失败，种植体表面应当具有长期持续的抗菌作用，从而有效阻止细菌入侵，毕竟口腔植入手术无法保证完全无菌，且口腔环境太过复杂，术后情况也很难掌控。特别是对患有牙周炎等口腔疾病、吸烟、糖尿病等问题的患者来说，术后感染的概率很高。最后，种植体作为永久植入物，必须具有良好的生物安全性。研究表明，SLA 表面处理的 Ti-Cu 合金恰恰满足了以上的生物学要求：相容性、安全性和功能性。

2.2.4 含铜金属材料的杀菌机理

到目前为止，已证实铜对多种类型的细菌都具有良好的杀灭效果，并且含铜抗菌剂、载铜涂层、含铜金属材料也不断涌现。中国科学院金属研究所杨柯团队研究开发的 304-Cu、420-Cu、316L-Cu 等含铜抗菌不锈钢，Ti-5Cu、Ti-6Al-4V-5Cu 等含铜抗菌钛合金，以及含铜钴基合金等新型抗菌医用金属材料，经大量实验研究验证，对多种细菌具有优异的杀菌效果。含铜金属材料的良好杀菌作用和目前临床上耐药菌的不断出现，为抗菌金属材料的应用提供了广泛空间。

目前，对于含铜金属材料在分子水平上对细菌的作用方式及杀菌机理方面，国内外还没有更加深入的研究报道。然而从实验研究结果及相关文献报道，可以就含铜医用金属材料对细菌的作用机理提出以下猜想，图 2.17 是简单的示意图[81]。

（1）细菌菌体的细胞壁由肽聚糖、磷壁酸、磷酸基团等构成，本身带有负电荷。Ti-5Cu 合金表面释放的金属阳离子 Cu^{2+} 能够与带负电荷的细胞壁直接发生静电作用，使肽聚糖层基本结构遭到破坏，细胞壁破损，细胞基本形态无法保持，进而可能导致细胞死亡。

（2）Cu^{2+} 作用在膜蛋白和脂双层上，与氨基酸的羧基、氨基、巯基等官能团反应，使膜蛋白失去功能，细胞膜失去膜蛋白，脂双层变得松动有缝隙，细胞膜结构遭到破坏，Cu^{2+} 进入细胞内部的通道，进而导致细胞死亡。

（3）进入细胞内的 Cu^{2+} 与糖磷酸、基因组直接发生相互作用，抑制质粒/ DNA 复制和与细胞功能相关的必要蛋白质/酶的合成，抑制细菌摄取和利用培养基成分用于细菌分裂增殖。这种情况细菌有可能还活着，仍能够进行新陈代谢，但失去了生长和增殖的能力。

（4）Cu^{2+}对细菌的刺激和作用可能促使细胞内活性氧（reactive oxygen species，ROS，包括—OH、O^{2-}、H_2O_2等）的形成，导致脂质过氧化，改变膜蛋白/酶的活性，破坏膜结构，改变细胞膜的流动性和通透性。

（5）细胞壁和细胞膜破损，细胞形态发生变化，细胞内基质流出，引起细胞膜的收缩，与细胞壁分离，最终导致细胞死亡。

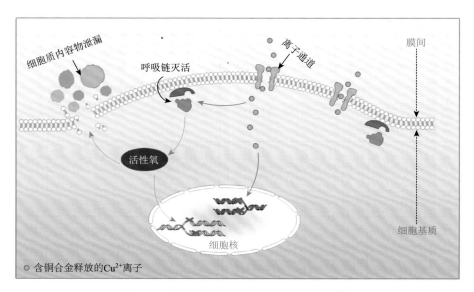

图 2.17　含铜金属材料的杀菌机理示意图[81]

参 考 文 献

[1]　任伊宾，杨柯，梁勇. 医用金属材料中的镍危害. 生物医学工程学杂志，2005，22（5）：1067-1069.

[2]　Nestle F O，Speidel H，Speidel M O. Metallurgy：high nickel release from 1 and 2-euro coins. Nature，2002，419（6903）：132.

[3]　王世俊. 金属中毒. 2 版. 北京：人民卫生出版社，1988：4.

[4]　马雪瑛. 镍致癌的自由基机制. 卫生研究，1997，26（3）：168-171.

[5]　杨柯，任伊宾. 医用不锈钢的研究与发展. 中国材料进展，2010，29（12）：1-10，34.

[6]　Klein C L，Nieder P，Wagner M，et al. The role of metal corrosion in inflammatory processes：induction of adhesion molecules by heavy metal ions. Journal of Materials Science：Materials in Medicine，1994，5（11）：798-807.

[7]　Sun Z L，Wataha J C，Hanks C T. Effects of metal ions on osteoblast-like cell metabolism and differentiation. Journal of Biomedical Materials Research，1997，34（1）：29-37.

[8]　Köster R，Vieluf D，Kiehn M，et al. Nickel and molybdenum contact allergies in patients with coronary in-stent

restenosis. The Lancet，2000，356（9245）：1895-1897.

[9]　Speidel M O，Uggowitzer P J. Biocompatible nickel-free stainless steels to avoid nickel allergy. Materials in Medicing，Proceedings of Materials Day 1998，Department of Materials，ETH Zürich，1998：191-208.

[10]　Schaeffler A L. Constitutional diagram for stainless steel weld metal. Metal Progress，1949，56：680.

[11]　Wang Q，Ren Y，Yao C，et al. Residual ferrite and relationship between composition and microstructure in high-nitrogen austenitic stainless steels. Metallurgical and Materials Transactions A，2015，46（12）：5537-5545.

[12]　Wang Q，Zhang B，Yang K. Thermodynamic calculation study on effect of manganese on stability of austenite in high nitrogen stainless steels. Metallurgical and Materials Transactions A，2016，47（7）：3284-3288.

[13]　Talha M，Behera C K，Sinha O P. A review on nickel-free nitrogen containing austenitic stainless steels for biomedical applications. Materials Science and Engineering C，2013，33（7）：3563-3575.

[14]　Yang K，Ren Y，Wan P. High nitrogen nickel-free austenitic stainless steel：a promising coronary stent material. Science China Technological Sciences，2011，55（2）：329-340.

[15]　Wang Q，Zhang B，Ren Y，et al. Eliminating detrimental effect of cold working on pitting corrosion resistance in high nitrogen austenitic stainless steels. Corrosion Science，2017，123：351-355.

[16]　Yamamoto A，Kohyama Y，Kuroda D，et al. Cytocompatibility evaluation of Ni-free stainless steel manufactured by nitrogen adsorption treatment. Materials Science and Engineering C，2004，24（6）：737-743.

[17]　Ma T，Wan P，Cui Y，et al. Cytocompatibility of high nitrogen nickel-free stainless steel for orthopedic implants. Journal of Materials Science & Technology，2012，28（7）：647-653.

[18]　Montanaro L. No genotoxicity of a new nickel-free stainless steel. International Journal of Artificial Organs，2005，28（1）：58-65.

[19]　Wan P，Ren Y，Zhang B，et al. Effect of nitrogen on blood compatibility of nickel-free high nitrogen stainless steel for biomaterial. Materials Science and Engineering C，2010，30（8）：1183-1189.

[20]　Yang J，Black J. Competitive binding of chromium，cobalt and nickel to serum proteins. Biomaterials，1994，15（4）：262-268.

[21]　Ren Y，Wan P，Liu F，et al. *In vitro* study on a new high nitrogen nickel-free austenitic stainless steel for coronary stents. Journal of Materials Science & Technology，2011，27（4）：325-331.

[22]　Ren Y，Yang K，Zhang B. *In vitro* study of platelet adhesion on medical nickel-free stainless steel surface. Materials Letters，2005，59（14）：1785-1789.

[23]　Fujiu K，Manabe I，Sasaki M，et al. Nickel-free stainless steel avoids neointima formation following coronary stent implantation. Science and Technology of Advanced Materials，2012，13（6）：064218.

[24]　Li L，Pan S，Zhou X，et al. Reduction of in-stent restenosis risk on nickel-free stainless steel by regulating cell apoptosis and cell cycle. PLoS One，2013. 8（4）：e62193.

[25]　Inoue M，Sasaki M，Katada Y，et al. Quantitative biocompatibility evaluation of nickel-free high-nitrogen stainless steel *in vitro/in vivo*. Journal of Biomedical Materials Research Part B：Applied Biomaterials，2014，102（1）：68-72.

[26]　Li L，An L，Zhou X，et al. Biological behaviour of human umbilical artery smooth muscle cell grown on nickel-free and nickel-containing stainless steel for stent implantation. Scientific Reports，2016，6：18762.

[27]　Zhang B，Chen M，Zheng B，et al. A novel high nitrogen nickel-free coronary stents system：evaluation in a porcine model. Biomedical and Environmental Sciences，2014，27（4）：289-294.

[28]　Wang Q，Chen S，Yang K. *In vivo* study on new coronary stents made of high-nitrogen nickel-free stainless steel. TMS 2017 146th Annual Meeting & Exhibition. San Diego，California，USA，2017.

[29] Fini M，Nicoli Aldini N，Torricelli P，et al. A new austenitic stainless steel with negligible nickel content：an *in vitro* and *in vivo* comparative investigation. Biomaterials，2003，24（27）：4929-4939.

[30] Yu Y，Ding T，Xue Y，et al. Osteoinduction and long-term osseointegration promoted by combined effects of nitrogen and manganese elements in high nitrogen nickel-free stainless steel. Journal of Materials Chemistry B，2016，4（4）：801-812.

[31] 任伊宾，赵浩川，杨柯. 高氮无镍不锈钢接骨板的轻量化设计及生物力学研究：厚度减薄的影响. 金属学报，2017，53（10）：1331-1336.

[32] 奚廷斐. 生物医用材料现状和发展趋势. 中国医疗器械信息，2006，5：1-4，22.

[33] Wang Z，Shen Y，Haapasalo M. Dental materials with antibiofilm properties. Dental Materials，2014，30（2）：e1-e16.

[34] Gentleman E，Fredholm Y C，Jell G，et al. The effects of strontium-substituted bioactive glasses on osteoblasts and osteoclasts *in vitro*. Biomaterials，2010. 31（14）：3949-3956.

[35] Pina S，Torres P，Ferreira J. Injectability of brushite-forming Mg-substituted and Sr-substituted α-TCP bone cements. Journal of Materials Science：Materials in Medicine，2010，21：431-438.

[36] Shi M，Chen Z，Farnaghi S，et al. Copper-doped mesoporous silica nanospheres，a promising immunomodulatory agent for inducing osteogenesis. Acta Biomaterialia，2016，30：334-344.

[37] Burghardt I，Luthen F，Prinz C，et al. A dual function of copper in designing regenerative implants. Biomaterials，2015，44：36-44.

[38] Ren L，Yang K，Guo L，et al. Preliminary study of anti-infective function of a Cu-bearing stainless steel. Materials Science and Engineering C，2012，32（5）：1204-1209.

[39] Ren L，Wong H M，Kelvin W K，et al. Study on osteogenic ability of Cu-bearing stainless steel. Journal of Biomedical Materials Research Part B：Applied Biomaterials，2015，103（7）：1433-1444.

[40] Chai H W，Guo L，Wang X T，et al. Antibacterial effect of 317L stainless steel contained copper in prevention of implant-related infection *in vitro* and *in vivo*. Journal of Materials Science：Materials in Medicine，2011. 22（11）：2525-2535.

[41] 王锦宁. 导尿管相关尿路感染的预防研究进展. 中国伤残医学，2013，21（6）：434+453.

[42] Zhao J，Ren L，Zhang B C，et al. Study on infectious ureteral encrustation resistance of Cu-bearing stainless steel. Journal of Materials Science and Technology，2017，33（12）：1604-1609.

[43] Verkoelen C F. Crystal retention in renal stone disease：a crucial role for the glycosaminoglycan hyaluronan？Journal of the American Society of Nephrology，2006，17（6）：1673-1687.

[44] Tenke P，Koves B，Hung C，et al. Biofilm and Urogenital Infections. London：InTech Open Access Publisher，2011.

[45] Sabbuba N，Hughes G，Stickler D J. The migration of *Proteus mirabilis* and other urinary tract pathogens over foley catheters. BJU International，2002，89（1）：55-60.

[46] Zhao J，Cao Z Q，Ren L，et al. A novel ureteral stent material with antibacterial and reducing encrustation properties. Materials Science & Engineering C，2016，68：221-228.

[47] Viennot S，Dalard F，Malquarti G，et al. Combination fixed and removable prostheses using a CoCr alloy：a clinical report. Journal of Prosthetic Dentistry，2006，96（2）：100-103.

[48] Totea G，Ionita D，Demetrescu I. Influence of doping ions on the antibacterial activity of biomimetic coating on CoCrMo alloy. Journal of Bionic Engineering，2015，12（4）：583-591.

[49] Lu Y，Zhao C，Ren L，et al. Preliminary assessment of metal-porcelain bonding strength of CoCrW alloy after

3wt.%Cu addition. Materials Science & Engineering C：Materials for Biological Applications，2016，63：37-45.

[50]　Wang S，Yang C，Ren L，et al. Study on antibacterial performance of Cu-bearing cobalt-based alloy. Materials Letters，2014，129：88-90.

[51]　Zhang E，Liu C. A new antibacterial Co-Cr-Mo-Cu alloy：preparation，biocorrosion，mechanical and antibacterial property. Materials Science and Engineering C，2016，69：134-143.

[52]　Ren L，Memarzadeh K，Zhang S，et al. A novel coping metal material CoCrCu alloy fabricated by selective laser melting with antimicrobial and antibiofilm properties. Materials Science & Engineering C：Materials for Biological Applications，2016，67：461-467.

[53]　Jin S，Qi X，Wang T，et al. *In vitro* study of stimulation effect on endothelialization by a copper bearing cobalt alloy. Journal of Biomedical Materials Research Part A，2018，106（2）：561-569.

[54]　Wang K. The use of titanium for medical applications in the USA. Materials Science and Engineering A，1996，213（1）：134-137.

[55]　Laing P G，Ferguson A B，Hodge E S. Tissue reaction in rabbit muscle exposed to metallic implants. Journal of Biomedical Materials Research，1967，1（1）：135-149.

[56]　Niinomi M，Nakai M，Ishimoto T，et al. Development of high Zr-containing Ti-based alloys with low Young's modulus for use in removable implants. Materials Science and Engineering C，2011，31（7）：1436-1444.

[57]　宁聪琴，周玉，贾德昌. 钛/羟基磷灰石生物复合材料的力学性能与生物学行为. 硅酸盐学报，2000，5：483-486.

[58]　周宇，杨贤金，崔振铎. 新型医用 β-钛合金的研究现状及发展趋势. 金属热处理，2005，1：47-50.

[59]　Shirai T，Tsuchiya H，Shimizu T，et al. Prevention of pin tract infection with titanium-copper alloys. Journal of Biomedical Materials Reasearch Part B：Applied Biomaterials，2009，91（1）：373-380.

[60]　Zhang E L，Li F B，Wang H Y，et al. A new antibacterial titanium-copper sintered alloy：preparation and antibacterial property. Materials Science and Engineering C，2013，33（7）：4280-4287.

[61]　Ren L，Ma Z，Li M，et al. Antibacterial Properties of Ti-6Al-4V-*x*Cu Alloys. Journal of Materials Science and Technology，2014，30（7）：699-705.

[62]　Ma Z，Ren L，Liu R，et al. Effect of heat treatment on Cu distribution，antibacterial performance and cytotoxicity of Ti-6Al-4V-5Cu alloy. Journal of Materials Science and Technology，2015，31（7）：723-732.

[63]　Ma Z，Li M，Liu R，et al. *In vitro* study on an antibacterial Ti-5Cu alloy for medical application. Journal of Materials Science：Materials in Medicine，2016，27（5）：91.

[64]　Liu R，Memarzadeh K，Chang B，et al. Antibacterial effect of copper-bearing titanium alloy（Ti-Cu）against *Streptococcus mutans* and *Porphyromonas gingivalis*. Scientific Reports，2016，6：8224-8231.

[65]　Liu R，Tang Y，Zeng L，et al. *In vitro* and *in vivo* studies of anti-bacterial copper-bearing titanium alloy for dental application. Dental Materials，2018，34：1112-1126.

[66]　Robinson D A，Griffith R W，Shechtman D，et al. *In vitro* antibacterial properties of magnesium metal against *Escherichia coli*，Pseudomonas aeruginosa and Staphylococcus aureus. Acta Biomaterialia，2010，6（5）：1869-1877.

[67]　Ren L，Lin X，Tan L，et al. Effect of surface coating on antibacterial behavior of magnesium based metals. Mater Letters，2011，65（23）：3509-3511.

[68]　Liu C，Fu X，Pan H，et al. Biodegradable Mg-Cu alloys with enhanced osteogenesis，angiogenesis，and long-lasting antibacterial effects. Scientific Reports，2016，6：503-513.

[69]　Li Y，Liu L，Wan P，et al. Biodegradable Mg-Cu alloy implants with antibacterial activity for the treatment of osteomyelitis：*in vitro* and *in vivo* evaluations. Biomaterials，2016，106：250-263.

[70]   Davies J E. Mechanisms of endosseous integration. International Journal of Prosthodontics，1998，11（5）：391-401.

[71]   Berglundh T，Abrahamsson I，Lang N P，et al. *De novo* alveolar bone formation adjacent to endosseous implants. Clinical Oral Implants Research，2003，14（3）：251-262.

[72]   Boyan B D，Hummert T W，Dean D D，et al. Role of material surfaces in regulating bone and cartilage cell response. Biomaterials，1996，17（2）：137-146.

[73]   Schwartz Z. Implant surface characteristics modulate differentiation behavior of cells in the osteoblastic lineage. Advances in Dental Researoh，1999，13（1）：38-48.

[74]   Cooper L F，Masuda T，Yliheikkila P K，et al. Generalizations regarding the process and phenomenon of osseointegration. Part II. *In vitro* studies. International Journal of Oral and Maxillofacial Implants，1998，13（2）：163-174.

[75]   Anselme K. Osteoblast adhesion on biomaterials. Biomaterials，2000，21（7）：667-681.

[76]   Albrektsson T，Wennerberg A. Oral implant surfaces. Part 2. Review focusing on clinical knowledge of different surfaces. International Journal of Prosthodontics，2004，17（5）：544-564.

[77]   Lauer G，Wiedmann-Al-Ahmad M，Otten J E，et al. The titanium surface texture effects adherence and growth of human gingival keratinocytes and human maxillar osteoblast-like cells *in vitro*. Biomaterials，2001，22（20）：2799-2809.

[78]   Xie Y，Li J，Yu Z M，et al. Nano modified SLA process for titanium implants. Materials Letters，2017，186：38-41.

[79]   Gittens R A，McLachlan T，Olivares-Navarrete R，et al. The effects of combined micron-/submicron-scale surface roughness and nanoscale features on cell proliferation and differentiation. Biomaterials，2011，32（13）：3395-3403.

[80]   Blatt S，Pabst A M，Schiegnitz E，et al. Early cell response of osteogenic cells on differently modified implant surfaces：sequences of cell proliferation，adherence and differentiation. Journal of Cranio-Maxillofacial Surgery，2018，46（3）：453-460.

[81]   Li M，Ma Z，Zhu Y，et al. Toward a molecular understanding of the antibacterial mechanism of copper-bearing titanium alloys against *Staphylococcus aureus*. Advanced Healthcare Materials，2016，5（5）：557-566.

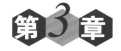

生物材料的表面特性及其组织适配机制

3.1 蛋白质吸附与生物适配性

当代科学技术,特别是再生医学的进展,已使生物材料的设计进入了一个新的阶段。目前,研究开发具有生物适配性并能产生适当应答反应的新型生物医用材料,已成为组织修复和再生研究的重点。生物材料的基本要求就是要有适当的宿主反应能力即生物相容性[1],而生物材料植入体内与机体的反应首先发生于植入材料的表面/界面,材料表面是决定整个材料生物应答的关键。生物材料植入体内后,与周围的液体、蛋白质、细胞和组织相互作用,使材料的表面状态不同于材料的本体状态[2]。大量研究表明通过对材料表面物理形貌和化学性质的设计可以调控蛋白质的吸附行为,并促进或抑制细胞的行为功能[3-5]。因此研究影响材料生物适配性的表面具有重要的科学意义和现实意义。

3.1.1 研究蛋白质吸附的方法

在绝大多数情况下,细胞与材料间的作用是通过吸附的蛋白质介导完成。如图 3.1 所示,当生物材料与生理环境相接触时,首先到达生物材料表面的是水分子和无机盐离子,其次是体液、血液或培养基中的蛋白分子,最后才是细胞到达材料表面[6]。由此可见,研究材料表面与细胞的相互作用,首先需要厘清如何通过影响蛋白质在材料表面的吸附行为来实现细胞附着、黏附进而铺展到材料表面[7]。其中,细胞外基质中的一些蛋白在结构上存在多个能被细胞膜表面受体识别的配体,从而介导细胞的黏附,并通过信号转导通路参与细胞的生长、迁移、分化等生命过程[8]。因此,生物材料表面所吸附蛋白质的种类、吸附速度、吸附量以及空间构象等将直接影响材料的细胞相容性。

细胞通过上述"生物识别"实现在材料表面的黏附,进而铺展到材料表面,并进行后续增殖、分化、凋亡等一系列生命活动。在细胞外基质(extracellular matrix，ECM）中能够被细胞膜表面的受体整合素特异性识别的蛋白质主要包括纤连蛋白（fibronectin，FN）、玻连蛋白（vitronectin，VN）、层粘连蛋白（laminin，LN）和胶原蛋白（collagen）等黏附蛋白。例如，FN 是 ECM 中必不可少涉及生理病理过程的一类糖蛋白，结构上含有三类结构域（FN-Ⅰ、FN-Ⅱ和 FN-Ⅲ）。如图 3.2 所示，由于二硫键的作用，FN-Ⅰ和 FN-Ⅱ是机械结构稳定的结构域，而 FN-Ⅲ由于缺少这些二硫键作用对外部机械应力比较敏感。其中，FN-Ⅲ$_{10}$结构域含有和细胞表面整合素识别的 RGD，而 FN-Ⅲ$_{10}$结构域含有协同位点 PHSRN 序列，而 FN-Ⅲ$_{12}$～FN-Ⅲ$_{14}$序列可以和多种生长因子结合[9]。FN 的构象变化通过与整合素和生长因子的特异性结合来调控细胞的活性。因此，FN-Ⅲ结构域在 FN 全蛋白的构象变化和功能表达中起着重要作用。

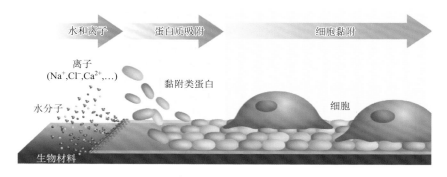

图 3.1　细胞在材料表面作用的过程示意

　　蛋白质在材料表面的吸附行为可以通过多种分析与测试方法进行表征，如原子力显微镜（AFM）：可以直接观察蛋白质的吸附形貌；椭圆偏振光谱技术（ES）：可以测得蛋白质吸附的膜层厚度；酶联免疫吸附分析（ELISA）：可以对某种蛋白质做特异性鉴定；放射免疫分析、石英晶体微天平（QCM）及表面等离子体共振（SPR）技术：可以直接获得蛋白质的吸附数量，此外一些荧光分析、X 射线光电子能谱（XPS）和傅里叶变换红外光谱（FTIR）也可以给出蛋白质吸附的定性和定量信息。

　　蛋白质在材料表面的吸附不仅是一个非常快的过程，还是一个动态变化的过程。吸附在材料表面的蛋白质的种类、数量、构象不仅与材料的表面性质有关，还与时间有关。不同蛋白质之间存在竞争吸附，竞争吸附与材料表面电荷的种类和浓度、蛋白质浓度以及材料表面与蛋白质之间的黏附力等因素有关。随着研究分子相互作用的技术不断出现，SPR 在生命科学领域的应用进展令人瞩目。SPR技术不需要进行标记，借助此技术可以直接、实时、原位地监测表面生物分子间的相互作用、吸附或解吸附过程的连续反应，也可以详尽地研究生物分子相互作用的动力学过程。这对蛋白质生物大分子的吸附动力学和大分子之间的相互作用的研究带来了重大突破。Karlsson 等[10]报道了 SPR 技术是对抗原抗体免疫反应进行动力学分析的成熟方法。Edwards 等[11]对 SPR 技术中质量传递时固相表面亲和反应的影响做了详细的理论分析。

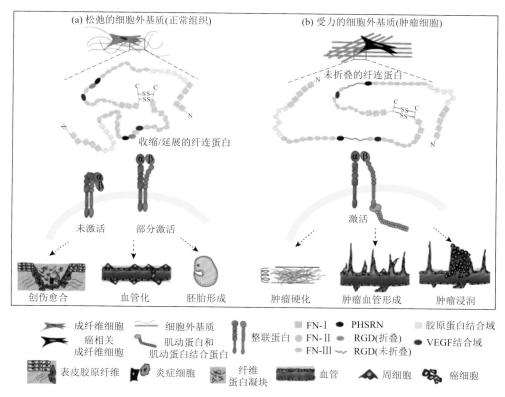

图 3.2　在健康和病变的环境下 FN 的结构和功能示意图[9]

但是，目前我们确定蛋白质的吸附取向和空间构象仍非常困难，通常通过测定蛋白质的吸附量和吸附层厚度等信息进行预测[12]。近年来，随着大量计算资源和高效算法的发展，通过计算机进行全原子经验力场的分子模拟（molecular simulation），为在分子和原子水平上获得单个蛋白质吸附取向和构象等复杂过程的细节信息提供了有效手段[13]。目前，围绕蛋白质在材料表面的吸附机理研究主要集中在发展蛋白质吸附实验与模型的构建，以达到测量、验证及阐释蛋白质与材料表面相互作用的细节信息[14-16]。蛋白质吸附模型构建从一个带电球状的胶粒模型发展到包含结构的全原子模型，经过许多研究的发展并在不同科学问题上取得了成功应用。蛋白质的胶粒模型构建考察了蛋白质和表面之间的库仑力与范德瓦耳斯力相互作用，从而研究了材料表面的电荷性、蛋白质的偶极矩、蛋白质尺寸以及溶液离子强度对其吸附过程的影响[17, 18]。相对于胶粒模型而言，更为细化的原子层级表示蛋白质模型也逐渐被开发出来，如粗粒化模型和全原子模型。Liao等[19]利用并行退火蒙特卡罗结合全原子模型的方法研究了纤连蛋白中第 10 段及第 7～10 段III型结构域在羟基磷灰石表面的吸附过程，验证了材料表面的空缺对蛋白质吸附的重要作用。Lai 等[20]选择了几种骨桥蛋白的不同多肽片段，通过全原子模型证实了其酸性氨基酸残基与材料表面的成键作用是骨与其他生物材料的优异抗断裂性能的原因之一。这些研究综合表明分子动力学模拟为研究材料表面调控蛋白质吸附行为的机制提供了良好途径。

3.1.2　调控蛋白质吸附与细胞行为的表面特性

由于蛋白质和细胞的尺寸处于微纳量级，材料表面的微纳形貌结构都将影响材料表面与蛋白质和细胞的相互作用，包括表面粗糙度、几何形状、曲率及孔结构等[21]。

近年来，越来越多的研究表明，细胞对微环境的响应也广泛存在细胞与细胞外基质相互作用界面的物理信号[22, 23]。影响细胞在界面作用的物理信号有许多，如黏附配体的密度和拓扑结构、细胞外基质的刚度和维度及各向异性。在动物体内，由 ECM 组成的基底膜是一个复杂的网络结构，包括孔、纤维、脊和具有纳米尺度的其他结构[24, 25]。ECM 的拓扑结构不包括其生物化学对细胞的黏附、铺展、迁移及分化等行为的直接影响[26, 27]。细胞对胞外基质的微观、介观和纳米尺度的形貌和分子模式的固有敏感响应被看作是"接触引导"[28, 29]。通过微纳加工技术操纵细胞行为为细胞生物学和组织工程学的研究提供了有用工具，揭示了细胞基底的拓扑结构对细胞行为的影响。在细胞与表面结构之间的研究中，大部分集中在对规则几何形状的考察，尤其是具有沟槽、微孔和微柱的表面。大量研究表明，细胞趋向沟槽的长轴方向排列[30, 31]。Kaiser 等[32]定义了沟槽-脊对细胞迁移的空间维度，发现表面结构显著影响细胞的取向和迁移方向，并且迁移的方向也取决于表面结构平行或垂直于沟槽-脊。Lee 等[33]报道了在不添加任何促进分化的诱导因子下，仅纳米尺度的沟槽-脊模式阵列就能有效并且快速地诱导人的胚胎干细胞向神经元方向分化，说明表面拓扑结构对细胞命运起着重要的决定作用。有研究发现微柱的表面几何效应使干细胞具有选择性的分化能力，也会加剧骨肉瘤细胞的恶性转变[34, 35]。特别是当微柱的高度从 $1\mu m$ 增加到 $10\mu m$ 时可以影响成纤维细胞的黏附，并通过层粘连蛋白的高表达影响细胞的黏附形态[36]；微柱间距在 $5～10\mu m$时可以使细胞骨架重排和控制成纤维细胞的迁移[37]。其他微纳尺度特征的结构如结点、坑和孔等也对细胞行为产生重要影响[38, 39]。此外，材料表面的刚度对细胞行为有重要影响作用。在组织中，贴壁细胞和 ECM 共同构建了相对弹性的微环

境[40]。从神经元到成骨细胞不同类型的细胞在组织中的黏附、收缩和爬行中，ECM
的刚度也从脑组织的 1kPa 到骨胶原的 100kPa 之间变化[41]。刚度影响了细胞的基
因转录、细胞骨架重塑和细胞间相互作用的各种活动[42, 43]。大多数细胞对胞外力
学性能的敏感性，可以通过调整黏着斑结构、骨架组织和整体状态产生响应[44, 45]。
有研究报道，基底的刚度和配体的密度在调控细胞响应上呈正交关系[46]。成人组
织中的干细胞在体内表现出区别于体外培养的强健再生能力。Engler 等[41]报道了
刚度对骨髓间充质干细胞分化的影响，研究表明类似于脑组织的软基质促使细胞
有"神经向"诱导的功能；类似于肌肉组织的稍硬基质促使细胞有"肌向"诱导
的功能；类似于软骨的硬基质则促使细胞有"骨向"诱导的功能。综合表明，材
料表面的物理特性对蛋白质吸附和细胞行为有重要影响作用，为组织工程的应用
提供了依据。

　　同样，材料表面的化学性质也是影响材料生物适配性的关键因素，包括亲
疏水性、表面电荷、化学官能团、生长因子或黏附因子等[21]。表面化学官能团、
生长因子或黏附因子以及特异性识别位点等表面化学性质通过影响蛋白质在材
料表面的吸附量、吸附取向和构象产生重要作用，因而对细胞相容性也有重要
的影响[47, 48]。细胞与黏附蛋白的主要相互作用是通过细胞膜上的异质二聚体的
受体整联蛋白介导，研究表明当引入抗体阻止这种相互作用时黏附的细胞也会
减少[49, 50]。Sinha 等[51]报道了在不同材料表面整联蛋白表达的差异也许可以解释
观察到的细胞黏附行为的不同。因此，在高分子生物材料表面常固定一些黏附
肽段来提高细胞的黏附。大量研究表明不同化学官能团（烷基、酰胺基、酯基、
醇羟基、氰基等）表面可以衍生亲疏水性和电荷性等不同表面化学特性，并对
蛋白质吸附和细胞行为有着重要影响[52-54]。研究报道适度的亲疏水性有利于细胞
的黏附和铺展等行为[55, 56]，主要是由于疏水性强的表面容易破坏蛋白吸附的天然
构象，也不利于亲和性更强的蛋白质进行置换；而特别亲水的表面由于吸附了水
层又不利于蛋白质的吸附[57]，因此提高材料表面的亲水性也常被认为是可以适当
改善细胞响应的因素之一。由于在生理 pH 下细胞表面呈负电性，电荷性也是影
响材料表面生物相容性的重要因素之一[58]。研究表明一些带正电荷的材料表面通
过静电引力可能利于细胞的黏附和铺展[59]。虽然带负电荷的细胞膜与带电荷基底
之间的静电作用是非常显而易见的，但是有研究报道无论表面带何种电荷，细胞
都可以在其表面黏附生长。这与不同电荷性对蛋白质吸附的差异有关，纤连蛋白
只在带正电荷的表面有吸附，而玻连蛋白则可以吸附在所有的表面。此外，界面
离子的含量也是决定吸附蛋白质层组分的重要因素之一[60]。研究表明除了改变表
面电荷的环境，溶液中抗衡离子也起到稳定蛋白质结构的作用，从而调节细胞的
黏附行为[61]。综合表明，材料表面的蛋白质吸附和细胞相容性是由很多复杂的影
响因素共同作用的结果。

3.2 表面化学特性对蛋白质吸附和细胞行为的影响

通过控制材料表面对蛋白质的吸附以及细胞行为，达到控制和引导其生物学反应的目的，是改进传统生物材料的技术核心，也是发展新型生物材料的重要基础。目前对实现材料表面的生物适配性所涉及的材料学和生物学因素仍缺乏系统的研究和揭示，导致新型功能化生物材料表面的研究与发展缺乏理论依据和设计依据。材料表面的复杂性以及同一种材料学因素在不同材料体系和生理环境下的作用机制存在特异性。鉴于此，建立具有普适性的模型表面揭示材料表面化学性质的生物应答特性具有重要的现实意义和科学意义。

3.2.1 自组装单分子膜的特性

由有机物和基底物组成的自组装单分子膜（SAMs）主要常见体系包括[62]：有机硅烷在 SiO$_2$、Al$_2$O$_3$、Si、云母、GeO$_2$ 和 ZnSe 等表面上；烷基硫醇在金、银、铜等贵金属表面上；二羟基硫化物和二羟基二硫化物在金表面上；醇和胺在铂表面上；羧酸在 Al$_2$O$_3$、CuO 和 Ag$_2$O 等表面上。目前研究比较成熟和稳定的 SAMs 体系是烷基硫醇在金表面形成的有序膜，该方法最早由 Nuzzo 和 Allara[63]发现并提出。烷基硫醇在金表面很容易得到表面排列紧密、有序和稳定的单分子膜。其原因是：一是由于金是惰性金属，其表面很难形成稳定的氧化层，通过简单的方法就可以获得洁净的表面；二是金（111）晶面呈六方排布，能量最低，易形成稳定的单晶排列的表面。因此，烷基硫醇在金表面也是研究最多的 SAMs 体系。

SAMs 的吸附量、组成和结构可用多种测量方法来分析表征，如电化学方法[64, 65]中的循环伏安法和交流阻抗技术，显微镜测定方法中的表面探针显微镜（SPM）[66]，谱学方法中的 X 射线光电子能谱[67]、椭圆偏振光谱[68]、红外光谱[69]和拉曼光谱[70]，以及表面等离子体共振（SPR）[71]、石英晶体微天平[72]和接触角测定[73]等。上述分析手段已成功运用于 SAMs 膜结构和性能的表征，综合运用这些表征可以获得丰富的 SAMs 分子结构信息。如图 3.3 所示，SAMs 的成膜分子从结构上主要是由头基、烷基烃链和末端基团三部分组成。其中，头基与基底表面以化学键结合，烷基烃链间的范德瓦耳斯力使 SAMs 在基底表面紧密而有序地排列起来，而末端基团使基底表面具有特定的理化性质[74]。例如，硫醇分子基于 Au—S 键（键能约为 184kJ/mol）的结合作用形成单分子膜。在理论情况下，硫醇在金（111）表面自组装形成 SAMs，一个硫原子结合三个金原子，理论接枝密度为 5.00×

$10^{18}/m^{2[73]}$。如图 3.3 所示，SAMs 表面末端基团的分布结构由平行四边形所示的 $(\sqrt{3}\times\sqrt{3})R30°$ 结构单元组成，其中，R 为金原子半径，30° 为相邻 S 原子与次相邻 S 原子之间的夹角。相邻 S 原子之间的距离约为 0.5nm，次相邻 S 原子的距离约为 0.87nm。成膜后，分子与垂直方向有一定的倾斜角度使 SAMs 更加稳定。

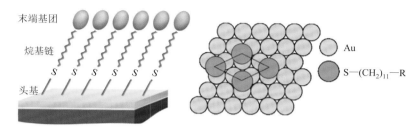

图 3.3　SAMs 的结构示意图

　　SAMs 成膜效果好，制备工艺简单，可加工性强，只需要对基底经过去污染处理后，浸泡在硫醇溶液中一段时间就可得到稳定性强的单分子膜。研究表明[63]，分子在表面的自组装过程分为两步，如图 3.4 所示，首先是在短时间内（通常几十秒至几分钟）分子化学吸附在表面 80% 以上的膜结构；然后是在长时间内（通常几小时至几天）分子膜从无序到有序的二维排列的自发有序化过程。在 SAMs 的制备过程中，基底和成膜分子体系的选择、溶液的浓度、成膜的温度和组装的时间等都是影响 SAMs 质量的因素。

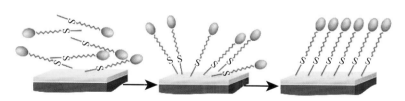

图 3.4　SAMs 的形成示意图

3.2.2　通过表面化学调控蛋白质吸附和细胞行为

　　ECM 为细胞提供了结构的完整性和化学微环境，其化学成分如配体、生长因子、细胞因子、离子等都可以决定细胞的命运[75]。受 ECM 结构和功能的启示，一些研究者已经开发出各种能与生物系统（如蛋白质、核酸、细胞）产生相互作用的化学模型表面。其中 SAMs 已成为一个理想的模仿 ECM 的模型，由于 SAMs 能在分子水平控制表面化学性质和在纳米尺度上设计二维、三维的表面微结构，因而成为适合于研究蛋白质和细胞与生物材料表面相互作用的模型表面。因此，也有人将分子自组装技术称为生物表面模型系统[76]。

与传统的细胞培养基底相比，SAMs 独特的区别在于有序排列的末端基团使得基底表面有不同的理化性质。SAMs 的这种可变的表面化学为我们研究生物材料表面化学对蛋白质吸附行为的影响进而介导细胞行为提供了有用的研究手段。Whitesides 等[77]发展了微接触印刷技术，并通过结合 SAMs 技术构建了以阻抗蛋白非特异性吸附的 11-疏基-十一烷基六（乙二醇）（OEG）为背底的岛状烷基硫醇表面。研究表明，这些不同岛状表面包被的纤连蛋白的尺寸不同，影响了黏附在表面上人和牛的动脉内皮细胞的铺展尺寸，进一步介导了细胞后期的生长和凋亡。结合微接触印刷技术的 SAMs 可以构建出黏附和惰性不同区域的模型表面，从而使得系统研究细胞形状对细胞行为的影响，尤其是对成体干细胞分化行为的影响成为可能。Chen 等[78]研究表明，当 MSCs 黏附的表面有足够的空间使其铺展时，MSCs 更倾向于向成骨方向分化，这可能是由于肌浆球蛋白张力增大从而上调了 RhoA-ROCK 信号；但当细胞在一个圆形的区域限制其铺展时，由于肌浆球蛋白张力的减小，RhoA-ROCK 信号下调，从而介导细胞向成脂方向分化。随着研究的深入，Mrksich 等[79]研究表明，MSCs 作用于不同的几何形状区域时，肌浆球蛋白收缩介导了细胞的成骨表型，而一些形状区域的限制降低了细胞的肌浆球蛋白收缩，从而介导细胞向成脂方向分化，并且与细胞在不同形状区域铺展的程度无关。综上所述，这些研究是建立在微接触印刷技术和 SAMs 相结合的策略基础上，探究不同作用下肌浆球蛋白收缩的细胞过程，发现了起关键作用的黏附调控细胞行为的胞内信号。

目前利用 SAMs 作为基底研究表面化学对细胞行为的影响已有很多报道，涉及的主要细胞种类包括：研究黏附行为采用人脐静脉细胞[53]、牛主动脉内皮细胞[80, 81]、骨髓间充质干细胞[82]、血小板[83]、成骨细胞[84]、中性粒细胞[85]、角膜上皮细胞[86]、白细胞[87, 88]、脂肪干细胞[89]、成纤维细胞[90]等；研究增殖行为采用成纤维细胞[91]、成骨细胞[92]、角化细胞[93]、成肌细胞[94]、脂肪干细胞[95]、神经元细胞[96]等；研究分化行为采用成肌细胞[94]、骨髓间充质干细胞[96]、脂肪干细胞[89]和胚胎干细胞[97]。Cui 等[98]研究了不同官能团（—OH、—SO₃H、—NH₂、—COOH、—SH、—CH₃）对神经干细胞表型行为的影响，包括细胞的铺展形态、迁移和各向分化。研究表明，—SO₃H 有利于神经干细胞向寡树突胶质细胞分化；而接触—NH₂、—COOH、—SH 和—CH₃ 表面的神经干细胞有向神经元、星形胶质细胞和寡树突胶质细胞分化的能力；相比于—COOH 表面，—NH₂ 更促进细胞向神经元分化。王迎军课题组研究发现不同化学官能团及其衍生的理化性质（包括表面电荷性和亲疏水性）是影响材料生物适配性的重要因素（图 3.5），进一步利用复合 SAMs 模型表面研究了表面电荷性和亲疏水性对细胞行为的影响[99]。综上所述，表面化学在材料与细胞和非特异性吸附的生物大分子之间的相互作用过程中起着重要的决定性影响，而材料表面本身的复杂性使得研究表面化学的生物适配性极具挑战。

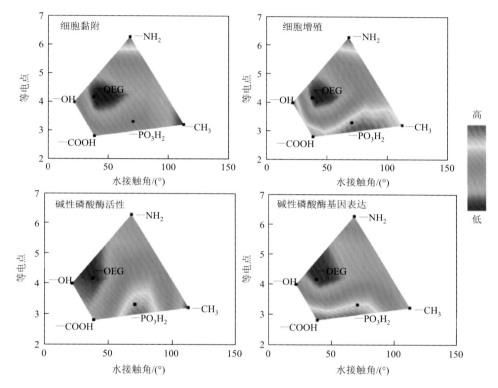

图 3.5　不同 SAMs 化学官能团对小鼠骨髓间充质干细胞的行为的影响[59]

　　基于分子动力学方法强大的微观分析能力，选择合适的材料表面对构建适用于分子模拟的模型结构至关重要，是揭示蛋白质表面化学吸附甚至蛋白质内部不同结构域间相互作用的有力表征手段。如图 3.6 所示，王迎军课题组在优化分子动力学方法研究分子机制良好可靠性的基础上，以多结构域的细胞黏附因子纤连蛋白内持有细胞黏附位点的相邻关键III型结构域 FN-III$_9$（PHSRN）和 FN-III$_{10}$（RGD）作为研究对象，逐级对比探讨了 FN-III$_{10}$、FN-III$_{9\sim10}$ 和 FN-III$_{7\sim10}$ 片段吸附中 FN-III 在表面化学调控蛋白片段吸附中的功能及其分子机制[100]。FN-III 的支撑性反平行 β 折叠层结构使蛋白片段吸附状态及构象的稳定性加强，有效保证了蛋白质的细胞黏附活性的稳定表达。FN-III 调整了蛋白片段的吸附取向使其黏附活性随之改变。在负电表面 FN-III$_9$ 与 FN-III$_{7\sim8}$ 改变了纤连蛋白片段的极性，使 RGD 位点活性提高；在正电表面因双黏附位点的较高自由度使其细胞黏附活性得到进一步提高；在电中性疏水表面双黏附位点活性均受到抑制；在电中性亲水表面的吸附结合力较弱，解吸附可能性较大，蛋白质的细胞黏附活性受较少吸附量影响而降低。

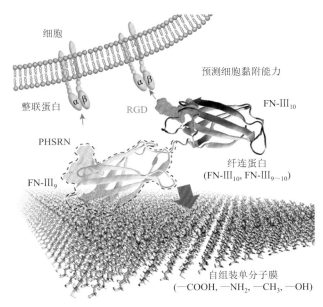

图 3.6　不同 SAMs 化学官能团调控纤连蛋白 FN 不同结构域间的相互作用[100]

　　总之，材料表面的特定性质可以影响黏附蛋白在材料表面的吸附行为，进而实现对细胞在材料表面附着、黏附和铺展的调控。生物材料表面所吸附蛋白质的种类、吸附量、吸附取向以及空间构象等直接影响了材料的生物适配性。黏附蛋白在结构上存在多个能被细胞膜表面受体识别的配体，可以介导细胞的黏着并参与细胞的生长、迁移、分化等一系列生命过程。生物材料表面的化学性质是影响材料生物学表现的重要因素之一，通过对材料表面化学的设计可以促进或抑制蛋白质的吸附和细胞的行为与功能。

参 考 文 献

[1]　Hench L L，Polak J M. Third-generation biomedical materials. Science，2002，295（5557）：1014-1017.

[2]　Temenoff J，Mikos A. 生物材料：生物学与材料科学的交叉. 王远亮，等译. 北京：科学出版社. 2009.

[3]　Stevens M M，George J H. Exploring and engineering the cell surface interface. Science，2005，310（5751）：1135-1138.

[4]　Keselowsky B G，Collard D M，Garcia A J. Integrin binding specificity regulates biomaterial surface chemistry effects on cell differentiation. Proceedings of the National Academy of Sciences of the United States of America，2005，102（17）：5953-5957.

[5]　Schiffhauer E S，Robinson D N. Mechanochemical signaling directs cell-shape Change. Biophysical Journal，

2017，112（2）：207-214.

[6]　Kasemo B. Biological surface science. Surface Science，2002，500（1-3）：656-677.

[7]　Chatakun P，Núñeztoldrà R，Díaz López E J，et al. The effect of five proteins on stem cells used for osteoblast differentiation and proliferation：a current review of the literature. Cellular & Molecular Life Sciences，2014，71（1）：113-142.

[8]　Mpoyi E N，Cantini M，Reynolds P M，et al. Protein adsorption as a key mediator in the nanotopographical control of cell behavior. ACS Nano，2016，10（7）：6638-6647.

[9]　Wang K K，Seo B R，Fischbach C，et al. Fibronectin mechanobiology regulates tumorigenesis. Cellular and Molecular Bioengineering，2016，9：1-11.

[10]　Karlsson R，Fält A. Experimental design for kinetic analysis of protein-protein interactions with surface plasmon resonance biosensors. Journal of Immunological Methods，1997，200（1）：121-133.

[11]　Edwards D A，Goldstein B，Cohen D S. Transport effects on surface-volume biological reactions. Journal of mathematical biology，1999，39（6）：533-561.

[12]　Roach P，Farrar D，Perry C C. Interpretation of protein adsorption：surface-induced conformational changes. Journal of the American Chemical Society，2005，127（22）：8168-8173.

[13]　Latour R A. 3.14-Molecular simulation methods to investigate protein adsorption behavior at the atomic level. Comprehensive Biomaterials，2017，3：268-294.

[14]　Kubiakossowska K，Cwieka M，Kaczynska A，et al. Lysozyme adsorption at a silica surface using simulation and experiment：effects of pH on protein layer stracture. Physical Chemistry Chemical Physics，2015，17（37）：24070-24077.

[15]　Latour R A. Molecular Simulation of Protein-Surface Interactions. In：Puleo D，Bizios R. Biological Interactions on Materials Surfaces. New York：Springer，2009.

[16]　Gray J J. The interaction of proteins with solid surfaces. Current Opinion in Structural Biology，2004，14（1）：110-115.

[17]　Asthagiri D，Lenhoff A M. Influence of structural details in modeling electrostatically driven protein adsorption. Langmuir，1997，13（25）：6761-6768.

[18]　Sheng Y J，Tsao H K，Zhou J，et al. Orientation of a Y-shaped biomolecule adsorbed on a charged surface. Physical Review E，2002，66（1）：011911.

[19]　Liao C，Xie Y，Zhou J. Computer simulations of fibronectin adsorption on hydroxyapatite surfaces. RSC Advances，2014，4（30）：15759-15769.

[20]　Lai Z B，Wang M，Yan C，et al. Molecular dynamics simulation of mechanical behavior of osteopontin-hydroxyapatite interfaces. Journal of the Mechanical Behavior of Biomedical Materials，2014，36：12-20.

[21]　高长有，马列. 医用高分子材料. 北京：化学工业出版社，2006.

[22]　Hoffman B D，Grashoff C，Schwartz M A. Dynamic molecular processes mediate cellular mechanotransduction. Nature，2011，475（7356）：316-323.

[23]　Geiger B，Spatz J P，Bershadsky A D. Environmental sensing through focal adhesions. Nature Reviews Molecular Cell Biology，2009，10（1）：21-33.

[24]　Le Digabel J，Ghibaudo M，Trichet L，et al. Microfabricated substrates as a tool to study cell mechanotransduction. Medical & Biological Engineering & Computing，2010，48（10）：965-976.

[25]　Ishii O，Shin M，Sueda T，et al. *In vitro* tissue engineering of a cardiac graft using a degradable scaffold with an extracellular matrix-like topography. Journal of Thoracic and Cardiovascular Surgery，2005，130（5）：1358-1363.

[26]   Kirmizidis G，Birch M A. Microfabricated grooved substrates influence cell-cell communication and osteoblast differentiation *in vitro*. Tissue Engineering Part A，2008，15（6）：1427-1436.

[27]   Doyle A D，Wang F W，Matsumoto K，et al. One-dimensional topography underlies three-dimensional fibrillar cell migration. Journal of Cell Biology，2009，184（4）：481-490.

[28]   Oakley C，Brunette D. The sequence of alignment of microtubules，focal contacts and actin filaments in fibroblasts spreading on smooth and grooved titanium substrata. Journal of Cell Science，1993，106（1）：343-354.

[29]   Bauer A L，Jackson T L，Jiang Y. Topography of extracellular matrix mediates vascular morphogenesis and migration speeds in angiogenesis. PLoS Computational Biology，2009，5（7）：e1000445.

[30]   Teixeira A I，Abrams G A，Bertics P J，et al. Epithelial contact guidance on well-defined micro-and nanostructured substrates. Journal of Cell Science，2003，116（10）：1881-1892.

[31]   Ismail F M，Rohanizadeh R，Atwa S，et al. The influence of surface chemistry and topography on the contact guidance of MG63 osteoblast cells. Journal of Materials Science：Materials in Medicine，2007，18（5）：705-714.

[32]   Kaiser J P，Reinmann A，Bruinink A. The effect of topographic characteristics on cell migration velocity. Biomaterials，2006，27（30）：5230-5241.

[33]   Lee M R，Kwon K W，Jung H，et al. Direct differentiation of human embryonic stem cells into selective neurons on nanoscale ridge/groove pattern arrays. Biomaterials，2010，31（15）：4360-4366.

[34]   Fu J，Wang Y K，Yang M T，et al. Mechanical regulation of cell function with geometrically modulated elastomeric substrates. Nature methods，2010，7（9）：733-736.

[35]   Davidson P M，Fromigué O，Marie P J，et al. Topographically induced self-deformation of the nuclei of cells：dependence on cell type and proposed mechanisms. Journal of Materials Science：Materials in Medicine，2010，21（3）：939-946.

[36]   Su W T，Liao Y F，Lin C Y，et al. Micropillar substrate influences the cellular attachment and laminin expression. Journal of Biomedical Materials Research Part A，2010，93A（4）：1463-1469.

[37]   Ghibaudo M，Trichet L，Le Digabel J，et al. Substrate topography induces a crossover from 2D to 3D behavior in fibroblast migration. Biophysical Journal，2009，97（1）：357-368.

[38]   Anselme K，Bigerelle M. Role of materials surface topography on mammalian cell response. International Materials Reviews，2011，56（4）：243-266.

[39]   Mcglohorn J B，Holder W D Jr，Grimes L W，et al. Evaluation of smooth muscle cell response using two types of porous polylactide scaffolds with differing pore topography. Tissue Engineering，2004，10（3-4）：505-514.

[40]   Ehrlicher A，Hartwig J H. Cell mechanics：contracting to stiffness. Nature Materials，2011，10（1）：12-13.

[41]   Engler A J，Sen S，Sweeney H L，et al. Matrix elasticity directs stem cell lineage specification. Cell，2006，126（4）：677-689.

[42]   Zheng W，Zhang W，Jiang X. Precise control of cell adhesion by combination of surface chemistry and soft lithography. Advanced healthcare materials，2013，2（1）：95-108.

[43]   Belizna C，Loufrani L，Ghali A，et al. Arterial stiffness and stroke in sickle cell disease. Stroke，2012，43（4）：1129-1130.

[44]   Discher D E，Janmey P，Wang Y L. Tissue cells feel and respond to the stiffness of their substrate. Science，2005，310（5751）：1139-1143.

[45]   Wang P Y，Tsai W B，Voelcker N H. Screening of rat mesenchymal stem cell behaviour on polydimethylsiloxane stiffness gradients. Acta Biomaterialia，2012，8（2）：519-530.

[46]   Cukierman E，Pankov R，Stevens D R，et al. Taking cell-matrix adhesions to the third dimension. Science，2001，

294（5547）：1708-1712.

[47] Rico P，Mnatsakanyan H，Dalby M J，et al. Material-driven fibronectin assembly promotes maintenance of mesenchymal stem cell phenotypes. Advanced Functional Materials，2016，26（36）：6563-6573.

[48] Llopishernandez V，Rico P，Ballesterbeltran J，et al. Role of surface chemistry in protein remodeling at the cell-material Interface. PLoS One，2011，6（5）：e19610.

[49] Grzesik W J，Robey P G. Bone matrix RGD glycoproteins：immunolocalization and interaction with human primary osteoblastic bone cells *in vitro*. Journal of Bone and Mineral Research，1994，9（4）：487-496.

[50] Degasne I，Basle M，Demais V，et al. Effects of roughness，fibronectin and vitronectin on attachment，spreading，and proliferation of human osteoblast-like cells（Saos-2）on titanium surfaces. Calcified Tissue International，1999，64（6）：499-507.

[51] Sinha R，Tuan R. Regulation of human osteoblast integrin expression by orthopedic implant materials. Bone，1996，18（5）：451-457.

[52] Araujo A R，Costa D S D，Amorim S，et al. Surfaces mimicking glycosaminoglycans trigger different response of stem cells via distinct fibronectin adsorption and reorganization. ACS Applied Materials & Interfaces，2016，8（42）：28428-28436.

[53] Arima Y，Iwata H. Effects of surface functional groups on protein adsorption and subsequent cell adhesion using self-assembled monolayers. Journal of Materials Chemistry，2007，17（38）：4079-4087.

[54] Zhang Z，Vanparijs N，Vandewalle S，et al. Squaric ester amides as hydrolysis-resistant functional groups for protein-conjugation of RAFT-derived polymers. Polymer Chemistry，2016，7（47）：7242-7248.

[55] Arima Y，Iwata H. Effect of wettability and surface functional groups on protein adsorption and cell adhesion using well-defined mixed self-assembled monolayers. Biomaterials，2007，28（20）：3074-3082.

[56] Hao L，Yang H，Du C，et al. Directing the fate of human and mouse mesenchymal stem cells by hydroxyl-methyl mixed self-assembled monolayers with varying wettability. Journal of Materials Chemistry B，2014，2（30）：4794-4801.

[57] Wilson C J，Clegg R E，Leavesley D I，et al. Mediation of biomaterial-cell interactions by adsorbed proteins：a review. Tissue Engineering，2005，11（1-2）：1-18.

[58] Goldenberg N M，Steinberg B E. Surface charge：a key determinant of protein localization and function. Cancer Research，2010，70（4）：1277-1280.

[59] Hao L，Fu X，Li T，et al. Surface chemistry from wettability and charge for the control of mesenchymal stem cell fate through self-assembled monolayers. Colloids and Surfaces B：Biointerfaces，2016，148：549-556.

[60] Kandori K，Oda S，Tsuyama S. Effects of pyrophosphate ions on protein adsorption onto calcium hydroxyapatite. Journal of Physical Chemistry B，2008，112（8）：2542-2547.

[61] Pasche S，Voros J，Griesser H J，et al. Effects of ionic strength and surface charge on protein adsorption at PEGylated surfaces. Journal of Physical Chemistry B，2005，109（37）：17545-17552.

[62] Kondo T，Yamada R，Uosaki K. Self-assembled monolayer（SAM）. In：Ariga K. Organized Organic Ultrathin Films，Fundamentals and Applications. Weinheim：WILEY-VCH Verlag GmbH & Co. KGaA，2012：7-42.

[63] Nuzzo R G，Allara D L. Adsorption of bifunctional organic disulfides on gold surfaces. Journal of the American Chemical Society，1983，105（13）：4481-4483.

[64] Sandhyarani N，Pradeep T. An investigation of the structure and properties of layered copper thiolates. Journal of Materials Chemistry，2001，11（4）：1294-1299.

[65] Patolsky F，Zayats M，Katz E，et al. Precipitation of an insoluble product on enzyme monolayer electrodes for

biosensor applications: characterization by faradaic impedance spectroscopy, cyclic voltammetry, and microgravimetric quartz crystal microbalance analyses. Analytical Chemistry, 1999, 71 (15): 3171-3180.

[66] Hu K, Bard A J. *In situ* monitoring of kinetics of charged thiol adsorption on gold using an atomic force microscope. Langmuir, 1998, 14 (17): 4790-4794.

[67] Whelan C M, Smyth M R, Barnes C J, et al. An XPS study of heterocyclic thiol self-assembly on Au (111). Applied Surface Science, 1998, 134 (1): 144-158.

[68] Ohtsuka T, Sato Y, Uosaki K. Dynamic ellipsometry of a self-assembled monolayer of a ferrocenylalkanethiol during oxidation-reduction cycles. Langmuir, 1994, 10 (10): 3658-3662.

[69] Brewer S H, Allen A M, Lappi S E, et al. Infrared detection of a phenylboronic acid terminated alkane thiol monolayer on gold surfaces. Langmuir, 2004, 20 (13): 5512-5520.

[70] Zou S, Williams C T, Chen E K Y., et al. Probing molecular vibrations at catalytically significant interfaces: a new ubiquity of surface-enhanced Raman scattering. Journal of the American Chemical Society, 1998, 120 (15): 3811-3812.

[71] Briand E, Gu C, Boujday S, et al. Functionalisation of gold surfaces with thiolate SAMs: topography/bioactivity relationship—A combined FT-RAIRS, AFM and QCM investigation. Surface Science, 2007, 601(18): 3850-3855.

[72] Kang J F, Jordan R, Ulman A. Wetting and Fourier transform infrared spectroscopy studies of mixed self-assembled monolayers of 4′-methyl-4-mercaptobiphenyl and 4′-hydroxy-4-mercaptobiphenyl. Langmuir, 1998, 14 (15): 3983-3985.

[73] Schreiber F. Structure and growth of self-assembling monolayers. Progress in Surface Science, 2000, 65 (5): 151-257.

[74] 崔福斋. 生物矿化. 北京: 清华大学出版社, 2007.

[75] Hynes R O. The extracellular matrix: not just pretty fibrils. Science, 2009, 326 (5957): 1216-1219.

[76] Pulsipher A, Yousaf M N. Self-assembled monolayers as dynamic model substrates for cell biology. In: Börner H G, Lutz J F. Bioactive Surfaces. New York: Springer, 2011: 103-134.

[77] Chen C S, Mrksich M, Huang S, et al. Geometric control of cell life and death. Science, 1997, 276 (5317): 1425-1428.

[78] Mcbeath R, Pirone D M, Nelson C M, et al. Cell shape, cytoskeletal tension, and RhoA regulate stem cell lineage commitment. Developmental Cell, 2004, 6 (4): 483-495.

[79] Kilian K A, Bugarija B, Lahn B T, et al. Geometric cues for directing the differentiation of mesenchymal stem cells. Proceedings of the National Academy of Sciences, 2010, 107 (11): 4872-4877.

[80] Tidwell C D, Ertel S I, Ratner B D, et al. Endothelial cell growth and protein adsorption on terminally functionalized, self-assembled monolayers of alkanethiolates on gold. Langmuir, 1997, 13 (13): 3404-3413.

[81] Liu L, Chen S, Giachelli C M, et al. Controlling osteopontin orientation on surfaces to modulate endothelial cell adhesion. Journal of Biomedical Materials Research Part A, 2005, 74 (1): 23-31.

[82] Barrias C C, Martins M C, Almeida-Porada G., et al. The correlation between the adsorption of adhesive proteins and cell behaviour on hydroxyl-methyl mixed self-assembled monolayers. Biomaterials, 2009, 30 (3): 307-316.

[83] Chuang W H, Lin J C. Surface characterization and platelet adhesion studies for the mixed self-assembled monolayers with amine and carboxylic acid terminated functionalities. Journal of Biomedical Materials Research Part A, 2007, 82 (4): 820-830.

[84] Cooper E, Parker L, Scotchford C A, et al. The effect of alkyl chain length and terminal group chemistry on the attachment and growth of murine 3T3 fibroblasts and primary human osteoblasts on self-assembled monolayers of

alkanethiols on gold. Journal of Materials Chemistry, 2000, 10 (1): 133-139.

[85]　Tegoulia V A, Rao W, Kalambur A T, et al. Surface properties, fibrinogen adsorption, and cellular interactions of a novel phosphorylcholine-containing self-assembled monolayer on gold. Langmuir, 2001, 17 (14): 4396-4404.

[86]　Franco M, Nealey P F, Campbell S, et al. Adhesion and proliferation of corneal epithelial cells on self-assembled monolayers. Journal of Biomedical Materials Research, 2000, 52 (2): 261-269.

[87]　Tegoulia V A, Cooper S L. Leukocyte adhesion on model surfaces under flow: effects of surface chemistry, protein adsorption, and shear rate. Journal of Biomedical Materials Research, 2000, 50 (3): 291-301.

[88]　Sperling C, Schweiss R B, Streller U, et al. In vitro hemocompatibility of self-assembled monolayers displaying various functional groups. Biomaterials, 2005, 26 (33): 6547-6557.

[89]　Inoue S, Imamura M, Umezawa A, et al. Attachment, proliferation and adipogenic differentiation of adipo-stromal cells on self-assembled monolayers of different chemical compositions. Journal of Biomaterials Science Polymer Edition, 2008, 19 (7): 893-914.

[90]　Cooper E, Wiggs R, Hutt D, et al. Rates of attachment of fibroblasts to self-assembled monolayers formed by the adsorption of alkylthiols onto gold surfaces. Journal of Materials Chemistry, 1997, 7 (3): 435-441.

[91]　Mcclary K B, Ugarova T, Grainger D W. Modulating fibroblast adhesion, spreading, and proliferation using self-assembled monolayer films of alkylthiolates on gold. Journal of Biomedical Materials Research, 2000, 50 (3): 428-439.

[92]　Scotchford C A, Cooper E, Leggett G J, et al. Growth of human osteoblast-like cells on alkanethiol on gold self-assembled monolayers: the effect of surface chemistry. Journal of Biomedical Materials Research, 1998, 41 (3): 431-442.

[93]　Haddow D, France R, Short R, et al. Comparison of proliferation and growth of human keratinocytes on plasma copolymers of acrylic acid/1, 7-octadiene and self-assembled monolayers. Journal of Biomedical Materials Research, 1999, 47 (3): 379-387.

[94]　Lan M A, Gersbach C A, Michael K E, et al. Myoblast proliferation and differentiation on fibronectin-coated self assembled monolayers presenting different surface chemistries. Biomaterials, 2005, 26 (22): 4523-4531.

[95]　Romanova E V, Oxley S P, Rubakhin S S, et al. Self-assembled monolayers of alkanethiols on gold modulate electrophysiological parameters and cellular morphology of cultured neurons. Biomaterials, 2006, 27 (8): 1665-1669.

[96]　Phillips J E, Petrie T A, Creighton F P, et al. Human mesenchymal stem cell differentiation on self-assembled monolayers presenting different surface chemistries. Acta Biomaterialia, 2010, 6 (1): 12-20.

[97]　Valamehr B, Jonas S J, Polleux J, et al. Hydrophobic surfaces for enhanced differentiation of embryonic stem cell-derived embryoid bodies. Proceedings of the National Academy of Sciences, 2008, 105 (38): 14459-14464.

[98]　Ren Y J, Zhang H, Huang H, et al. In vitro behavior of neural stem cells in response to different chemical functional groups. Biomaterials, 2009, 30 (6): 1036-1044.

[99]　Hao L, Li T, Zhao N, et al. Mediating mesenchymal stem cells responses and osteopontin adsorption via oligo (ethylene glycol) -amino mixed self-assembled monolayers. Journal of Materials Science & Technology, 2016, 32 (9): 966-970.

[100]　Li T, Hao L, Li J, et al. Role of ninth type-III domain of fibronectin in the mediation of cell-binding domain adsorption on surfaces with different chemistries. Langmuir, 2018, 34 (33): 9847-9855.

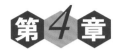

材料层区结构及低氧微环境的表观遗传学与生物适配

表观遗传调控的生物学意义及其主要机制

本章从表观遗传调控的生物学意义出发，分别从干细胞增殖与干性维持、间充质干细胞成软骨分化、软骨内稳态机制、乏氧响应性材料以及层区结构材料构建的策略几个方面出发，探讨低氧微环境与表观遗传调控机制对软骨再生修复的重要作用，以期获得阐释软骨层区材料与软骨再生的生物适配机制。

"物竞天择，适者生存"是物种的生存之道，对于生命个体的每一个细胞而言，同样也是如此。细胞外环境的改变会使细胞产生应激，只有由内向外地做出适应性改变，才能在新的环境中获得稳态而生存下去。根据现代生物学的"中心法则"，DNA 是遗传信息储存的载体，遗传信息经信使 RNA 最终翻译为蛋白质，而后者是细胞功能的承担者。因此，细胞应激产生的适应性改变，本质是细胞内蛋白质种类与数量的适应性改变。这既可能由 DNA 遗传信息的改变所造成，也可能由遗传信息传递过程中的差异所造成，前者属于遗传学的范畴，而后者属于表观遗传学研究的范畴。遗传学信息提供了蛋白质的信息库，而表观遗传学信息为何时、何地、以何种方式去应用这些信息做出指示，精确调控蛋白的种类、数量以及时空分布。

材料的生物适配包括组织适配、力学适配与降解适配。材料植入、降解及参与组织再生修复的过程中，生物适配可以理解为材料的各种理化特性所营造的离子微环境、表面结构微环境、力学微环境协同低氧微环境，对局部的干细胞、免疫细胞等施加刺激，使之产生有利于再生修复的适应性变化。作为遗传信息的载体，DNA 是非常稳定的。除了极少自发产生的突变外，只有极端的理化环境刺激（辐射、黄曲霉素等）会造成 DNA 序列的改变，这些剧烈的改变对细胞而言往往是致命的。因此，生物适配性较好的材料可使局部细胞产生一系列有利于组织再生的适应性变化，这并非通过改变遗传信息产生的，而是通过表观遗传作用于基因组而产生的，即通过影响遗传信息的传递过程最终造成基因表达的适应性变化。本部分内容将简述表观遗传改变涉及的 DNA 甲基化、染色质可及性与组蛋白修饰、非编码 RNA 调控等机制及其生物学基础。

DNA 甲基化：作为遗传信息表达的模板，脊椎动物的 DNA 并非一成不变，而是存在可逆的甲基化修饰，具体为 CpG 二核苷酸序列的胞嘧啶碱基发生甲基化共价修饰（CpG 是 DNA 中被磷酸相连的胞嘧啶与鸟嘌呤的缩写）。CpG 岛在进化过程中是高度保守的，包括约 1000bp（碱基对）的一段 DNA 序列，它比基因组其他区域有更多的 CpG 二核苷酸序列。大约 70% 的基因启动子位于 CpG 岛中，CpG 岛中 DNA 胞嘧啶甲基化可以通过吸附或者排斥某些蛋白质而发挥基因沉默的功能。与甲基化 CpG 二核苷酸相结合的蛋白质被称为甲基化 CpG 结合蛋白，它们能够募集抑制因子到发生了甲基化的启动子区域，从而引起转录水平沉默。此外，某些转录因子只能与未发生甲基化的 DNA 序列相结合，DNA 甲基化也可通过这种方式对转录起到负性调节作用。有研究表明，在一个非成熟造血细胞系中，缺氧诱导因子（hypoxia-inducible factor 1-alpha，HIF-1α）启动子的甲基化能够独立地抑制其信使 RNA 的转录[1]。

DNA 甲基化的建立由 DNA 甲基转移酶（DNMT）完成，其中 DNMT1 被称为维持性甲基转移酶，主要在 DNA 复制过程中维持原本的甲基化模式。而 DNMT3A 与 DNMT3B 能够使没有修饰的 DNA 从头建立甲基化，故又称为起始性甲基转移酶。DNA 的去甲基化是通过一系列化学反应对甲基胞嘧啶进行进一步的修饰，通过脱氨基或者氧化反应形成一个产物，这个产物可以被剪辑切除修复机制识别，从而用普通的胞嘧啶替换被修饰的碱基，但对于其中特定酶和中间产物还存在争议。

染色质可及性与组蛋白修饰：基因的转录是转录因子参与的、RNA 聚合酶主导的信使 RNA 合成过程，其中转录因子与 RNA 聚合酶结合到 DNA 上是关键的起始环节，并受到染色质状态的调控。在真核生物中，遗传信息 DNA 不是裸露存在的，而是以染色质的形式存在于细胞核中。染色质的基本结构单元是核小体，核小体由一段长 147bp 的 DNA 缠绕组蛋白八聚体形成。核小体由连接 DNA 连成 11nm 核小体串珠样结构，即为染色质的一级结构。核小体串珠逐级折叠、压缩形成 30nm 染色质纤维、400nm 超螺旋体，最终形成染色质。染色质的结构并非均一的，有的区域致密而有的区域疏松，对遗传信息的转录发挥重要的调控作用。简而言之，在染色质开放的基因区域，转录因子、RNA 聚合酶等蛋白质才能顺利结合到基因的启动子区域而启动转录；而不活跃的基因区域则被包装成高度致密的染色质而隐藏起来。染色质的这种"致密"与"疏松"状态称为染色质可及性（chromatin accessibility）。染色质的可及性也不是一成不变的，当细胞受环境刺激而发生功能转变时，伴随着大量染色质的开放与关闭，对基因的转录起到调控作用。采用微球菌核酸酶（micrococcal nuclease）或者 Tn5 转座酶酶切，结合高通量测序技术可以评价全基因组的染色质可及性，其原理为核小体与 DNA 结合蛋白的空间占位效应以及染色质结构会影响核酸酶和转座酶的反应效率，染色质可及性高的区域可通过酶切片段回收、建库测序而获得。染色质的可及性也可以受到 SWI/SNF 染色质重塑复合物的调控，它在 ATP 供能的条件下能够移开 DNA 上占位的核小体从而提高局部的染色质可及性。有研究表明，在缺氧应激下 SWI/SNF 会被招募到 HIF-1α 的启动子与增强子区域，这对 HIF-1α 的信使 RNA 转录是必不可少的[2]。

此外，类似于 DNA 上的甲基化共价修饰，组蛋白的氨基酸也存在多种化学修饰，包括多种乙酰化、甲基化、泛素化等。组蛋白末端结构域富含赖氨酸与精氨酸，是组蛋白翻译后修饰的主要区域，对基因表达的调控有至关重要的作用。例如，组蛋白赖氨酸的乙酰化可以中和末端电荷，降低组蛋白与 DNA 的相互作用，从而释放核小体 DNA，促进转录的过程。如组蛋白 H3K9 位的乙酰化可以作为开放染色质的标志。而组蛋白的甲基化虽然不能改变电荷，并且对核小体的结构影响不大，但能影响其他蛋白对核小体的识别作用，有可能对转录产生抑制或促进作用。目前认为，组蛋白 H3K9 位的三甲基化是组成致密染色质的重要标志，而组蛋白 H3K4 位的三甲基化则是开放染色质的标志。目前，各种组蛋白修饰可以通过特异性的抗体以及染色质免疫共沉淀测序（ChIP-seq）技术实现全基因范围捕获。有研究表明，在低氧应激下的条件下全基因组水平上组蛋白 H3、H4 许多位点的甲基化、乙酰化水平均有改变，其中既涉及促进转录的组蛋白修饰，也涉及抑制转录的组蛋白修饰[3]。

调节型非编码 RNA：由基因转录出来的 RNA 中只有约 2%的是编码 RNA，绝大多数的 RNA 为非编码 RNA，后者又可分为管家型非编码 RNA 与调节型非编码 RNA。调节型非编码 RNA，如微小 RNA（miRNA）、长链非编码 RNA（long non-coding RNA，lncRNA）等，可以形成复杂的表观遗传调控网络，通过多种方式调控基因的表达。

miRNA 只有 18～25 个碱基，其转录加工成熟后，与细胞质中 RNA 诱导沉默复合物（RISC）结合，通过碱基互补配对的原理，与特定的靶 mRNA 结合，诱导其剪切降解或者阻遏其翻译，以转录后抑制的方式调节靶蛋白的表达。如果 miRNA 与 mRNA 完全配对或者近似完全配对，则 mRNA 发生降解，如果碱基互补配对不完全，则发生阻遏。在缺氧条件下，许多针对 HIF-1α 的 miRNA 表达会下调，间接地对 HIF-1α 的表达产生促进作用，其中包括 miR-17-92、miR-199a-5p、miR-20a、miR-22 等[4]。

lncRNA 具有超过 200 个碱基，作用广泛机制非常复杂。作为长链的核苷酸，其能够通过碱基互补配对的方式识别并与同源 DNA 序列或同源 RNA 序列结合。

此外，其丝带般的特点可以折叠成复杂的二级结构，与多种蛋白质结合。因此，只要涉及蛋白质与 DNA 的相互作用，lncRNA 就有发挥的空间[5]。lncRNA 可以一部分与 DNA 连接，而另一部分折叠成高级结构与表观遗传因子结合，通过影响染色质可及性与组蛋白修饰，起到转录前调控的作用。lncRNA 可以作为诱饵捕获转录因子降低转录因子的活性，也可以与启动子、增强子等元件结合，起到转录调控的作用。而对于基因转录后的 mRNA，lncRNA 也能与之结合而发挥转录后调控的作用。此外，lncRNA 还可以作为内源性竞争 RNA 吸附 miRNA，从而影响 miRNA 导致的基因沉默。

软骨修复材料植入体内后对宿主细胞产生诸多影响，其中软骨组织的再生修复过程十分复杂。植入初期，局部缺血缺氧微环境主要导致迁移至材料中的宿主间充质干细胞发生低氧应激，宿主细胞随即产生一系列适应性变化，得以在材料形成的微环境中存活、增殖、分化。在间充质干细胞适应低氧应激以及成软骨分化过程中，HIF-1α 以及成软骨分化转录因子 SOX9 基因的表达至关重要，而这离不开表观遗传调控机制[6-8]。

综上所述，DNA 甲基化、组蛋白修饰、染色体重塑和非编码 RNA 调控是决定表观遗传学机制的主要因素，这些表观遗传改变是渐进而非突变的过程。但它们之间的相互关系以及它们如何在全基因组水平协同调节基因的表达和表型的稳态平衡仍有待于进一步研究。已有证据表明，微环境因素在不改变基因本身的 DNA 序列情况下，通过对遗传信息传递各个环节的影响，就可以导致基因表达的变化，并最终导致了表型的变化。迄今为止，软骨修复材料在软骨修复与再生过程中有限的研究证据提示，表观遗传学机制可能是软骨再生修复重要的调节方式。因此，深入探讨参与调控软骨再生修复过程中的材料微环境和低氧微环境因素及其表观遗传学机制，在此基础上构建软骨层区材料的筛选与设计平台，将为今后关节软骨层区修复材料的优化设计和制备提供有意义的理论依据和实验数据。

4.2　低氧微环境中的表观遗传调控机制

4.2.1　低氧微环境对细胞重编程和细胞周期的影响与表观遗传调控机制

关节的透明软骨是一种无血管、淋巴和神经分布的终末分化组织，缺乏自身修复的能力。长期以来科研人员试图通过组织工程的方法构建人工透明软骨，不断地改进支架材料、种子细胞以及搭配的生长因子，然而新生的软骨组织大多为纤维软骨，在生物组成、机械性能上与透明软骨相差甚远。经过数十年的发展，关节面软骨修复技术的发展经历了几个时代。目前科学家们发现，将具有独特的化学和物理特性的软骨修复材料支架植入软骨缺损后，患者关节内的游离细胞也会迁移进入支架，利用自体原位细胞再生软骨。尽管这一软骨修复技术不需要预先获取患者关节软骨细胞进行体外扩增，或者提取骨髓源性间充质干细胞/滑膜源性间充质干细胞（mesenchymal stem cells，MSCs）体外诱导分化，但自体种子细胞的来源仍然难以满足临床需求。本部分内容简述了随着关节软骨修复相关学科的发展，整合临床医学、细胞生物学、材料学、新技术等多学科资源，包括不同种子细胞来源及培养技术的提高以及各种新型支架材料的研制与开发，将提高软骨损伤的临床修复效果。

特定转录因子的过量表达可以使一种细胞的性质发生质变，该过程称为细胞重编程[9]。而某些转录因子的组合可以越过诱导性多能干细胞（induced pluripotent stem cells，iPSC）以及前体细胞的阶段，而直接重编程为另一类的体细胞。在低氧微环境下，细胞内会发生 DNA 甲基化等表观遗传水平的改变，进而引发某些核心转录因子的抑制与激活，启动细胞重编程过程。此外，DNA 甲基化水平的改变也与细胞周期的调控密切相关[10]，当细胞周期速度被加快，细胞重编程的效率会得到显著提高。低氧微环境可以通过表观遗传调控的方式对细胞周期与体细胞重编程造成影响，这对于软骨再生修复的影响值得深入探讨。在细胞周期内的 G_1-S 与 G_2-M 时期，细胞发生活跃的分子事件，这个阶段的细胞也非常容易受到外界因素影响，此时外界的低氧微环境对细胞增殖与分化具有重要影响。如果能够设计具有低氧响应效应的材料微环境，探讨如何精准调控关节内迁移进入支架的细胞增殖生长，通过细胞直接重编程可以为临床细胞治疗提供一种新的方法，对软骨再生修复具有重要意义。

由于现有软骨修复材料组成、结构、力学性能与天然软骨相比存在较大差异，软骨修复的效果不佳，远期大多形成纤维软骨修复或再退化，临床上仍然面临重大挑战。如何构建具有生物活性的软骨修复材料，模拟支持在移植后诱导和维持干细胞分化的细胞外微环境，更有利于有目的的、可控的透明软骨再生而避免纤维软骨的形成，是关节软骨修复领域的重大课题。正常软骨组织中的软骨细胞位于软骨陷窝中，分布于由细胞分泌的 II 型胶原蛋白和蛋白多糖为主组成的细胞外基质复杂网络结构中。蛋白多糖（proteoglycans，PG）是一种糖蛋白，通过一个或多个共价键与硫酸软骨素、硫酸角质素等连接，而透明质酸是蛋白多糖复合物的主干。细胞膜整合素 CD44 肽链的 N 端可结合透明质酸，因此 CD44 也被视为透明质酸的受体。

众多研究表明，透明质酸可显著影响关节软骨细胞的增殖与分化，在关节发育与损伤修复中起重要作用。在 Lee 等研究中，采用透明质酸复合 MSCs 对家猪损伤关节软骨进行再生修复，12 周后再生组织覆盖损伤部位[11]。另一研究中，采用透明质酸或透明质酸复合骨髓来源细胞对羊损伤关节进行再生修复，取得良好修复效果，且观察一年未发生再退变[12]。在临床试验中，采用透明质酸基质材料修复损伤或退变关节软骨，同样取得了良好的修复效果，且在随访 2 年后未发生再退变[13]。

关节软骨处于低氧微环境中，是对损伤或退变关节进行再生修复的难点之一，即低氧微环境介导的血管增生引发再退变。基于透明质酸基质材料对关节软骨再生修复效果良好，显著降低了再退变的发生率，提示透明质酸基生物材料在促进软骨内稳态与抑制血管化中可能起调节作用。为明确其机制，邹学农课题组采用巯基透明质酸与巯基硫酸软骨素制备的水凝胶材料，复合小鼠来源间充质干细胞 C3H10T1/2 细胞系在水凝胶三维培养体系中培养，即使处于低氧微环境中，血管化的相关指标如血管内皮生长因子（vascular endothelial growth factor-α，VEGFα）等均低表达而成软骨分化相关标志基因高表达，与普通平板培养结果差异明显。研究结果提示，透明质酸基水凝胶培养可促进成软骨细胞分化的同时抑制血管化，从而维持软骨细胞稳态而抑制再退变[14]。

已有证据显示，miR-140-5p 是软骨细胞稳态维持的重要因子[15, 16]。为了进一步探究其调控机制，邹学农课题组进一步检测了相关 miRNA 的表达情况。结果表明，miR-140-5p 在水凝胶培养体系中高表达。经过生物信息学数据库比对及双荧光素酶报告基因进行验证，证明 miR-140 可靶向抑制 VEGFα 表达。透明质酸基水凝胶三维培养体系通过上调 miR-140，抑制 VEGFα 介导的血管化，促进成软骨分化，可实现维持再生软骨内稳态的目的[14]。

上述研究说明软骨内稳态维持需要多种因子的协调控制，因此，软骨再生修复材料的制备首先要适应低氧等组织微环境，并在微环境中协调多种因子，促进软骨再生而抑制血管化，实现生物适配。

细胞增殖与分化是所有组织器官再生修复的基础。在组织再生修复过程中，移植或自身的干/祖细胞增殖保证了细胞数量，细胞的定向分化则保证了组织再生修复功能的实现。二者的协调调控在组织修复过程中起重要作用，细胞增殖周期的调节则是关键因素之一。

细胞增殖周期是 20 世纪 50 年代的重大发现，是指细胞从一次分裂完成开始到下一次分裂结束所经历的全过程，分为四期：G_1 期、S 期（DNA 合成）、G_2 期和 M 期（有丝分裂）[17]。这一单向的细胞分裂周期受到细胞周期蛋白-细胞周期蛋白依赖性激酶调控网络（cyclin-CDK network）的精密调控，如图 4.1 所示[18]。

2008 年，Orlando 等[19]在 Nature 杂志报道了一种缺乏 S 期及多种有丝分裂细胞周期蛋白（包括 clb1、clb2、clb3、clb4、clb5、clb6）的芽殖酵母研究，比较了 cyclin-CDK 复合物与细胞固有转录因子网络在周期性转录中的作用。研究发现，细胞固有转录因子网络参与调控了基因周期性转录过程，提示细胞周期对细胞自身功能的实现具有整体调控作用。

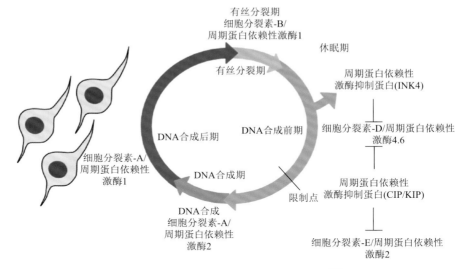

图 4.1　细胞周期及其调控机制示意图[18]

细胞周期对细胞增殖与定向分化具有重要影响。研究表明，人类大脑深层神经元终末分化出现在 S 期晚期及 G_2 期[20]。人胚胎干细胞（human embryonic stem cells，hESCs）在 G_1 期早期仅能向内胚层分化，而在 G_1 期晚期则只能向神经外胚层分化。同样，细胞周期调控网络对软骨细胞定向分化与增殖同样起重要调控作用。在软骨细胞中，通过转录激活因子 2（activating transcription factor 2，ATF-2）激活细胞周期蛋白 cyclin D1 表达，从而抑制软骨细胞增殖[21]。在 MSCs 体外微团培养成软骨分化过程中，$0\sim7$ 天 G_0/G_1 期细胞数目增多，而 S 期细胞数目减少；$7\sim21$ 天各期细胞数目不再发生明显变化，提示 MSCs 在定向分化初期在 G_0/G_1 期同步化，进而发生定向分化[22]。细胞周期蛋白还可影响软骨细胞外基质的合成[23]。

综上所述，低氧微环境、表观遗传调控因子以及细胞周期等内外因子形成复杂调控网络，共同调节软骨细胞分化及软骨组织再生。因此，新型软骨修复材料的设计需全面考虑外在及固有因素形成的时空调节网络，趋利去弊，构建适配性软骨组织修复材料。

4.2.2　低氧微环境在成软骨分化中的作用与表观遗传调控机制

迄今为止，软骨修复材料与宿主相互作用在软骨形成过程中的生物学机制与关键调控机理并不完全清楚。由于软骨修复材料植入体内后受诸多因素影响，其软骨组织的形成过程十分复杂，只有弄清这一过程中材料与宿主相互作用的生物学机制，才能够真正突破限制生物适配性软骨修复材料设计与制备的"瓶颈"，从而提高关节软骨再生修复的临床效果。

　　MSCs 是在多种人成体组织中发现的多能干细胞。它们具有分化为骨骼、软骨、肌肉和脂肪组织的能力。由于自体移植不存在免疫排斥，应用自体 MSCs 体外定向分化为软骨细胞被认为是软骨修复的可行途径。然而，目前的研究提示在缺血、缺氧、高应力、炎症介质刺激及各种生长活性因子缺乏的移植条件下，MSCs 分化为成软骨细胞的效率、分化后持续效应强度及时间等尚难以满足临床治疗的要求[24]。关节软骨是人体内少血运、低氧微环境组织，MSCs 移植后首先需通过特定的细胞内信号调控来适应这一特殊的微环境条件，进而向成软骨分化及促进表型基因表达。在这一过程中，表观遗传学调控机制与低氧应激下的分子反应机制相关，如图 4.2 所示[9]，涉及 DNA 甲基化、组蛋白修饰、染色质重构及功能性非编码 RNA，如 lncRNA、miRNA 等表观遗传调控机制。

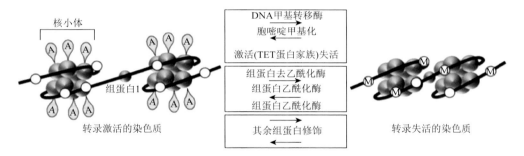

图 4.2　表观遗传学调控机制与低氧应激下的分子反应机制相关

从组蛋白上去除乙酰基（A）和/或将甲基（M）加成到胞嘧啶碱基上（白色空心圆圈为 CpG 二核苷酸；嵌入 M 圆圈为发生甲基化修饰的 CpG 二核苷酸），其结果是利于染色体集聚，在空间结构上阻碍转录启动，影响转录复合体结合基因启动子区域的能力。除组蛋白乙酰化，还存在多种其他组蛋白修饰方式，如 DNA 甲基化、泛素化和磷酸化。加粗黑线为 DNA 链，灰色球体为组蛋白（组蛋白 2、组蛋白 3、组蛋白 4 和连接 DNA 链的组蛋白 1）[9]

　　在不同来源的 MSCs 中，脂肪来源的间充质干细胞（ADSCs）因其数量多且易于获得而更具便利性，近年来已广泛应用 ADSCs 进行软骨组织工程研究。通过将软骨细胞和 ADSCs 混合培养已显示有益于软骨缺损的组织工程修复。在软骨细胞中，DNMT1 和 DNMT3A 被认为是维持软骨细胞 DNA 甲基化模式的主要因素，而在这一过程中 DNMT3B 则维持低水平转录[25]。鸡胚发育研究发现，DNA 甲基化是 MSCs 向软骨细胞分化过程中调控 I、II 型胶原形成的重要因素。在诱导滑膜来源的 MSCs 成软骨分化过程中，软骨细胞特异性基因[*Sox9*、*Runx2*、软骨调节素-I（ChM-I）和 IGF-3]的启动子区域 CpG 呈低甲基化。在利用凝胶藻酸盐支架系统作为干细胞分化载体，TGF-β1 和 BMP-2 诱导 hMSCs 成软骨分化时，细胞外基质（extracellular matrix，ECM）分子表达上调。与成纤维细胞相比，*Col2a1* 在软骨细胞中的甲基化程度也较低[26]。邹学农课题组相关实验也证实类似结果，提示 DNA 甲基化是一种有效的机制，可调节 MSCs 成软骨分化[27]。

表观遗传调控的另一种方式为组蛋白的乙酰化与去乙酰化修饰，在调节软骨细胞特异性基因表达中也发挥着重要作用。Furumatsu 等证实，激活后的 CREB 结合蛋白（CBP）/p300 复合体在软骨细胞分化过程中上调软骨特异性基因表达；证实 p300 可通过组蛋白乙酰化激活 *Sox9* 转录；在加入曲古抑菌素 A（TSA，一种组蛋白去乙酰化酶抑制剂）时，*Sox9* 调控的下游基因 *Col2a1* 和 *Aggrecan* 表达增加[28]。进一步研究证实，组蛋白去乙酰化酶抑制剂（TSA 和 FK228）可协同将核因子 Y（nuclear factor-Y，NF-Y）募集到 *Sox9* 的近端启动子区域并协助转录启动[29]。此外，组蛋白去乙酰化酶 4 通过抑制 *Runx2* 而促进软骨细胞肥大化。在组蛋白去乙酰化酶 4 敲除小鼠中，骨的发育及骨化是不充分的。相反，在软骨细胞分化过程中上调组蛋白去乙酰化酶 4 可抑制成软骨细胞的肥大与分化[30]。

目前，HIF-1α 已被证实是直接调控 DNMT-3β 的转录因子，通过 DNA 甲基化来调控靶基因的表达。邹学农课题组研究发现，人来源的 MSCs 向成软骨分化过程中细胞核转录因子 c1（NFATc1）基因表达明显上调，且受 miR-124a 靶向调控。低氧下 MSCs 向成软骨细胞分化过程中，miR-124a 表达呈下降趋势，提示 HIF-1α 可能通过促进 miR-124a 的启动子区高甲基化导致其基因表达降低，靶基因 NFATc1 表达上调；低氧促进组蛋白去乙酰化，*Sox9* 序列区域组蛋白发生去乙酰化使 NFATc1 更易于结合至 *Sox9* 的启动子区域，促进 *Sox9* 表达上调，影响下游表型基因如 *Aggrecan*、*Col2a1* 的表达，最终导致 MSCs 向成软骨细胞分化与表型基因表达，如图 4.3 所示[27]。

综上所述，DNA 甲基化模式或组蛋白修饰改变了软骨表型基因的表达方式，尽管基因功能发生了变化，但该区域的 DNA 序列保持不变。软骨细胞与 MSCs 两种不同表型细胞之间的表观遗传差异难以通过 DNA 测序方法来区分。即使基因确实发生了有助于低氧耐受性的变化，细胞对低氧耐受性差异可能是表观遗传学调控导致的而不是由于基因序列的变化。这种表观遗传的差异性是通过产生或消除 CpG 甲基化模式而产生的。高通量转录组学分析表明，哺乳动物基因组转录的大部分 RNA 分子未被翻译成蛋白质[31]。miRNA 主要通过负向调节翻译，从而使 mRNA 转录后抑制或降解。miRNA 参与了低氧微环境下 MSCs 成软骨分化的表观遗传调控，但 lncRNA 介导的表观遗传调控以及染色质可及性动态变化规律仍有待于进一步研究。

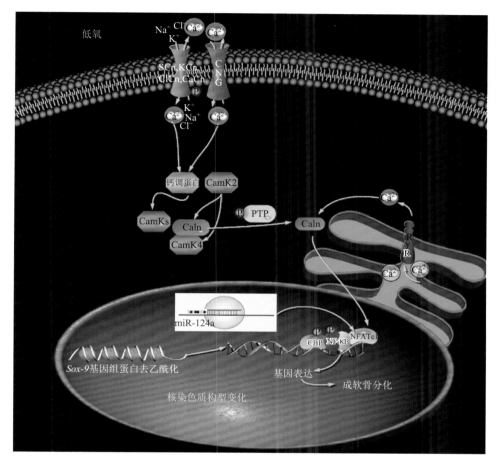

图 4.3　低氧应激下微小 RNA（miR-124a）可靶向调控 NFATc1 基因表达的概念模式图

低氧应激条件下，细胞外应激信号（钙离子）经细胞膜[Ca^{2+}]转运通道蛋白进入细胞浆内，通过依赖钙离子信号通路激活磷酸化钙调蛋白；或通过细胞内信号通路，激活内质网上的[Ca^{2+}]转运通道蛋白将位于内质网中的钙离子泵出，激活磷酸化钙调蛋白。后者作用于细胞核转录因子家族 c1（nuclear factor activated T cell）经[Ca^{2+}]/NFAT 信号转导通路，使位于细胞浆内的钙调蛋白耦合 NFATs 去磷酸化，后者通过核膜孔，进入细胞核内，发挥细胞外信号转导至细胞核内的功能。miR-124a 转录受其启动子区域（transcription start site，TSS）甲基化水平调节，TSS高甲基化可导致 miR-124a 表达的下调。miR-124a 可靶向调控 NFATc1 的基因表达；Sox9 启动子区域的组蛋白发生去乙酰化使 NFATc1 等转录因子（CBP，NF-κB）更易于结合 DNA 形成转录复合体，促进 Sox9 表达上调，进而影响下游表软骨分化相关基因的表达

4.2.3　低氧微环境维持软骨内稳态的作用与表观遗传调控机制

　　骨软骨缺损是关节疾病如创伤、类风湿性关节炎和骨性关节炎的特征。关节软骨是乏血管组织，缺乏自我修复能力，其缺损无法自愈，因此人们转而寻

求组织工程原理和技术的突破。目前国内外研究表明,采用其原理和技术制备的多种生物材料的长期修复效果却并不理想,关节透明软骨表型难以维持以致软骨修复后发生再退变,其中值得注意的是低氧对软骨细胞及细胞外基质稳态的影响。早在 20 世纪 70 年代人们已经发现关节软骨氧分压明显低于其他组织(0.5%～5%)[32],随后的研究证实了组织工程软骨结构中同样存在氧梯度及其部分生物学效应[33]。有意思的是,氧除了是一种必需的生命元素外,低氧微环境也是体内包括软骨和骨形成在内等发育过程的必要调控因素。然而,尽管氧在这一修复过程的作用不断有最新的研究进展,其具体作用仍不十分清楚。特别是氧张力对软骨细胞的影响,现已发表的许多研究结果或结论并不一致。此外,低氧在骨性关节炎发生发展及软骨基质内稳态过程中的作用虽然已在以往的综述中有所涉及[34],但表观遗传学调控机制在其中扮演的角色仍然不清楚。因此,本部分内容描述了低氧在低氧应激、软骨内稳态和胚胎软骨发育过程中的可能作用,并从表观遗传调控的角度尝试阐述低氧对软骨内稳态维持的影响。

表观遗传调控被认为是低氧应激的核心调控机制。由于在成体细胞内低氧应激相关基因的转录一般由 HIF-1 与低氧反应元件(hypoxia response element,HRE)的结合所启动,HRE 是编码低氧应激相关基因的 DNA 序列的旁侧识别序列。虽然人类 HRE 基因各不相同,但都包含核心序列 CGTG,见表 4.1[9]。

表 4.1 部分受 HIF-1 调节基因的低氧反应原件序列

基因/产物	HRE 相关编码序列位置	HRE 序列
EPO/促红细胞生成素	下游(3′旁侧序列)	gccctACGTGctgtctca
NOS3/一氧化氮合酶 3(内皮一氧化氮合酶)	上游(5′旁侧序列)	cgtgtACGTGtgtatgtg*
HMOX/血红素氧合酶 1	上游(5′旁侧序列)	agcggACGTGctggcgta
VEGF/血管内皮生长因子	上游(5′旁侧序列)	tgcatACGTGggctccaa
FECH/铁螯合酶	上游(5′旁侧序列)	gagggGCGTGtctctgcc
ABCG2/ATP-结合盒,亚家族 G,成员 2(bcrp)	上游(5′旁侧序列)	aggacACGTGtgcgcttt
TF/转铁蛋白	上游(5′旁侧序列)	gaaatACGTGcgctttgt
CP/血浆铜蓝蛋白(呋喃西林酶)	上游(5′旁侧序列)	tctgtACGTGaccacact
PAI-1/纤溶酶原激活物抑制剂-1	上游(5′旁侧序列)	tgtgtACGTGtgtaaagag

注:不变的核心序列以大写字母表示,CpG 二核苷(DNA 甲基化潜在位点)以下划线表示。
*可有多个重复核心序列。

　　除了 HIF-1 靶基因的 DNA 甲基化调控外，组蛋白修饰可能在低氧应激中发挥作用。HIF-1α 与几个组蛋白乙酰转移酶（HATs）结合，这些 HATs 可能在激活 HIF-1 调节基因中发挥作用[35]。一旦被激活，HIF-1 将上调几种组蛋白去乙酰化酶，这些酶与 HIF 二聚体一同激活下游基因[36]。细胞处于低氧微环境时有多种应激方式，包括改变其参与细胞周期、分化和凋亡的基因表达[37]。

　　在 MSCs 和软骨细胞中，转录因子 HIF-1α 是一种低氧微环境下的"存活"因子[38]，其活性维持着软骨细胞正常代谢。虽然低氧微环境能够促进 MSCs 向软骨细胞分化并且抑制软骨细胞肥大[39]，但是低氧微环境以及 HIFs 与软骨的表观遗传学相互作用的研究报道较少。Watson 等[36]较为全面地概括了 HIF-1α 在其他组织细胞中的表观遗传调控机制。软骨细胞中编码 HIF-1α 基因的条件性缺失导致低氧区域的细胞大量凋亡[40]。利用转基因小鼠分析表明，HIF-1α 对维持低氧下软骨细胞存活和生理性软骨内成骨至关重要[41]。同时，在低氧下 HIF-1α 诱发自噬也是另一种细胞生存机制[42]。低氧和 HIF-1α 也通过上调 Sox9 的表达来调节软骨形成[43]，而转录因子 Sox9 是软骨形成的主要调节因子[44]。体外三维培养体系中靶向敲除 HIF-1α 编码基因的 ADSCs，其成软骨潜能明显降低[45]，表明低氧诱导 HIF-1α 上调促进成软骨分化。HIF-1α 还可提高 II 型胶原翻译后的修饰效率，从而促进软骨再生中细胞外基质的形成。但最新研究发现，异常活化的 HIF-1α 信号过度修饰胶原可导致软骨内成骨发生障碍，使骨骼发育不良[8]。过量表达的 HIF-1α 导致细胞内出现了从葡萄糖氧化磷酸化转为糖酵解的代谢重编程转变，细胞能量的不足进而影响了软骨细胞蛋白质的合成与增殖。尽管在软骨细胞中糖酵解是最重要的产能途径，但细胞的增殖和蛋白质的合成有赖于葡萄糖的氧化磷酸化，因此需要严格调控 HIF-1α 信号的活性以保持这两条代谢通路的平衡。

　　目前尚没有关于 HIF-2α 同样功能的报道，但其可促进某些间质干细胞在低氧条件下的成软骨分化和软骨细胞外基质成分的分泌[46]，参与软骨基质内稳态的调控。HIF-2α 在关节表面软骨细胞发育中的作用尚不确定，RNA 干扰研究表明，是 HIF-2α 而不是 HIF-1α，在 Sox9 诱导关节软骨细胞关键基因的表达中发挥作用[47]。此外，HIF-2α 与启动靶基因的转录受表观遗传调控。人软骨细胞中 MMP13 和 IL-1β 基因的调控转录依赖于特定近端启动子区 CpG 位点的甲基化，该位点的甲基化状态虽不影响其他阳性（Runx2、AP-1、ELF3）和阴性（Sp1、GATA1、USF1）因子对 MMP13 转录的调节，但影响 HIF-2α 与 MMP13 近端启动子的结合[48]，这是极少数与软骨细胞 HIFs 相关的表观遗传调控作用研究。

　　与所有体细胞一样，表观遗传调控机制（包括 CpG 位点的 DNA 甲基化、组蛋白修饰和染色质结构的变化）可维持正常软骨细胞在低氧中的表型。如前面两节所述，表观遗传调控除了参与关节软骨发育及软骨细胞的分化外，低氧微环境通过调控 DNA 甲基化水平影响 ECM 合成代谢相关基因的表达[49]。骨关节炎（osteoarthritis，OA）的表观遗传变化与 DNA 去甲基化水平和随后 ECM 异常分解代谢基因的激活相关[50]。DNA 去甲基化导致 OA 软骨细胞分泌 IL-1β 增加，且 *Col9a1* 在 CpG 位点甲基化水平显著降低后表达增加，但 MMP13 的水平下降不受 DNA 去甲基化影响。这表明 DNA 甲基化在 OA 合成代谢减少中的关键作用。既往研究已经证实，表观遗传介导的这种去抑制调控与诸如 MMP3、MMP9、MMP13、Adamts4、IL-1β 和瘦素等基因的 DNA 甲基化缺失有关，这些基因在 OA 软骨的破坏中发挥关键作用；而与正常软骨细胞相比，DNA 甲基化在 OA 中 Adamts5 的差异表达中不起作用。一种可部分通过调节 DNMT-1 表达的 NF-κB 抑制剂与 IL-1β 表达下降相关，可抑制由细胞因子诱导的 IL-1β 启动子中特定部位的去甲基化[51]。另一项研究表明，编码细胞因子信号转导抑制因子（SOCS）、SOCS2 和 CIS-1（而不是 SOCS1 和 SOCS3）的基因在 OA 软骨细胞中受到抑制，但 SOCS2 启动子的 CpG 甲基化状态不变[52]。有意思的是，老化软骨细胞中 OP-1 或 BMP-7 的表达缺失与 OP-1 启动子的高甲基化有关，而用 OP-1 处理软骨细胞可下调与应激和炎症反应相关的基因表达[53]。

软骨细胞的合成与分解代谢同样受组蛋白修饰调控，例如，组蛋白去乙酰化酶的表达水平和活性影响软骨基质的合成与分泌。如果在发育过程中对组蛋白去乙酰化酶进行基因或化学水平的抑制会导致多种骨骼畸形并对软骨的细胞生物学产生负面影响。以往研究发现，组蛋白去乙酰化酶通过维持 Wnt-5a 启动子区染色质组蛋白的去乙酰化，抑制 Wnt-5a 的转录来促进 II 型胶原的表达，应用组蛋白去乙酰化酶抑制剂曲古斯汀 A（trichostatin A）或 PXD101 可以阻断原代培养软骨细胞中 II 型胶原的表达[54]。在连续单层培养诱导去分化的原代关节软骨细胞中，组蛋白去乙酰化酶活性降低；而在三维培养诱导再分化过程中，组蛋白去乙酰化酶活性逐渐恢复。尽管在生理情况下低水平的组蛋白去乙酰化酶具有软骨保护作用[55]，越来越多的证据依然表明，依赖组蛋白去乙酰化酶（如组蛋白去乙酰化酶 1 和组蛋白去乙酰化酶 2）的基因表达变化可能促进 OA 的发病[56]，如图 4.4 所示[57]。

其他研究表明，组蛋白去乙酰化酶 1 抑制编码软骨细胞外基质基因的表达，如 II 型胶原（Col2a1）、聚集蛋白聚糖（Acan）和软骨寡聚蛋白（Comp）[54,56,58]；组蛋白去乙酰化酶 2 还抑制 *Col2a1*、*Acan* 和 *Col11a1* 基因的表达[56]。组蛋白去乙酰化酶抑制剂的局部应用有望缓解 OA 软骨倾向分解代谢的自稳态失衡[57]。

特定 miRNA 影响软骨内稳态和疾病的机制逐渐受到研究者的极大关注[59,60]。早期研究发现，miR-140、miR-27a、miR-27b 和 miR-146a 似乎均可降低 Adamts 和/或 MMPs 的表达[61]。此外，miR-140 基因敲除小鼠易发生与年龄相关的 OA 样改变，软骨细胞中 miR-140 的过度表达对手术诱发的骨关节炎具有保护作用[62]。与健康对照组相比，骨关节炎患者滑液中的 miR-16、miR-132、miR-146a 和 miR-223 浓度降低[63]。

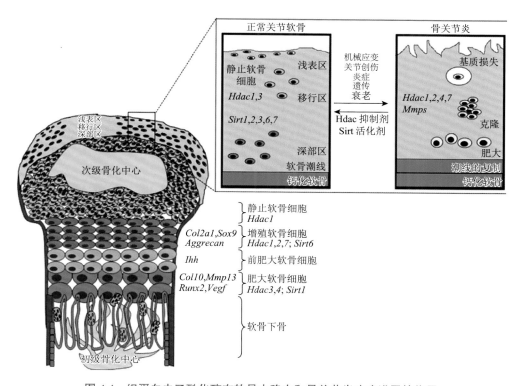

图 4.4　组蛋白去乙酰化酶在软骨内稳态和骨关节炎疾病进展的作用

许多组蛋白去乙酰化酶在调控基因表达以及协调骨骼发育早期软骨内成骨中软骨细胞发育成熟的过程发挥着重要作用。组蛋白去乙酰化酶在正常软骨细胞中表达，其过表达或时空的错误表达将导致关节炎进展。组蛋白去乙酰化酶抑制剂在骨性关节炎中具有减少基质降解的软骨保护作用

进一步研究也支持 miRNA 在软骨内稳态中的重要性。Dudek 等[64]发现，Sox9 通过一种依赖 miR-675 的机制对人类软骨细胞中的 Col2a1 进行正向调节。NFAT1 是成人关节软骨细胞内稳态的重要转录调节因子，关节软骨细胞中年龄依赖性的 NFAT1 表达水平受组蛋白动态甲基化的调节。染色质免疫共沉淀与特异性的 HDMs 敲除实验证实关节软骨细胞中 NFAT1 表达的增加与 H3K4me2（与转录激活相关的组蛋白修饰）的增加有关，而关节软骨细胞中 NFAT1 表达减少与 H3K9me2 的增加有关。邹学农课题组的研究也发现，在低氧条件下启动子区 CpG 甲基化下调 miR-124 时，NFATc1 可以结合到 Sox9 启动子并诱导 Sox9 的表达上调[27]。生物活性因子、细胞外基质材料和缺氧协同实现软骨修复生物材料的生

物适配。研究发现干细胞在多糖基水凝胶的低氧培养体系中，通过上调miR-140-5p和下调 miR-146b 可同时促进成软骨分化和抑制血管形成[14]，表明某些软骨层区材料有利于维持软骨细胞低氧状态的表型维持。上述研究结果提示，表观遗传因子修饰可以增强软骨修复材料的生物适配性，这些表观遗传学调节机制在维持软骨内稳态中发挥重要作用。

综上所述，由于关节软骨特殊的解剖与组织学结构，低氧是一种无论在创伤、骨关节炎还是风湿性关节炎发生的软骨损伤以及软骨修复过程中最重要的应激源。在血供有限的正常组织发育过程中以及在病理条件下（如损伤导致血供中断、生物材料植入早期），局部低氧微环境与表观遗传学机制间的相互影响，与局部细胞的存活、干细胞的命运以及病理生理状态下软骨内稳态均密切相关。然而，国内外对这方面的相关研究还很少见，深入探讨和深刻认识这类表观遗传学机制，将有助于指导软骨层区修复材料的功能化设计，以提高软骨修复的效果。

4.3 生物适配性层区结构软骨修复材料的构建

4.3.1 乏氧响应性软骨修复材料的构建策略

层区材料与细胞间的相互作用是一个动态、复杂而持续的过程，这一过程中表观遗传学改变决定了多种细胞生物学行为。生物材料的诸多特性，诸如材料化学成分、表面形貌、粗糙度、表面能与黏附性、可降解性、硬度弹性等[65]，可通过细胞表面的受体以及细胞骨架蛋白传递刺激信号诱导细胞基因表达的表观遗传学调控，从而调控细胞功能。这些生物材料的相关特性可作用于细胞的分子调控网络，进而影响细胞的黏附、迁移、增殖、分化等多种重要生物学行为。越来越多的研究表明，材料可影响相关信号通路，如 *Ras* 同源基因-Rho 相关螺旋卷曲蛋白激酶（Rho-ROCK）、有丝分裂原活化蛋白激酶（MAPK/ERK）、Wnt、YAP/TAZ通路，间接地参与调控细胞生物学行为[66-68]。

首先，材料的表面形貌可引起的细胞形态变化，如微沟槽、平行排列的纳米纤维等材料表面形貌能引起细胞伸长，细胞伸长可致细胞核伸长，从而使细胞核膜表面核纤层蛋白减少，导致细胞染色质的解固缩，组蛋白去乙酰化酶活性降低，组蛋白乙酰化水平升高，基因表达得以激活。而在黏附力较低的材料表面细胞呈球形，这可导致细胞核相对缩小，染色质的固缩使核小体的排布更加紧密，引起组蛋白去乙酰化与基因表达抑制[69, 70]。此外，细胞能感受材料所引起的相关机械刺激，如压应力、拉伸应力及流体剪切力等，同样可引起细胞形态与细胞核形态的变化，进而引起表观遗传学改变[71]。而材料本身的硬度或弹性则对细胞形态与组蛋白修饰没有太大影响[72]。层区材料的设计也通过上述方式来使细胞形态发生改变。当材料导致细胞伸长时，细胞骨架发生重组，应力从胞质中的肌动蛋白、肌球蛋白传递给核纤层蛋白，通过某些尚未明确的机制使细胞核内组蛋白乙酰化水平升高、组蛋白 H3K4 甲基化水平升高及转录激活。已有研究表明，微图案表面上的平滑肌细胞可显示出较细长的形态，较少扩散，染色质固缩，DNA 合成降低，且有着较低的增殖率。通过 DNA 微阵列进一步分析表明，神经元衍生孤儿素受体-1（NOR-1）是细胞伸长效应的重要介质[73]。

其次，不同层区材料还能影响干细胞自我更新与多潜能分化。不同材料可通过 DNA 甲基化、组蛋白修饰、miRNA、非编码 RNA 等多种表观遗传学机制调控干细胞命运。Ly 等[74]体内外研究表明，TiO_2 纳米管通过抑制组蛋白去甲基化酶 RBP2 的表达提高成骨相关基因启动子区域组蛋白 H3K4 甲基化水平，激活成骨相关基因，促进干细胞的成骨分化。直径为 70nm 的 TiO_2 纳米管是 ADSCs 成骨分化的最佳尺寸。同样，Liu 等[75]也发现单层片状石墨烯同样能促进成骨相关基因启动子区域 H3K4 甲基化水平升高。而 Xie 等[76]发现石墨烯通过激活机械敏感性整联蛋白/FAK 轴促进干细胞的成骨分化。Zhao 等[77]研究发现单分散的掺锶生物活性玻璃（SrBGM）可以通过调节巨噬细胞表型，促进巨噬细胞由 M1 向 M2 极化，进而促进成骨及早期成血管生成。大量研究指出，层区材料能通过影响 MAPK、Smad-BMP、Wnt 等信号通路促进干细胞的成骨分化。高通量测序发现 miRNA 广泛参与对这些通路的调控过程。在高分子材料中成软骨分化过程研究显示，miR-29a 和 miR-29b 直接作用于 *Col2a1* 基因，调控软骨的基本组成成分 II 型胶原的表达，在干细胞成软骨分化过程中发挥重要作用[78]。

此外，即便是同一层区材料，不同的硬度和表面电荷也能影响干细胞的分化方向[79, 80]。较软的基底材料（0.1～1.0kPa）能促进 MSCs 向神经细胞分化，中等质地（8.0～17.0kPa）则促进成肌分化，而当材料硬度较大（>34kPa）时，则促进骨向分化[81]。

生物材料表面的电荷性也对细胞的增殖、分化功能有重要影响，相对于负电荷表面与中性表面，正电荷表面更能帮助细胞进行贴壁生长，并在大鼠间充质干细胞成骨分化过程中发挥正向作用。

乏氧响应性材料则更是在上述材料的生物学特性基础上，进一步对细胞生存微环境进行修饰，实现材料与细胞的交流和相互作用，也已经被广泛利用进行诊断和治疗。低氧微环境不仅仅在多种疾病（如肿瘤、卒中、心肌病、类风湿性关节炎等）的发生和进展过程扮演重要角色，而且在某些特殊的生理过程（如成软骨分化过程）也发挥有重要作用。针对这些低氧环境下特殊适应的乏氧响应性材料开发和构建，是解决上述问题行之有效的策略。这需要我们考虑将乏氧材料选择、乏氧响应模式、乏氧微环境生理刺激因素、乏氧响应动作、设计策略和转化标准等纳入乏氧响应材料设计范围，并结合组织工程和药物递送等方面开展深入研究。

首要的问题是需要找到能对乏氧做出响应的生物材料或基团，利用这些特殊材料或基团在乏氧条件下通常能引起物理或化学的变化，如缩胀、氧化还原、转化降解等特性。从材料的角度来说，则要确保在体内微环境中既能具有良好的安全性又能具备稳定的乏氧响应性能。目前研究最为广泛的乏氧成像功能基团是硝基芳香族衍生物[82]，其高灵敏的"乏氧靶向性"源自其在乏氧条件下能转化为亲水性的 2-氨基咪唑。与此类似，先前被作为成像探针的乏氧敏感基团如偶氮苯，也已经被作为可生物还原的交联剂来实现 siRNA 的靶向输送。此外，最近研究人员用含有氧气敏感官能团的材料代替乏氧敏感的小分子或过渡金属复合物来提高体内的生物敏感性和特异性。其次，我们需要将乏氧响应材料与层区材料设计相结合，实现与生物支架、装置等结合后不同层区与乏氧刺激产生不同的作用，甚至发生材料的形貌改变。理想的乏氧响应行为应是特异性的，具有高选择性和高敏感性。通过将乏氧响应材料与层区材料设计相结合，仿生模拟软骨组织各层区在体内的缺血缺氧微环境，对应修饰相应的生物信号分子或药物，可增强软骨、钙化软骨及软骨下骨再生修复的靶向性，将大大提升材料的生物适配性。该材料体系所形成的局部缺血缺氧微环境将导致迁移至材料中的宿主 MSCs 发生低氧应激，进而实现存活、增殖和成软骨分化。

如前所述，已有诸多证据表明 miRNA 在软骨退化、软骨细胞增殖和分化及软骨退变等生物过程中起关键作用。而成软骨相关的 miRNA 则与低氧微环境密切相关，如邹学农课题组研究结果提示，低氧微环境下能促进成软骨相关 miR-140-5p 表达的表观遗传学调控机制[14]。因此，我们还可借助这些新设计的乏氧诱导性材料靶向带入治疗目的的 miRNA 或者特殊表观遗传因子，从而实现在低氧微环境中 miRNA 以及特殊表观遗传因子的精准递送与软骨再生的可控调节。此种乏氧响应载体效应，则是乏氧材料的另外一种重要表观遗传调控方式。该效应通过材料对乏氧目标环境的直接激活、逐步激活和自调节激活等不同响应模式，实现对 miRNA 以及特殊表观遗传因子的精准控释。

近年来，有关乏氧响应材料的多数研究集中在肿瘤领域。因实体肿瘤内的缺氧环境常常导致放射治疗受限或者失败[83]，有关研究在肿瘤治疗中应用缺氧靶向纳米材料，旨在通过光、电或热效应，增强放疗效果、调节肿瘤的缺氧微环境以及靶向递送 miRNA 或药物等[84]。如 Ahmad 等[85]设计的硝基咪唑修饰的纳米颗粒[缺氧反应性嵌段共聚物放射增敏剂 PEG-*b*-P（LG-*g*-MN）]，在该材料体系中多柔比星（DOX）被包封在缺氧响应纳米疏水颗粒的胶束核内，与常氧条件相比载药胶束在低氧条件下释放更快，可同时实现对缺氧肿瘤的放射增敏和缺氧反应性药物递送。它不仅可用于致敏缺氧肿瘤的放射治疗，还可用作低氧反应性抗癌药物（DOX）用于联合放化疗的运载工具。而 Li 等[84]则将光增强的缺氧反应纳米颗粒用于实体瘤的协同治疗，实现纳米颗粒在缺氧组织中从表到里的渗透。

在过去 10 年中，一系列具有特殊生物功能的生物响应性材料（包括乏氧响应材料）得以广泛研究，同时材料科学、分子动力学和纳米生物技术也取得了很大的进步。然而，现阶段多数材料仍处于研究阶段，很少正式进入临床试验[86]。相信随着生物响应材料领域的迅猛发展，以及对乏氧响应材料的深入研究，在不远的将来将能实现乏氧响应层区材料的开发与应用，以达到软骨再生和缓解 OA 病情进展的目的。

4.3.2　软骨层区一体化修复材料的构建策略

在过去 20 年中，基于干/祖细胞的多种组织结构再生取得了重大进展。迄今为止，为实现组织再生修复做出诸多努力，大多集中在工程再造体积特性与体内对应组织结构相似的均质组织。然而，绝大多数哺乳动物的组织具有随空间变化的生化成分和机械性能，并通过复杂的结构实现功能的多样性。从国内外研究发展现状来看，由于天然软骨具有多层区结构，单一结构的支架材料很难实现具有复杂结构的关节软骨组织的理想修复效果，因而构建仿生多层区材料的设计思路被提出并吸引了研究者们的注意[87, 88]。相较于单一结构的修复材料，多层区材料可进一步仿生模拟关节软骨复杂结构组织的体内微环境，为各层区特定组织的修复再生提供相应的离子微环境、表面结构微环境、力学微环境及低氧微环境等等，极大地提升了材料的生物适配性，因而更有利于复杂结构组织的一体化修复[89-92]。因此，多层区材料的设计与构建对工程手段再生修复复杂结构组织至关重要，本部分内容简述了随着材料科学和工程技术的发展所产生的几种构建多层区材料的常用策略。

在众多构建多层区支架材料的技术中，层层自组装（layer-by-layer self-assembly，LBL）是最为常用的一种。LBL 是 20 世纪 90 年代快速发展起来的薄膜构建技术，最初利用带相反电荷的聚电解质的交替沉积制备聚电解质自组装多层膜。近二十年来，LBL 在基础研究方面取得了巨大的发展，LBL 的驱动力也由静电力扩展到氢键、配位键、共价键、生物特异性识别等，为特异性多层区材料的构建提供了多重选择[93]。LBL 不仅可在工艺上控制多层区材料的层数及各层材料厚度，而且可根据特异性需求将生物活性分子接枝在特定层区材料中。除此之外，LBL 技术还可用于修饰金属材料表面，以提高其生物相容性、缓解排异反应、避免感染等症状[94]。仿生的洋葱状多层区材料还可被用作生物反应器，多层区结构可为中心培养的细胞提供模拟体内的低氧微环境，在控制细胞迁移的同时不限制蛋白质的渗透，可用于构建模拟椎间盘与软骨体内环境的复合材料[95]。

　　光聚合技术与静电纺丝技术也是常用的构建多层区材料的方式。光聚合通过紫外-可见光引发聚合反应形成线型或网络结构，其原位反应的特性被用于可注射材料的构建[96]。而静电纺丝具有装置简单、成本低廉、种类繁多、纺丝机械性能优越、工艺可控等诸多优点，被用于构建可缓释加载药物多层区材料[97]。通过光聚合技术与静电纺丝技术构建的多层区材料由有序步骤逐层形成，虽在结构上构成三维结构连续的整体，但各层区间仅靠接触界面残余的官能团反应产生互穿网络，一体化程度较弱。

　　随着材料科学的发展，3D 打印的出现为进一步仿生模拟组织或器官在体内的形貌特征提供了可能。有报道显示，将软骨细胞包裹在水凝胶中三维培养可在体外分泌生成新的软骨基质[98, 99]。这一水凝胶共培养生物制造体系有助于细胞增殖以及软骨特异性蛋白的分泌，形成无Ⅰ型胶原干扰的软骨细胞外基质以及细胞形成的活性软骨移植物，其组分与天然软骨相仿，生物相容性好，有望安全应用在临床。生物 3D 打印是一种将三维功能性宏观组织和组织结构逐层添加或制作的工程[100]，将 3D 打印与生物技术相结合，有望将特异性细胞与模拟其细胞外基质的仿生材料可根据组织或器官的结构分布在特定区域，最终形成三维结构连续的具有复杂结构的组织或器官。然而现阶段，缺乏高生物适配性墨水与适配的打印设备是限制生物 3D 打印应用与组织再生修复的瓶颈，加载细胞的生物打印尚处于概念验证阶段。随着技术的发展，3D 打印材料一体化结构及其机械性能的提升将为多层区材料的设计与构建提供新的技术。

　　多层区材料不仅可以为各层区相应组织的再生修复提供模拟体内环境的表面结构微环境与力学微环境，而且可将特定信号分子修饰于相应层区，促进层区内干细胞的定向分化，结合表观遗传调控机制与乏氧材料设计思路，有望实现精确调控各层区内定向组织再生修复及层区组织间三维结构连续的一体化修复，为修复包括关节软骨在内的复杂结构组织提供新的策略。随着再生医学研究的进展，仿生模拟的层区复合材料的发展将推动组织修复与再生医学对传统治疗技术方法不断完善，协同分子、细胞、组织和器官不同层次生物高科技修复工程所需特异性性能及结构，将推进研究与开发用于人体骨骼系统损伤后修复的生物替代材料。

参 考 文 献

[1]　Walczak-Drzewiecka A，Ratajewski M，Pulaski L，et al. DNA methylation-dependent suppression of HIF1A in an immature hematopoietic cell line HMC-1. Biochemical and Biophysical Research Communications，2010，391（1）：1028-1032.

[2]　Kenneth N S，Mudie S，van Uden P，et al. SWI/SNF regulates the cellular response to hypoxia. Journal of Biological Chemistry，2009，284（7）：4123-4131.

[3]　Perez-Perri J I，Acevedo J M，Wappner P. Epigenetics：new questions on the response to hypoxia. International Journal of Molecular Science，2011，12（7）：4705-4721.

[4]　Nguyen L H，Kudva A K，Saxena N S，et al. Engineering articular cartilage with spatially-varying matrix composition and mechanical properties from a single stem cell population using a multi-layered hydrogel. Biomaterials，2011，32（29）：6946-6952.

[5]　Ponting C P，Oliver P L，Reik W. Evolution and functions of long noncoding RNAs. Cell，2009，136（4）：629-641.

[6]　Gong M，Huang S，Luo J，et al. HYpoxia inducible factor 1alpha/2alpha genes expression in chondrogenic differentiation of human bone marrow mesenchymal stem cells.　Chinese Journal of Reparative and Reconstructive Surgery，2015，29（7）：857-862.

[7]　Gong M，Liang T，Zhang H，et al. Gene expression profiling：identification of gene expression in human MSC chondrogenic differentiation. American Journal of Translational Research，2018，10（11）：3555-3566.

[8]　Stegen S，Laperre K，Eelen G，et al. HIF-1alpha metabolically controls collagen synthesis and modification in chondrocytes. Nature，2019，565（7740）：511-515.

[9]　Brown C J，Rupert J L. Hypoxia and environmental epigenetics. High Altitude Medicine & Biology，2014，15（3）：323-330.

[10]　Alvarez K，de Andres M C，Takahashi A，et al. Effects of hypoxia on anabolic and catabolic gene expression and DNA methylation in OA chondrocytes. BMC Musculoskeletal Disorders，2014，15：431.

[11]　Lee K B，Hui J H，Song I C，et al. Injectable mesenchymal stem cell therapy for large cartilage defects—a porcine model. Stem Cells，2007，25：2964-2971.

[12]　Saw K Y，Hussin P，Loke S C，et al. Articular cartilage regeneration with autologous marrow aspirate and hyaluronic acid：an experimental study in a goat model. Arthroscopy，2009，25：1391-1400.

[13]　Buda R，Vannini F，Cavallo M，et al. Osteochondral lesions of the knee：a new one-step repair technique with bone-marrow-derived cells.　Journal of Bone and Joint Surgery，2010，92（Suppl 2）：2-11.

[14]　Chen S，Gao M，Zhou Z，et al. Opposite regulation of chondrogenesis and angiogenesis in cartilage repair ECM materials under hypoxia. Journal of Materials Science & Technology，2016，32：978-985.

[15]　Tardif G，Hum D，Pelletier J，et al. Regulation of the IGFBP-5 and MMP-13 genes by the microRNAs miR-140 and miR-27a in human osteoarthritic chondrocytes. BMC Musculoskeletal Disorders，2009，10：148.

[16]　Yang J，Qin S，Yi C，et al. MiR-140 is co-expressed with Wwp2-C transcript and activated by Sox9 to target Sp1 in maintaining the chondrocyte proliferation. FEBS Letters，2011，585：2992-2997.

[17]　Bertoli C，Skotheim J M，de Bruin R A. Control of cell cycle transcription during G_1 and S phases. Nature Reviews Molecular Cell Biology，2013，14：518-528.

[18]　Nurse P M. Nobel Lecture. Cyclin dependent kinases and cell cycle control. Bioscience Reports，2002，22：487-499.

[19]　Orlando D A，Lin C Y，Bernard A，et al. Global control of cell-cycle transcription by coupled CDK and network oscillators. Nature，2008，453：944-947.

[20]　McConnell S K. Constructing the cerebral cortex：neurogenesis and fate determination. Neuron，1995，15：761-768.

[21]　Beier F，Lee R J，Taylor A C，et al. Identification of the cyclin D1 gene as a target of activating transcription factor 2 in chondrocytes. Proceedings of the National Academy of Sciences of the United States of America，1999，96：1433-1438.

[22]　Yang J W，de Isla N，Huselstein C，et al. Evaluation of human MSCs cell cycle，viability and differentiation in micromass culture. Biorheology，2006，43：489-496.

[23]　Hwang S G，Song S M，Kim J R，et al. Regulation of type II collagen expression by cyclin-dependent kinase 6，cyclin D1，and p21 in articular chondrocytes. IUBMB Life，2007，59：90-98.

[24] Wang Y T，Wu X T，Wang F，et al. Regeneration potential and mechanism of bone marrow mesenchymal stem cell transplantation for treating intervertebral disc degeneration. Journal of Orthopaedic Science，2010，15（6）：707-719.

[25] Sesselmann S，Soder S，Voigt R，et al. DNA methylation is not responsible for p21WAF1/CIP1 down-regulation in osteoarthritic chondrocytes. Osteoarthritis Cartilage，2009，17（4）：507-512.

[26] Fernandez M P，Young M F，Sobel M E，et al. Methylation of type II and type I collagen genes in differentiated and dedifferentiated chondrocytes. Journal of Biological Chemistry，1985，260（4）：2374-2378.

[27] Gong M，Liang T，Song J，et al. Methylation-mediated silencing of miR-124 facilitates chondrogenesis by targeting NFATc1 under hypoxic conditions. American Journal of Translational Research，2017，9（9）：4111-4124.

[28] Furumatsu T，Tsuda M，Yoshida K，et al. Sox9 and p300 cooperatively regulate chromatin-mediated transcription. Journal of Biological Chemistry，2005，280（42）：35203-35208.

[29] Hanley K P，Oakley F，Sugden S，et al. Ectopic SOX9 mediates extracellular matrix deposition characteristic of organ fibrosis. Journal of Biological Chemistry，2008，283（20）：14063-14071.

[30] Iioka T，Furukawa K，Yamaguchi A，et al. P300/CBP acts as a coactivator to cartilage homeoprotein-1（Cart1），paired-like homeoprotein，through acetylation of the conserved lysine residue adjacent to the homeodomain. Journal of Bone and Mineral Research，2003，18（8）：1419-1429.

[31] Costa F F. Non-coding RNAs: meet thy masters. Bioessays，2010，32（7）：599-608.

[32] Lund-Olesen K. Oxygen tension in synovial fluids. Arthritis and Rheumatism，1970，13（6）：769-776.

[33] Malda J，Rouwkema J，Martens D. E，et al. Oxygen gradients in tissue-engineered PEGT/PBT cartilaginous constructs: measurement and modeling. Biotechnology and Bioengineering，2004，86（1）：9-18.

[34] Fernandez-Torres J，Martinez-Nava G A，Gutierrez-Ruiz M C，et al. Role of HIF-1alpha signaling pathway in osteoarthritis: a systematic review. Revista Brasileira de Reumatologia，2017，57（2）：162-173.

[35] Semenza G L. Mitochondrial autophagy: life and breath of the cell. Autophagy，2008，4（4）：534-536.

[36] Watson J A，Watson C J，McCann A，et al. Epigenetics，the epicenter of the hypoxic response. Epigenetics，2010，5（4）：293-296.

[37] Goldring M B，Tsuchimochi K，Ijiri K. The control of chondrogenesis. Journal of Cellular Biochemistry，2006，97（1）：33-44.

[38] Lefebvre V，Li P，de Crombrugghe B. A new long form of Sox5（L-Sox5），Sox6 and Sox9 are coexpressed in chondrogenesis and cooperatively activate the type II collagen gene. EMBO Journal，1998，17（19）：5718-5733.

[39] Studer D，Millan C，Ozturk E，et al. Molecular and biophysical mechanisms regulating hypertrophic differentiation in chondrocytes and mesenchymal stem cells. European Cells and Materials，2012，24：118-135.

[40] Foster J W，Dominguez-Steglich M A，Guioli S，et al. 1994，Campomelic dysplasia and autosomal sex reversal caused by mutations in an SRY-related gene. Nature，1994，372（6506）：525-530.

[41] Schipani E，Ryan H E，Didrickson S，et al. Hypoxia in cartilage: HIF-1 alpha is essential for chondrocyte growth arrest and survival. Genes & Development，2001，15（21）：2865-2876.

[42] Semenza G L. Mitochondrial autophagy: life and breath of the cell. Autophagy，2008，4（4）：534-536.

[43] Robins J C，Akeno N，Mukherjee A，et al. Hypoxia induces chondrocyte-specific gene expression in mesenchymal cells in association with transcriptional activation of Sox9. Bone，2005，37（3）：313-322.

[44] Akiyama H，Chaboissier M C，Martin J F，et al. The transcription factor Sox9 has essential roles in successive steps of the chondrocyte differentiation pathway and is required for expression of Sox5 and Sox6. Journal of Bone and Mineral Research，2002，17：S142.

[45] Salminen H，Vuorio E，Saamanen A M. Expression of Sox9 and type IIA procollagen during attempted repair of

articular cartilage damage in a transgenic mouse model of osteoarthritis. Arthritis and Rheumatism，2001，44（4）：947-955.

[46] Khan W S，Adesida A B，Hardingham T E. Hypoxic conditions increase hypoxia-inducible transcription factor 2alpha and enhance chondrogenesis in stem cells from the infrapatellar fat pad of osteoarthritis patients. Arthritis Research & Therapy，2007，9（3）：R55.

[47] Lafont J E，Talma S，Murphy C L. Hypoxia-inducible factor 2alpha is essential for hypoxic induction of the human articular chondrocyte phenotype. Arthritis and Rheumatism，2007，56（10）：3297-3306.

[48] Hashimoto K，Otero M，Imagawa K，et al. Regulated transcription of human matrix metalloproteinase 13 （MMP13）and interleukin-1beta（IL1B）genes in chondrocytes depends on methylation of specific proximal promoter CpG sites. Journal of Biological Chemistry，2013，288（14）：10061-10072.

[49] Alvarez K，de Andres M C，Takahashi A，et al. Effects of hypoxia on anabolic and catabolic gene expression and DNA methylation in OA chondrocytes. BMC Musculoskeletal Disorders，2014，15：431.

[50] Imagawa K，de Andres M C，Hashimoto K，et al. Association of reduced type IX collagen gene expression in human osteoarthritic chondrocytes with epigenetic silencing by DNA hypermethylation. Arthritis & Rheumatology，2014，66（11）：3040-3051.

[51] Imagawa K，de Andres M C，Hashimoto K，et al. The epigenetic effect of glucosamine and a nuclear factor-kappa B（NF-κB）inhibitor on primary human chondrocytes-implications for osteoarthritis. Biochemical and Biophysical Research Communications，2011，405（3）：362-367.

[52] de Andres M C，Imagawa K，Hashimoto K，et al. Suppressors of cytokine signalling（SOCS）are reduced in osteoarthritis. Biochemical and Biophysical Research Communications，2011，407（1）：54-59.

[53] Chubinskaya S，Otten L，Soeder S，et al. Regulation of chondrocyte gene expression by osteogenic protein-1. Arthritis Research & Therapy，2011，13（2）：R55.

[54] Huh Y H，Ryu J H，Chun J S. Regulation of type II collagen expression by histone deacetylase in articular chondrocytes. Journal of Biological Chemistry，2007，282（23）：17123-17131.

[55] Bradley E W，Carpio L R，van Wijnen A J，et al. Histone deacetylases in bone development and skeletal disorders. Physiological Reviews，2015，95（4）：1359-1381.

[56] Hong S，Derfoul A，Pereira-Mouries L，et al. A novel domain in histone deacetylase 1 and 2 mediates repression of cartilage-specific genes in human chondrocytes. FASEB Journal，2009，23（10）：3539-3552.

[57] Khan N M，Haqqi T M. Epigenetics in osteoarthritis：potential of HDAC inhibitors as therapeutics. Pharmacological Research，2018，128：73-79.

[58] Liu C J，Prazak L，Fajardo M，et al. Leukemia/lymphoma-related factor，a POZ domain-containing transcriptional repressor，interacts with histone deacetylase-1 and inhibits cartilage oligomeric matrix protein gene expression and chondrogenesis. Journal of Biological Chemistry，2004，279（45）：47081-47091.

[59] Alcaraz M J，Megias J，Garcia-Arnandis I，et al. New molecular targets for the treatment of osteoarthritis. Biochemical Pharmacology，2010，80（1）：13-21.

[60] Araldi E，Schipani E. MicroRNA-140 and the silencing of osteoarthritis. Genes & Development，2010，24（11）：1075-1080.

[61] Akhtar N，Rasheed Z，Ramamurthy S，et al. MicroRNA-27b regulates the expression of matrix metalloproteinase 13 in human osteoarthritis chondrocytes. Arthritis and Rheumatism，2010，62（5）：1361-1371.

[62] Miyaki S，Sato T，Inoue A，et al. MicroRNA-140 plays dual roles in both cartilage development and homeostasis. Genes & Development，2010，24（11）：1173-1185.

[63] Murata K，Yoshitomi H，Tanida S，et al. Plasma and synovial fluid microRNAs as potential biomarkers of rheumatoid arthritis and osteoarthritis. Arthritis Research & Therapy，2010，12（3）: 1-14.

[64] Dudek K A，Lafont J E，Martinez-Sanchez A，et al. Type II collagen expression is regulated by tissue-specific miR-675 in human articular chondrocytes. Journal of Biological Chemistry，2010，285（32）: 24381-24387.

[65] Murphy W L，McDevitt T C，Engler A J. Materials as stem cell regulators. Nature Materials，2014，13（6）: 547-557.

[66] Aragona M，Panciera T，Manfrin A，et al. A mechanical checkpoint controls multicellular growth through YAP/TAZ regulation by actin-processing factors. Cell，2013，154（5）: 1047-1059.

[67] Liu W，Wei Y，Zhang X，et al. Lower extent but similar rhythm of osteogenic behavior in hBMSCs cultured on nanofibrous scaffolds versus induced with osteogenic supplement. ACS Nano，2013，7（8）: 6928-6938.

[68] Seo C H，Jeong H，Feng Y，et al. Micropit surfaces designed for accelerating osteogenic differentiation of murine mesenchymal stem cells via enhancing focal adhesion and actin polymerization. Biomaterials，2014，35（7）: 2245-2252.

[69] Vergani L，Grattarola M，Nicolini C. Modifications of chromatin structure and gene expression following induced alterations of cellular shape. International Journal of Biochemistry & Cell Biology，2004，36（8）: 1447-1461.

[70] Talwar S，Jain N，Shivashankar G V，et al. The regulation of gene expression during onset of differentiation by nuclear mechanical heterogeneity. Biomaterials，2014，35（8）: 2411-2419.

[71] Li Y，Chu J S，Kurpinski K，et al. Biophysical regulation of histone acetylation in mesenchymal stem cells. Biophysical Journal，2011，100（8）: 1902-1909.

[72] Badique F，Stamov D R，Davidson P M，et al. Directing nuclear deformation on micropillared surfaces by substrate geometry and cytoskeleton organization. Biomaterials，2013，34（12）: 2991-3001.

[73] Thakar R G，Cheng Q，Patel S，et al. Cell-shape regulation of smooth muscle cell proliferation. Biophysical Journal，2009，96（8）: 3423-3432.

[74] Lv L，Liu Y，Zhang P，et al. The nanoscale geometry of TiO_2 nanotubes influences the osteogenic differentiation of human adipose-derived stem cells by modulating H3K4 trimethylation. Biomaterials，2015，39: 193-205.

[75] Liu Y，Chen T，Gu M，et al. Single-layer graphene enhances the osteogenic differentiation of human mesenchymal stem cells *in vitro* and *in vivo*. Journal of Biomedical Nanotechnology，2016，12（6）: 1270-1284.

[76] Xie H，Cao T，Franco-Obregón A，et al. Graphene-induced osteogenic differentiation is mediated by the integrin/FAK axis. International Journal of Molecular Science，2019，20（3）: 574.

[77] Zhao F，Lei B，Li X，et al. Promoting *in vivo* early angiogenesis with sub-micrometer strontium-contained bioactive microspheres through modulating macrophage phenotypes. Biomaterials，2018，178: 36-47.

[78] Yan C，Wang Y，Shen X Y，et al. MicroRNA regulation associated chondrogenesis of mouse MSCs grown on polyhydroxyalkanoates. Biomaterials，2011，32（27）: 6435-6444.

[79] Engler A J，Sweeney H L，Discher D E，et al. Extracellular matrix elasticity directs stem cell differentiation. Journal of Musculoskeletal & Neuronal Interactions，2007，7（4）: 335.

[80] Yang C，DelRio F W，Ma H，et al. Spatially patterned matrix elasticity directs stem cell fate. Proceedings of the National Academy of Sciences of the United States of America，2016，113（31）: E4439- E4445.

[81] Engler A J，Sen S，Sweeney H L，et al. Matrix elasticity directs stem cell lineage specification. Cell，2006，126（4）: 677-689.

[82] Wilson W R，Hay M P. Targeting hypoxia in cancer therapy. Nature Reviews Cancer，2011，11（6）: 393-410.

[83] Li J，Shang W，Li Y，et al. Advanced nanomaterials targeting hypoxia to enhance radiotherapy. International

Journal of Nanomedicine，2018，13：5925-5936.

[84] Li Z B，Wu M，Bai H Z，et al. Light-enhanced hypoxia-responsive nanoparticles for deep tumor penetration and combined chemo-photodynamic therapy. Chemical Communications（Camb），2018，54（93）：13127-13130.

[85] Ahmad Z，Lv S，Shah A，et al. Methoxy poly（ethylene glycol）-block-poly（glutamic acid）-graft-6-（2-nitroimidazole）hexyl amine nanoparticles for potential hypoxia-responsive delivery of doxorubicin. Journal of Biomaterials Science Polymer Edition，2016，27（1）：40-54.

[86] Lu Y，Aimetti A A，Langer R，et al. Bioresponsive materials. Nature Reviews Materials，2016，2：16075.

[87] de Franceschi L，Grigolo B，Roseti L，et al. Transplantation of chondrocytes seeded on collagen-based scaffold in cartilage defects in rabbits. Journal of Biomedical Materials Research Part A，2005，75（3）：612-622.

[88] Costa R R，Mano J F. Polyelectrolyte multilayered assemblies in biomedical technologies. Chemical Society Reviews，2014，43（10）：3453-3479.

[89] Lee W，Debasitis J C，Lee V K，et al. Multi-layered culture of human skin fibroblasts and keratinocytes through three-dimensional freeform fabrication. Biomaterials，2009，30（8）：1587-1595.

[90] Skardal A，Zhang J，Prestwich G D. Bioprinting vessel-like constructs using hyaluronan hydrogels crosslinked with tetrahedral polyethylene glycol tetracrylates. Biomaterials，2010，31（24）：6173-6181.

[91] Kunze A，Giugliano M，Valero A，et al. Micropatterning neural cell cultures in 3D with a multi-layered scaffold. Biomaterials，2011，32（8）：2088-2098.

[92] Nguyen L H，Kudva A K，Saxena N S，et al. Engineering articular cartilage with spatially-varying matrix composition and mechanical properties from a single stem cell population using a multi-layered hydrogel. Biomaterials，2011，32（29）：6946-6952.

[93] Kharlampieva E，Kozlovskaya V，Sukhishvili S A. Layer-by-layer hydrogen-bonded polymer films：from fundamentals to applications. Advanced Materials，2009，21（30）：3053-3065.

[94] Lichter J A，van Vliet K J，Rubner M F. Design of antibacterial surfaces and interfaces：polyelectrolyte multilayers as a multifunctional platform. Macromolecules，2009，42（22）：8573-8586.

[95] Ladet S G，Tahiri K，Montembault A S，et al. Multi-membrane chitosan hydrogels as chondrocytic cell bioreactors. Biomaterials，2011，32（23）：5354-5364.

[96] Christmann J，Shi S，Ibrahim A，et al. Mechanistic investigation of a dual bicyclic photoinitiating system for synthesis of organic–inorganic hybrid materials. Journal of Physical Chemistry B，2017，121（8）：1972-1981.

[97] Zucchelli A，Focarete M L，Gualandi C，et al. Electrospun nanofibers for enhancing structural performance of composite materials. Polymers for Advanced Technologies，2011，22（3）：339-349；Chen G，Sato T，Tanaka J，et al. Preparation of a biphasic scaffold for osteochondral tissue engineering. Materials Science and Engineering C，2006，26（1）：118-123.

[98] Raghothaman D，Leong M F，Lim T C，et al. Engineering cell matrix interactions in assembled polyelectrolyte fiber hydrogels for mesenchymal stem cell chondrogenesis. Biomaterials，2014，35（9）：2607-2616.

[99] Schmitt J F，Hua S K，Zheng Y，et al. Sequential differentiation of mesenchymal stem cells in an agarose scaffold promotes a physis-like zonal alignment of chondrocytes. Journal of Orthopaedic Research，2012，30（11）：1753-1759.

[100] Mironov V，Visconti R P，Kasyanov G V，et al.Organ printing：tissue spheroids as building blocks. Biomaterials，2009，30（12）：2164-2174.

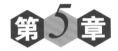

生物材料在生理环境中的力学适配机制

5.1 医用金属材料的弹性模量和多孔钛合金的力学匹配

5.1.1 简介

生物材料按照其材料的组成和性质可分为三类：聚合物材料、生物陶瓷材料和金属材料。作为膝关节、髋关节、骨折固定和人工骨等承重型骨组织的置换材料，金属、陶瓷和聚合物各有其优点。出于强度和安全性的考虑，迄今为止，用于骨置换和硬组织修复的材料仍然首推金属材料，作为主体起负重的作用。作为长期植入的金属医用材料应具备以下的性能：优异的耐腐蚀性和生物相容性、低弹性模量、良好的机械性能和高抗磨性。各国研究者为实现这些性能开展了大量工作，研制出多种医用金属材料，部分材料已在医疗领域获得应用。然而，当前使用的医用金属材料弹性模量高达 100～200GPa，而人体皮质硬骨（股骨和胫骨的外部区域）的模量远低于这个值，为 16～20GPa，松质骨或软骨的模量只有 1～4GPa[1]。如此大的弹性模量差异会导致植入物与周围骨组织之间的应力分布不平衡，从而产生"应力屏蔽"，使得骨组织和植入物发生松动[2-4]。因此，降低植入物与骨组织的模量不匹配，在骨置换和硬组织修复材料领域具有非常重要的意义[5-9]。为解决以上不足，目前人们采用的途径主要有两条：一是通过化学成分及组织调控研发低模量医用金属材料，二是制备多孔钛合金材料，本节拟针对这两方面的研究概况做简要介绍。

5.1.2 医用金属材料的弹性模量

医用金属材料主要包括钛及钛合金、不锈钢、钴合金、锆合金等。各国研究者围绕这几类金属材料的弹性模量开展了大量研究，力图制备出与人体骨组织弹性模量匹配的医用金属材料。

1. 钛及钛合金

钛及钛合金由于具有生物相容性优异、比强度高、抗腐蚀性好等综合性能而被广泛应用于医用植入性材料。早在 20 世纪 70 年代起，纯钛和 Ti-6Al-4V 合金开始最先被应用于医疗领域，例如，Ti-6Al-4V 合金被直接移植到外科植入和矫形治疗领域以取代密度大、生物相容性欠佳的医用不锈钢和 Co-Cr 合金[10-12]。但随后临床医生发现，长期使用该合金材料，V 元素可引起恶性组织反应，并对人体产生毒副作用，因而促使材料学家研究新的不含 V 的钛合金材料[13]。20 世纪 80 年代中期，瑞士和德国先后开发出新一代无 V 的α+β型双相医用钛合金 Ti-6Al-7Nb[14]和 Ti-5Al-2.5Fe[15]，其中 Ti-6Al-7Nb 合金已列入国际生物材料标准，开始在临床上获得应用；Ti-5Al-2.5Fe 合金则被弃用，主要原因是冶金加工性能差、不耐生理腐蚀。Ti-6Al-7Nb 合金的开发成功虽使钛合金的临床应用前进了一大步，但并未从根本上解决所有问题，具体体现在其生物相容性类似于传统的 Ti-6Al-4V 合金，仍含有 Al、Fe 等对人体无益元素，以及弹性模量较高、综合性能匹配不理想等缺陷。为解决以上不足，从 20 世纪 90 年代起，人们开始大力发展具有更好生物相容性和更低弹性模量的 β 型钛合金。下面从合金设计、显微组织、弹性模量、力学性能和生物相容性等方面介绍该领域的研究概况。

1）合金设计

低模量钛合金一般属于亚稳定 β 型，可通过对纯钛进行适当的合金化，并结合热处理或冷热变形控制其显微组织而得到。低模量钛合金的成分设计主要是指对其合金化元素的选择，可包括合金系选择、电子浓度设计、生物相容性筛选三方面。

a. 合金系选择

通常根据其对钛合金相组成的影响，将合金元素主要分为 α 相稳定元素、中性元素、β 相稳定元素等三类。如果合金元素的外层电子数小于 4，如 Al $3s^23p^1$，其通常为 α 相稳定元素；如果外层电子数等于 4，其为中性元素，如 Zr $4d^25s^2$、Sn $5s^25p^2$；如果外层电子数大于 4，为 β 相稳定元素，如 Mo $4d^55s^1$、V $3d^34s^2$、Nb $4d^45s^1$、Cr $3d^54s^1$、Fe $3d^64s^2$ 等过渡族金属元素。而类似于 Cu $3d^{10}4s^1$、Ag $4d^{10}5s^1$ 等元素，其 d 层电子越多，越容易形成共析金属间化合物，故称为快共析反应元素。低模量钛合金的元素选择以 β 相稳定元素为主（Nb、Mo 等），辅以中性元素；快共析反应元素导致硬而脆的第二相，一般不选，除非特殊需求，如海洋或医用钛合金由于防腐耐菌等要求，可选择微量 Cu 等元素。

对于大多数包含过渡族金属元素（TM）的二元钛合金，其杨氏模量随溶质浓度的变化如图 5.1 所示。考虑到合金元素对模量的影响，可将 β 相稳定元素分为 Ti-Fe 系[图 5.1（a）]和 Ti-Mo 系[图 5.1（b）]。Ti-Fe 是典型的 β-共晶合金，类似合金元素包括 Cr、Mn、Fe、Co 和 Ni 等，而 Ti-Mo 是 β-同构合金的代表，类似合金元素包括 V、Mo 和 Nb 等。这两个合金系之间的主要区别在于模量曲线峰值的右侧，随着溶质浓度的增加，Ti-Fe 系的模量降低（在最终增加之前），而 Ti-Mo 系则升高。在图 5.1（c）的示意图上，在低价电子浓度（e/a）下，β 相随着溶质浓度稳定性降低，α 相或 α 马氏体的形成导致杨氏模量随溶质浓度增加而升高。在高 e/a 下，β 相稳定，杨氏模量随溶质浓度增加而升高。曲线中部峰值主要是由亚稳态 ω 相的形成引起的，该相的模量高于 β 相。曲线上叠加了 α 马氏体的影响，其形成有助于调整峰值左侧曲线的形状。因此，从抑制 ω 相所能得到的最低模量角度考虑[图 5.1（c）]，低模量钛合金一般选择 Ti-Mo 系。

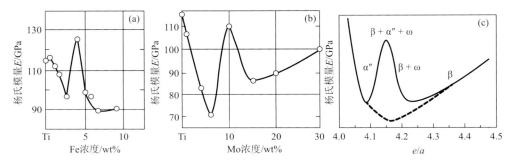

图 5.1　**Ti-Fe（a）和 Ti-Mo（b）系二元合金的杨氏模量与溶质浓度的关系**[16]；**（c）Ti-TM 合金杨氏模量与 e/a 关系示意图**[8]

b. 电子浓度设计

　　原子的电子结构是合金性能的基础。价电子浓度（e/a）是指合金中每个原子的平均价电子数。Hume-Rothery 理论指出，e/a 在一定条件下是决定固溶度的一个重要因素。钛合金中 α 相、β 相和 ω 相都是固溶体，因此 e/a 是钛合金成分设计需考虑的一个参数。d 电子合金设计方法（又称新相分析算法）[17]，是以 DV-Xa Cluster 分子轨道计算为基础发展起来的合金设计方法。该方法常用于设计低弹性模量的生物医用钛合金。d 电子理论采用 2 个参数键级（bond order，Bo）和金属 d 轨道能级（metal d orbital energy level，Md）来控制合金的相稳定性和性能。其中，Bo 用来表征钛与合金元素之间共价键的强度，Bo 值越大，原子之间的键合就越强；Md 是与元素的电负性和金属键半径密切相关的参数。常用合金元素在 β-Ti 中的 Bo 值和 Md 值[18]列于表 5.1。据此可以计算不同成分的钛合金的 Bo 值和 Md 值（图 5.2）。随着 Bo 值和 Md 值的增大，β 型钛合金的弹性模量逐步降低。因此采用高 Bo 值的 Ta、Nb、Hf、Mo、W、Zr 等元素进行合金化有利于降低 β 型钛合金的杨氏模量。另外，添加少量的 Al、O、Sn 作为溶质原子，可钉扎位错等缺陷，抑制 β 相中 {111}$_β$ 转变为 ω 相，从而有效降低 β 型钛合金的杨氏模量。例如，日本丰田研究开发中心实验室开发出一种新型弹性模量低但强度高的弹塑性 β 型 GUM 合金[18, 19]，其成分为 Ti24%（原子百分比）-(Ta+Nb+V)-(Zr+Hf)- O，其具有良好的弹性，该合金可在室温下进行 99%的冷变形。当该钛合金满足以上提及的 3 个电子参数（Bo = 2.87，Md = 2.45eV，e/a = 4.24）时，其弹性模量达到最低值，具有最好的综合性能。亚稳 β 型低模量钛合金的 e/a 大致为 4.18～4.33。

表 5.1　不同元素在 β-Ti 中的 Bo 值和 Md 值

3d 元素	Bo	Md/eV	4d 元素	Bo	Md/eV	5d 元素	Bo	Md/eV	其他元素	Bo	Md/eV
Ti	2.790	2.447	Zr	3.086	2.934	Hf	3.110	2.957	Al	2.426	2.200
V	2.805	1.872	Nb	3.099	2.424	Ta	3.114	2.531	Si	2.561	2.200
Cr	2.779	1.478	Mo	3.063	1.961	W	3.125	2.072	Sn	2.283	2.100
Mn	2.723	1.194									
Fe	2.651	0.969									
Ni	2.412	0.724									
Cu	2.114	0.567									

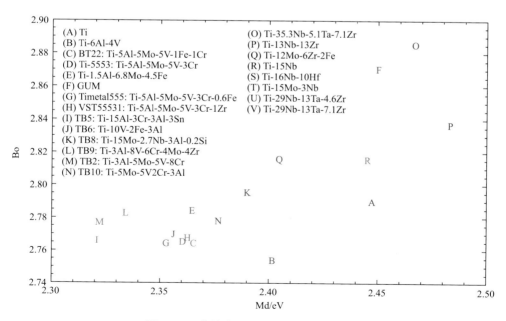

图 5.2　一些钛合金在 Bo-Md 图中的位置

c. 生物相容性筛选

对于生物医用钛合金，还应考虑金属毒性和过敏的风险，一般不使用 V、Co、Cr、Ni 等元素。此外，Al、Fe 为生物不友好元素，在新合金的开发中尽量不用或严格控制其含量。经过大量的实验表明，Nb、Ta、Zr、Sn、Mo 等元素具有较好的生物相容性，毒性较小，被认为是安全的生物医用合金元素[20]。例如，美国于 1996 年研制成功的 Ti-13Nb-13Zr 是最先被正式列入国际 ISO 标准的 β 型医用钛合金。

以生物医用钛合金 Ti-24Nb-4Zr-8Sn（Ti2448）的设计为例，可使用下述合金化策略来降低弹性模量：首先，合金化添加必须去除 ω 相，因为它不仅造成弹性模量的峰值，而且由于其致脆效应而被认为是不宜添加的；其次，合金化应将马氏体转变点降低到室温以下，使马氏体转变成为应力诱发的，从而可以借助该转变提高超弹性，这是许多生物医学应用中有用的特性；再次，从图 5.1 可以看出，即使在消除峰后，点状曲线上的最小值所表示的弹性模量仍然远远高于人骨，因此，合金化方案必须能够进一步降低 β 相的固有弹性模量；最后，合金化不应该影响强度。

在决定初级二元合金系统作为进一步发展合金的基础时，我们认为 Ti/Zr 不合适，因为 Zr 与周期表上的 Ti 同组，要修改对 e/a 敏感的属性，如 β 相稳定性，将 Ti 与 Zr 进行合金化的效率较低。最近一项更为复杂的第一原理计算[21]证实了上述经验规则。理论结果也表明，虽然 Zr 在能量上（热力学）稳定 β 相，但该相仍然具有弹性（机械）不稳定性。另外，Ta 的熔点和密度高，含有 Ta 的合金难熔易偏析，而且成本高；与其他过渡金属相比，元素 Ta 的高成本及其高密度显然不利于在生物医学合金中使用。以上注意事项使 Ti-Nb 成为我们进一步改善性能和成分的主要合金系统的选择。

Zr 和 Sn 在抑制 Ti-Nb 系合金的 α″ 马氏体变方面非常有效，加入 1wt% 的 Zr 和 Sn 可使马氏体转变温度分别降低 41.2K 和 40.9K，而同等质量的 Nb 仅降低 17.6K[22]。第一原理计算[21]表明，在 Ti 中加入 Nb 可提高 β 相的弹性稳定性和相稳定性，理论计算的 β 相稳定最低 Nb 浓度是 24wt%，与实验值 21wt%～23wt% 完全吻合[23, 24]，但具有稳定的 β 相的二元 Ti-Nb（至少含 24wt% 的 Nb）具有不期望的高弹性模量。用 Zr 替换一些 Nb 可将弹性模量降低到较低水平，但 Zr 不能有效地提高 β 相稳定性。添加 Sn 可以有效地提高 β 相稳定性，同时避免弹性模量增大，但过多的 Sn 会提高杨氏模量 $E_{\langle 111 \rangle}$ 和剪切模量 $G_{\{001\}\langle 010 \rangle}$。综上所述，必须进行系统组成优化，以获得最佳的生物力学特性。

2）合金显微组织

医用钛合金的弹性模量与其显微组织密切相关，为实现其弹性模量的有效控制，需要对钛合金显微组织及其与力学性能的关系深入了解。按照退火状态的相组成，通常可将钛合金划分为 α 型、近 α 型（少量 β 相）、α+β 型和 β 型。在这几种类型钛合金中，β 型钛合金具有更低的弹性模量，因此目前已发展的低模量钛合金大多属于 β 型钛合金。

β 型钛合金是指含有足够的 β 相稳定化元素以抑制合金淬火至室温过程中发生马氏体转变的钛合金。其中 Mo 当量法可以用来描述 β 相的稳定性，其经验计算公式为[25]

$$[Mo]_{eq} = [Mo]\% + \frac{[V]\%}{1.5} + \frac{[W]\%}{2} + \frac{[Nb]\%}{3.6} + \frac{[Ta]\%}{4.5} + \frac{[Fe]\%}{0.35} + \frac{[Cr]\%}{0.63}$$
$$+ \frac{[Mn]\%}{0.65} + \frac{[Ni]\%}{0.8} - [Al]\%$$

（5-1）

当合金的 Mo 当量为 8～23 时，一般属于亚稳 β 型钛合金，目前综合性能较好的亚稳 β 型钛合金的 Mo 当量为 8～17.7，当 Mo 当量低于 8 时为近 β 型钛合金，而高于 30 时则会形成稳定 β 型钛合金[25]。为调控合金的弹性模量并获得优异的综合力学性能，通常对加工态 β 型钛合金进行固溶和时效处理。下面对低模量 β 型钛合金固溶及时效处理的组织进行介绍。

a. 固溶处理

固溶处理（solution treatment）是指将合金加热到高温单相区恒温保持，使过剩相充分溶解到固溶体中后快速冷却，以得到过饱和固溶体的热处理工艺。对于低模量 β 型钛合金，由于含有足够多的 β 相稳定元素，快速冷却后的组织为单一 β 相，其组织形貌为典型的等轴晶（图 5.3）。

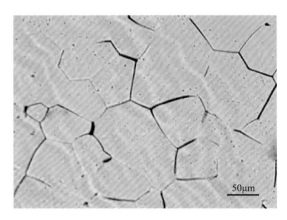

图 5.3　Ti2448 合金 850℃固溶处理 1h 并空冷后金相组织[8]

在一些 β 稳定元素含量较高的合金中，快速冷却后在 β 基体中观察到了一些非等温ω相（图 5.4）。ω相是一种亚稳相，它主要是由体心立方（bcc）结构的β相中（111）面的塌陷而形成[26]。图 5.5 示意地表示了 bcc 晶格中的一组（111）晶面，其相邻的两个晶面向其中间塌陷，就形成ω相。根据两个晶面塌陷的程度是否完全，可以将ω相分为两种晶体结构：六角结构和三角结构[26]。六角结构的ω相具有AB₂型结构，属 *P6/mmm* 空间群，是理想ω相晶体结构。这种结构的ω相由β相中两个相邻（111）面的完全塌陷形成，两个（111）面重合到其中间位置，其ω相衍射斑点的特征是在基体衍射斑点间 1/3、2/3 位置出现两排相对较弱的衍射斑点。而三角结构的ω相结构与六角ω相类似，属 *P̄3m*1 空间群，是由两个相邻（111）面的不完全塌陷造成的，两个相邻的（111）面没有完全重合到其中间位置，不具有理想的ω相晶体结构，这种ω相衍射斑点的特征是在β衍射斑点之间有扩散条纹，其ω弱衍射斑点不在其理想位置上[27, 28]。对于稳定程度较高的 β 型钛合金，在固溶处理后快速冷却，容易形成这种三角非等温ω相。这种相的 β 衍射斑点之间有扩散条纹（图 5.4），但在暗场像中无法明确地观察到ω相析出[29]。

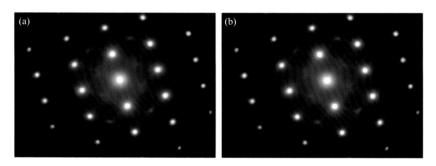

图 5.4　Ti-39Nb-13Ta-4.6Zr（a）和 Ti-29Nb-13Ta-4.6Zr（b）水淬试样[011]β 选区电子衍射谱[29]

b. 时效处理

固溶态低模量钛合金由单 β 相组成，一般强度较低。为提高其强度，需要对低模量钛合金进行时效处理。下面对合金时效过程中发生的固态相变简要介绍。

α相：在 β 相转变温度下进行时效处理（典型温度为 400～600℃），β 基体中会析出细小弥散分布的次生 α 相[30]。析出的 α 相为密排六方（hcp）结构，形态为细小针状，一般与母相满足 Burges 取向关系[31]：（0001）α∥（110）β，[111]β∥[1120]α（图 5.6）。次生强化效果显著，且取决于 α 相的体积分数和尺寸。随着时效温度的降低，次生 α 相的尺寸逐渐减小，α 相含量增加（图 5.7）[32]。冷加工可以强化时效效应，并使得次生 α 相分布更均匀。

ω相：亚稳 β 型钛合金在 500℃以下时效处理时会析出 ω 相，称为等温 ω 相[31]。该相为理想ω相晶体结构，由β相中两个相邻（111）面的完全塌陷形成，两个（111）面重合到其中间位置（图 5.5），其ω相衍射斑点的特征是在基体衍射斑点间 1/3、2/3 位置出现两排相对较弱的衍射斑点。图 5.5 是 Ti-29Nb-13Ta-4.6Zr

合金在时效处理后由等温ω相从β基体中析出。在 TEM 暗场像中可以清楚地分辨出在母相中均匀弥散分布的ω相[图 5.8（a）]，ω相颗粒基本上呈椭球形。图 5.8（b）是图 5.8（a）沿$\langle 110 \rangle_\beta$晶轴的选区电子衍射花样，在 $g = 2/3 \langle 211 \rangle$、$g = 1/3 \langle 111 \rangle$ 等处出现了ω相的衍射斑点，ω相与母相的取向关系是$(0001)_\omega // (111)_\beta$ 和 $[11\bar{2}0]_\omega // [1\bar{1}0]_\beta$。随着时效温度的降低，ω相含量逐渐增加。

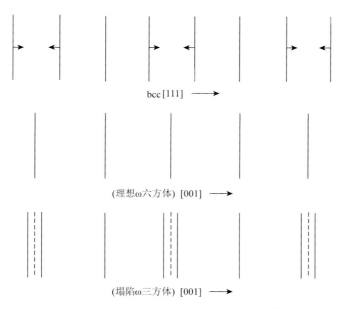

图 5.5　六角和三角ω相形成过程示意图[26]

α″相：从 β 相快速冷却的过程中，由于 β 向 α 相的转变来不及进行，β 相将发生无扩散相变转变为成分与母相相同但晶体结构不同的过饱和固溶体，即马氏体。若 β 稳定元素含量较高，转变为具有斜方结构（orthorhombic）的马氏体 α″。α″与母相之间保持固定取向关系：[100]α″ // [001]β，[010]α″ // [01$\bar{1}$]β，[001]α″ // [011]β[33]。亚稳 β 型钛合金中马氏体转变温度（M_s）低于室温，所以在淬火和时效过程不会发生 α″马氏体相变。但是在一些特殊 β 型钛合金中，会发生纳米尺度 Nb 元素的成分分解[34]。在时效处理过程中，通过热处理控制 Ti2448 合金中 bcc 相的纳米尺度成分分解及其形成的弹性约束环境，使原子发生连续剪切（shear）和挪动（shuffle），可将非连续性 bcc-hcp 相变转化为连续相变，在转变过程中形成α″相[34]。

3）弹性模量及力学性能

a. 弹性模量

目前发展的低模量钛合金大多为无毒元素组成的β型钛合金，包括 Ti-13Nb-

13Zr[13, 30, 35-41]等。这些合金中大多含有 Nb、Ta、Mo 和 Zr 贵金属元素，合金成本较高。为解决这一不足，各国学者又陆续开发了由 Fe、Cr、Mn、Sn 和 Al 等合金元素组成的低成本低模量钛合金，包括 Ti-10Cr-Al[42-50]等。

表 5.2 归纳了已报道的典型金属材料的弹性模量。由表可见，通过合金设计，可以使β型钛合金的弹性模量在较宽范围内进行调整（40～80GPa）。在实际应用时，人体内不同的应用部位需要材料具有不同的弹性模量。对于某一种材料，其弹性模量的调控方法主要包括以下三种。一是热处理。固溶处理温度对合金弹性模量影响不大，较慢的冷却速度能够较少地提高材料的弹性模量。通过时效处理在β基体中析出α相或ω相，可以显著提高合金的弹性模量。例如，对于 Ti-29Nb 合金，在 300～500℃时效处理，通过调整温度和处理时间控制α相和ω相的析出，使合金弹性模量最高可达约 100GPa[30]。二是剧烈塑性变形（SPD）法。通过调整变形工艺参数，显著改变材料的织构，从而实现弹性模量的调整。例如，对于 Ti-29Nb-13Ta-4.6Zr 合金，通过调整冷轧变形的形变量，可以显著降低合金的弹性模量，最低可降低到 60GPa[51]。三是单晶生长。以 Ti2448 合金为例，通过调节单晶制备工艺参数，利用多晶晶粒竞争生长的方法，可以制备出<100>、<110>和<111>方向 Ti2448 单晶。Ti2448 合金具有很强的弹性各向异性，<100>、<110>和<111>方向的杨氏模量分别为 27.1GPa、56.3GPa、88.1GPa，剪切模量分别为 34.8GPa、11.0GPa、14.6GPa；弹性常数 c_{11}、c_{12}、c_{44} 分别为 57.2GPa、36.1GPa、35.9GPa，弹性各向异性因子 $A = 3.39$。β 型钛合金的价电子浓度 e/a 决定了合金的弹性性能，随着价电子浓度的降低，弹性常数 $c'[c' = (c_{11}-c_{12})/2]$ 单调递减，弹性常数 c_{44} 变化不大，体模量 B 降低，晶体的 bcc 结构的稳定性逐渐降低。弹性常数 c' 和 c_{44} 的共同作用，导致 Ti2448 合金在<100>方向上具有超低的单晶杨氏模量（27.1～32.6GPa），达到人体骨骼的模量水平[52]。

表 5.2 生物医用金属材料力学性能对比

材料	弹性模量/GPa	抗张强度/MPa	合金型
CpTi（商业纯钛 1～4 级）	100	240～550	α
Ti-6Al-4V 超低间隙锻造钛合金	110	860～965	α+β
Ti-6Al-4V 超低间隙标准钛合金	112	895～930	α+β
Ti-6Al-7Nb 锻造钛合金	110	900～1050	α+β
Ti-5Al-2.5Fe	110	1020	α+β
Ti-13Nb-13Zr 锻造钛合金	79～84	973～1037	亚稳定 β
Ti-12Mo-6Zr-2Fe（TMZF）	74～85	1060～1100	β
Ti-35Nb-7Zr-5Ta（TNZT）	55	596	β

续表

材料	模数/GPa	抗张强度/MPa	合金型
Ti-29Nb-13Ta-4.6Zr	65	911	β
Ti-35Nb-5Ta-7Zr-0.4O	66	1010	β
Ti-24Nb-4Zr-8Sn（Ti2448）	45	850	β
Ti-15Mo-5Zr-3Al	82	882～975	β
纯 Zr	99	388	α
Zr-(1-3)Mo	98	380～424	α+β
Zr-10Mo	73	323	β
Zr-(10-40)Ti	68～78		α'+β
Zr-10-25Nb	50～70	500～800	β+ω
Zr-1Cu	106	584	α+CuZr$_2$
Zr-1Au	108	622	α
Zr-1Pd	110	603	α+Pd$_2$Zr
Co-Cr-Mo	200～230	600～1795	{奥氏体（fcc）+hcp}
316L 不锈钢	200	465～950	{奥氏体}
骨	10～40	0～140	黏弹性复合材料

b. 力学性能

对于低模量β型钛合金，在固溶状态时其弹性模量最低，但是其固溶状态的抗拉强度和疲劳强度与（α+β）型医用钛合金（如 Ti-6Al-4V）相比很低。因此，需要采取措施提高β型钛合金的抗拉强度和疲劳强度，以保证其在人体内的长期安全可靠使用。

提高抗拉强度和疲劳强度的方法有很多种，这里主要介绍以下三种。

一是剧烈冷变形。这类方法包括冷轧[53]、冷悬锻和剧烈塑性变形，如等通道挤压（ECAP）[54]、累积叠轧焊（accumulative roll bonding，ARB）[55]、高压扭转（high pressure torsion，HPT）[56]等。这些方法都可以有效地提高β型钛合金的抗拉强度或疲劳强度同时保持较低的弹性模量[57, 58]。例如，对 Ti-29Nb-13Ta-4.6Zr 合金来说，随着冷轧形变率的提高，其疲劳强度显著提高而弹性模量基本与冷轧前一致[53]。

二是时效处理。如前所述，时效处理可以在β基体中析出α或ω相（图 5.6～图 5.8），通过调整时效时间和温度，控制α或ω相的析出含量，可以显著强化材料（图 5.9），但是其弹性模量也同时提高，最高可达到 Ti-6Al-4V 合金水平[30]。研究表明，短时时效处理可以使钛合金的模量降到 80GPa 以下，同时其拉伸强度和疲劳强度显著提高[59]。

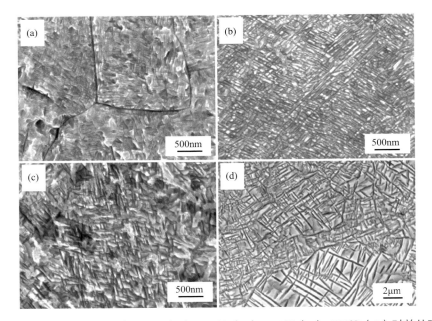

图 5.6 **Ti-24Nb-4Zr-8.0Sn 在 400℃时效处理 4h 后的透射电镜形貌**

（a）明场像；（b）暗场像[32]

图 5.7 **Ti-24Nb-4Zr-8.0Sn 在 350℃（a）、400℃（b）、450℃（c）、500℃（d）时效处理 24h 后的扫描电镜形貌**[32]

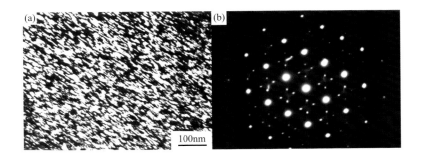

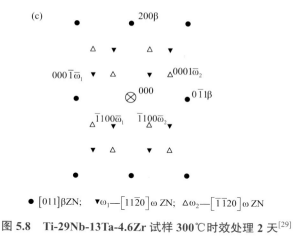

● [011]βZN；　▼ω₁—[11$\bar{2}$0]ωZN；　△ω₂—[$\bar{1}\bar{1}$20]ωZN

图 5.8　Ti-29Nb-13Ta-4.6Zr 试样 300℃时效处理 2 天[29]

（a）TEM 暗场像；（b）〈110〉β 选区电子衍射谱；（c）选区电子衍射谱（b）的示意图

三是加入第二相颗粒。在β基体内加入 TiB 和 Y₂O₃ 陶瓷颗粒[60]。例如，在 Ti-29Nb-13Ta-4.6Zr 合金中加入 0.05%～0.5% Y₂O₃ 后，材料的疲劳强度随 Y₂O₃ 加入量的增加而显著升高，但弹性模量却基本与加入前保持一致。当其含量超过 1.0%时，其疲劳强度反而降低，表明 Y₂O₃ 加入量不能无限增加。

4）生物相容性实验

低模量钛合金的生物相容性及临床应用已被广泛研究，以验证低模量合金与骨组织弹性匹配对骨愈合作用的积极作用。研究表明，由 Nb、Ta、Zr 等无毒元素组成低模量钛合金具有优良的生物安全性，可满足卡环、支架等口腔表面接触器械的应用要求[61]。成骨细胞在新型钛铌锆锡合金表面具有良好的吸附状态[62]。例如，Guo 等利用 Ti2448 合金制备的髓内钉（intramedullary nails）植入新西兰大白兔来研究植入物的稳定性和愈合作用[63, 64]。结果表明，与 Ti-6Al-4V ELI 合金相比，低模量钛合金内植入物有利于骨折后早期新骨的形成，可减少固定节段骨量丢失，提高骨折愈合元气质量和植入物的生物稳定性，可以显著促进折断兔胫骨的新骨生成。该结果表明，在植入物植入人体后的早期愈合阶段，由低模量钛合金制备的植入物能够明显促进骨髓腔内的新骨形成[65]。

2. 不锈钢

不锈钢是医用金属材料领域内应用时间最久的一类材料。SUS 316L 为一种奥氏体不锈钢，是常用于生物医学领域的一种植入物用不锈钢材料，主要应用于骨固定（骨板、骨钉等）、脊柱固定、心血管（电终端、支架）及导管等。由于 SUS 316L 中含有大量的 Ni，具有一定毒性，因此无镍不锈钢的研究和开发受到了广泛关注。目前制备无镍不锈钢的原理是利用奥氏体稳定元素 Mn 和 N 代替 Ni，主要

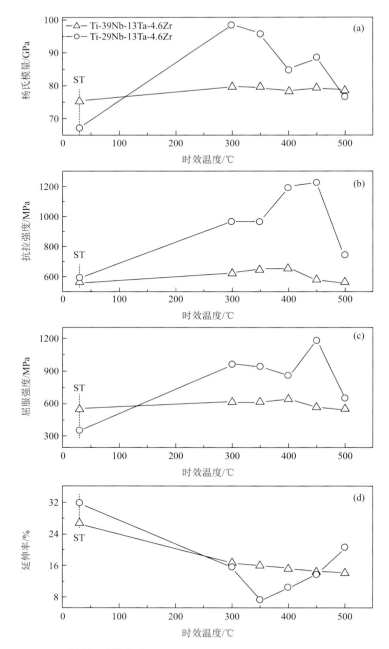

图 5.9 **Ti-Nb-Ta-Zr** 试样杨氏模量（a）、抗拉强度（b）、屈服强度（c）、延伸率（d）随时效温度的变化[29]

制备方法包括真空感应熔炼（VIM）、电渣重熔（ESR）、加压电渣重熔（PER）、反压铸造（CPC）、固氮吸收处理等熔炼方法。熔融法制备的无镍不锈钢包括 Fe-(15～18)Cr-(10～12)Mn-(3～6)Mo-0.9N[66]、Fe-18Cr-18Mn-2Mo-0.9N[67]、Fe-17Cr-10Mn-3Mo-0.49N-0.2C（P558）、Fe-21Cr-9Ni-3Mn-0.41N（Rex 734）[68]、Fe-(19～23)Cr-(21～24)Mn-(0.5～1.5)Mo-0.9N（BioDur 108）[69]、Fe-(16～20)Cr-(12～16)Mn-(2.5～4.2)Mo- (0.75～1)N（X13CrMnMo18-14-3）[70]，大部分合金中含有一定含量的 Mn。由于锰的生物相容性尚不清楚，并且熔炼法制备高氮奥氏体不锈钢制品难度大，机械加工性能差，因此各国研究者又研发了固氮吸收处理法制备高氮奥氏体不锈钢。该方法主要以 Fe-24Cr、Fe-24Cr-2Mo 等铁素体不锈钢为原材料[71]，首先对铁素体不锈钢进行热处理，使其晶粒尺寸得到优化，并塑性成型成最终产品状；然后将上述器件置于氮气中加热，氮气扩散至器件中以稳定奥氏体相，最终得到无 Ni 和 Mn 的奥氏体不锈钢，如 Ti-24Cr-1N 或 Ti-24Cr-2Mo-1N[72]，该方法适用于小（薄壁）产品的生产制造。

无镍不锈钢的弹性模量在 200～210GPa 范围内，远高于人体骨组织。细胞相容性研究结果表明[73]，无镍不锈钢具有良好的生物相容性和血液相容性，且随氮含量的增加，血液相容性提高[74]。

3. 钴合金

钴合金具有较高的耐腐蚀性和优异的耐磨性[75]，常用做人工关节材料。其弹性模量范围为 220～234GPa，远高于人体组织。该合金具有同素异形结构：ε 相（hcp 结构，室温稳定相）和 γ 相（fcc 结构，高温稳定相）。γ 相滑移系的数量大于 ε 相，因此为提高材料的塑性，钴合金基体多以 γ 相为主。由于 Ni 具有较高的层错能，常被用于稳定合金中的 γ 相[76]。例如，Co-Cr-W-Ni 合金（ASTM F90）作为具有高层错能的典型 Co 合金，已被应用于生物医学领域。此类合金在室温下由 γ 相组成，具有较高的冷加工性能。然而，镍具有生物毒性，因此各国学者研发了无镍钴合金，如钴铬钼合金（ASTM F75），其典型的化学成分为 Co-29Cr-6Mo[77]。由于此合金堆垛层错能较低，在室温 ε 相存在的同时，γ 相下也得以保留，使其具有良好的冷加工性能。另外，氮的加入还可调控合金内相的组成。在添加约 0.2wt%氮元素时，可在室温下得到单一 γ 相无镍钴合金[78]。

然而，无镍钴合金在室温下的变形，导致形变诱发马氏体相变得到 ε 相，严重地影响了合金的冷加工性能。为解决此问题，一方面可采用热处理的方法进行组织调控，优化晶粒，提高合金的机械性能[79]；另一方面，对于 Co-27Cr-5Mo-0.16N 合金利用逆向相变，使其从 ε 相和 Cr_2N（由时效处理）组成的片状共析结构向 γ 相转变，无须热处理工艺[80]。

4. 锆合金

医学的进步对金属植入物提出了更高的要求，除了基础的力学兼容性、生物相容性外，还需要考虑术后检查时材料与检测设备间的相互作用。其中，磁共振成像（MRI）是常见的临床检查，患者在术后进行磁共振检测时，植入体材料的高磁化率会造成图像失真等伪影，干扰医师对患者病情的判断。

锆合金具有优异的耐腐蚀与耐磨性能[81]、独特的表面生物特性[82]，使其成为继钛合金后具有广泛应用前景的医用金属材料。尤其最近研究[83-86]表明，锆合金明显降低了 MRI 诊断过程中产生的伪影副作用，加之其与钛合金相比具有更低的弹性模量，使其在医学中的应用成为关注热点。

图 5.10 为锆合金中合金元素及其添加量对弹性模量的影响[87-91]，可见生物兼容性优异的钛、钼、铌经常作为合金添加元素用来降低纯锆的弹性模量。钼与铌是锆合金中的 β 稳定元素，随着钼和铌含量的增加，锆合金由室温的具有密排六方晶体结构的 α 相转变为具有体心立方晶体结构的 β 相，β 相具有比 α 相更低的弹性模量，锆铌合金中锆合金的弹性模量可从纯锆的 99GPa 降低到 50GPa 左右，更接近于人骨的 10～30GPa。锆与同族的钛与无限固溶，锆在钛合金中被视为中性元素，但钛作为合金元素添加到锆合金中时，锆钛二元合金中出现了亚稳的 β 相，可使弹性模量从 99GPa 下降到 68GPa。对比锆合金中合金元素（Ti, Nb, Mo）对降低初始弹性模量的效果，铌元素最为明显，从力学兼容性角度考虑，锆铌合金最为合适。

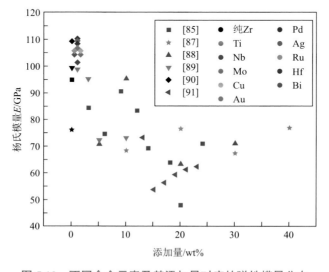

图 5.10　不同合金元素及其添加量对应的弹性模量分布

此外，人体不同部位对合金植入物提出了不同要求，用于脊柱处起固定作用的合金就是一典型例子。合金在临床使用时需要被医生弯曲后进行固定，鉴于临床手术条件，要求合金的回弹幅度小，即定形性强，但低弹性模量合金对应的回弹幅度大，难以满足要求，这产生了"力学兼容性"和"定形性"之间的矛盾。利用弯曲应力诱发相变仅提高变形部分的弹性模量，如图 5.11 所示，即可兼顾合金的力学兼容性和定形性，有望解决临床应用面临的问题。开发具有弹性模量可调控性能的新型锆合金也是一重要方向，通过合金设计对合金化学成分进行优化，Zr-17Nb 的合金变形前的弹性模量为 54GPa，远低于现有传统医用合金的弹性模量，经过 10%的冷轧变形后弹性模量增加至 72GPa，且与无形变诱发相变的合金相比，形变诱发相变可有效减小回弹幅度。

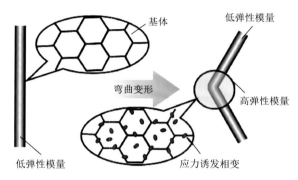

图 5.11 应力诱发相变提高局部弹性模量示意图

5.1.3 多孔钛合金材料的力学匹配

多孔钛合金材料具有比其致密块体材料更低的弹性模量，是解决金属植入物与人体骨弹性错配的有效手段，其内部存在的大量孔隙有利于周围细胞长入和新骨生长，能够显著促进骨组织的形成能力[92]，延长植入体的寿命。但是多孔块体材料的最大缺点是强度较低，为满足新生骨组织长入植入材料而提高材料的孔隙率和孔径尺寸的同时，材料的强度也会迅速下降。

为提高多孔材料的力学性能，各国学者采用的方法主要包括孔隙率、孔型及孔壁组织的调整[93, 94]。由于钛合金的熔点很高，与高温下空气中的氧气和氮气具有良好的亲和性，很难采用须在高温、高真空条件下进行的液态发泡方法制备多孔钛合金[95]，因此现有多孔钛材的制备方法基本都采用固态金属烧结。然而目前采用固态金属烧结法制备的多孔钛及钛合金材料主要存在以下不足：一是难以得到大尺寸孔隙结构、高孔隙率及预期孔隙分布形态的多孔钛合金；二是所制备样品的孔隙率的可控性和稳定性不高，性能不稳定。因此对于固态金属烧结法制备的多孔材料只能通过调整孔隙率来提高其力学性能，优化效果有限[96-99]。近期，激光选区熔化（SLM）和电子束选区熔化（EBSM）方法被用于新型多孔钛合金材料的制备。该方法可以精确控制多孔结构，且不受金属高熔点影响，能够有效改善材料的力学性能，受到各国学者的广泛关注[100, 101]。目前，大多数增材制造多孔钛合金的研究主要集中在（α+β）类型 Ti-6Al-4V 合金。下面针对增材制造法制备的多孔钛合金材料的孔壁组织、弹性模量和力学性能的研究概况进行简要介绍，阐明其孔型、孔隙率及孔壁组织和力学性能之间的关系，探讨多孔钛合金材料与人体骨组织力学性能匹配的调控机制。

1. Ti-6Al-4V 多孔材料孔壁表面特征及微观组织

图 5.12 为 EBSM 法制备的泡沫和规则网格多孔结构的实例图。其孔壁组织主要由针状 α′马氏体组成，这主要与其制备过程中很高的冷却速率有关[图 5.13（a）][102, 103]。在 α′马氏体片之间探测到少量 β 相[图 5.13（c）～（f）][104]，但其数量很少，无法采用 XRD 方法检测[图 5.13（b）]。由于部分未熔粉末颗粒烧结到孔壁表面，其孔壁表面比较粗糙（图 5.14）。

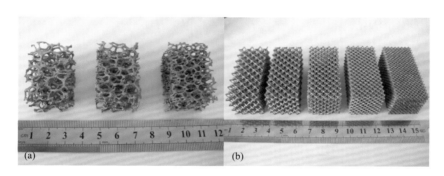

图 5.12 泡沫结构（a）和规则网格多孔结构（b）的宏观图[104]

2. 弹性模量

对于孔隙率为 50%～95%的 Ti-6Al-4V 多孔结构，它们的模量范围为 0.1～20GPa，与小梁骨和皮质骨相当[105, 106]（图 5.15），可以有效减少植入物和骨组织之间刚度不匹配导致的应力屏蔽效应，有利于植入物的长期安全应用。多孔材料杨氏模量的测量方法包括共振频率分析法（动态模量）和压缩法（静态模量）。与动态模量相比，通过压缩方法测试的静态模量较低[图 5.15（a）]。多孔结构的模量随孔隙率的增加而降低，因此调节孔隙率是调控多孔结构模量的有效方法。

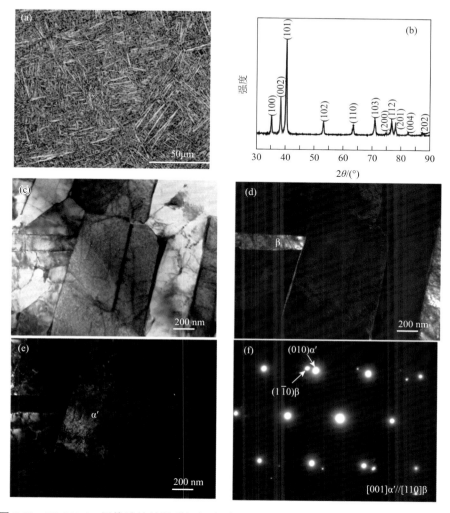

图 5.13　Ti-6Al-4V 网格孔棱的微观组织（a）、XRD 谱图（b）、TEM 照片（c～f）[104]

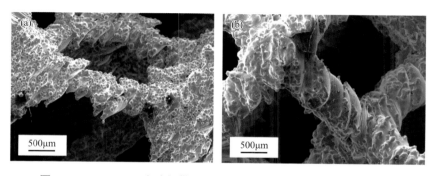

图 5.14　Ti-6Al-4V 泡沫韧带（a）和网格孔棱（b）的 SEM 照片[104]

Gibson-Ashby 模型是描述多孔结构和弹性模量之间关系的经典模型[107]。根据该模型，多孔材料的相对模量（E/E_s）和相对密度（ρ/ρ_s）可描述为

$$E/E_s = (\rho/\rho_s)^2 \qquad (5\text{-}2)$$

其中，下标"s"表示全致密材料，以便与多孔材料区分。与 Gibson-Ashby 模型相比，Ti-6Al-4V 规则网格结构的相对模量和相对密度遵循线性关系[图 5.15（b）]，指数因子（n）为 2.0～2.4，该值与 Gibson-Ashby 模型的理论值 2.0 基本吻合。但对于泡沫结构，其指数因子为 2.4～3.0[108, 109]，与理论值有较大的差异，这主要与其无序结构和杨氏模量的测量方法有关[110]。

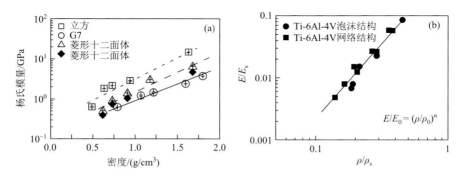

图 5.15　（a）不同孔型网格结构的杨氏模量，其中动态杨氏模量（空心符号）和静态杨氏模量（实心符号）；（b）Ti-6Al-4V 泡沫结构和网格结构的相对模量（E/E_s）和相对密度（ρ/ρ_s）关系图[104-106]

3. 抗压强度

采用 3D 打印技术制备 50%～95%的 Ti-6Al-4V 合金的多孔结构，抗压强度为 3～300MPa[图 5.16（a）][105, 111, 112]，其相对强度和相对密度遵从 Gibson-Ashby 模型所描述的线性关系，但是它的指数因子 n 值高于理论值 1.5[图 5.16（b）][105]。无序泡沫和规则网格结构多孔材料比强度随比模量增加而单调增加。在相同比模量的条件下，规则网格结构比无序泡沫结构具有更高的比强度。与其他多孔材料比较，EBSM 法制备的 Ti-6Al-4V 合金在相同比模量时具有更高的比强度[113]。

在压缩变形过程中，Ti-6Al-4V 合金多孔结构在其峰值载荷下形成变形带，随后变形带逐渐扩展直至整个多孔结构失效。由于含有硬脆的 α' 相，其抗压强度达到最大值后迅速下降，随后随着形变的进行，应力发生剧烈的上下起伏变化，呈现出典型的脆性多孔材料的变形行为（图 5.17）。为改善这一不足，可以采用以下措施。一是单元孔型调整。对于规格网格多孔材料，其抗压强度和变形行为由作用于单元孔棱力的屈曲和弯曲分量的耦合作用决定。通过孔型设计，可以调整 Ti-6Al-4V 合金多孔结构的变形行为和强度。当施加于孔棱受力的屈曲分量占主导

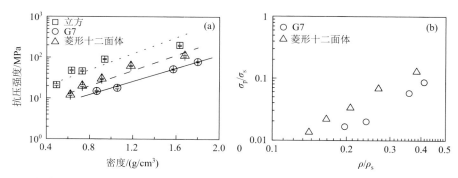

图 5.16　（a）不同孔型 **Ti-6Al-4V** 网格结构的抗压强度；（b）相对强度（σ_p/σ_s）与相对密度（ρ/ρ_s）的关系图[105]

时，多孔材料表现出较高的抗压强度，但其应力-应变曲线表现出脆性多孔材料的变形行为。当弯曲分量占主导时，多孔材料的弹性变形规律与 Gibson-Ashby 模型吻合较好，通过提高弯曲分量可以使应力-应变曲线呈现出韧性多孔材料变形行为（图 5.17）。二是梯度孔隙设计[114]。梯度多孔材料的变形行为符合各均匀组分应力-应变响应的权重平均值。通过适当地设计每个均匀组分的性能和积分数，可以制备出高强度和能量吸收性的梯度多孔材料。三是后处理。热处理和热等静压等后处理手段可以形成 $\alpha+\beta$ 相的层片状结构，使多孔材料抗压强度降低，但塑性提高[109]。

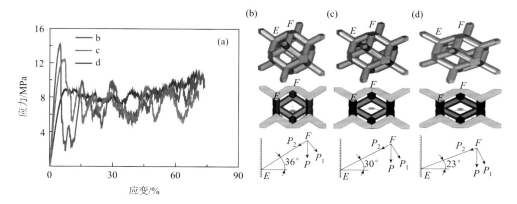

图 5.17　（a）不同孔径的菱形十二面体网格结构的应力-应变曲线；（b）**Materialize** 软件设计的单元模型；（c，d）增加孔棱受力的弯曲分量的单元模型[105]

4. 疲劳性能

对增材制造的 Ti-6Al-4V 多孔材料压缩疲劳性能研究结果表明，由于其孔壁内含有硬脆α'马氏体相且表面非常粗糙（图 5.13 和图 5.14），其疲劳强度与屈服强度的比值为 0.1～0.2，远低于已报道的泡沫金属材料。多孔材料疲劳过程的损伤机制为孔壁材料的循环蠕变特性及其疲劳裂纹扩展的共同作用，其中前者是决定多孔材料疲劳寿命的主要因素。通过孔隙率、孔型调整以及热处理等工艺手段影响多孔材料循环蠕变及其疲劳裂纹扩展特性，可以明显改善其疲劳强度，保证其在人体内长期安全使用。

1）孔隙率调整

增材制造的 Ti-6Al-4V 多孔结构的孔隙率反比于其压缩疲劳强度[115]。如图 5.18（a）所示，在相同的应力水平下，压缩疲劳强度随着孔隙率的提高而降低。然而，研究后发现多孔结构归一化后的 S-N 曲线符合单幂指数曲线的形式[116]，其相对压缩疲劳强度（$\sigma_{\text{comf}}/\sigma_0$）和相对密度（$\rho/\rho_0$）也具有良好的线性关系[图 5.18（b）]，其指数因子约为 2.7，高于由 Gibson-Ashby 模型的理论值（约 1.5）[115]，也高于文献中报道的泡沫铝（约 1.8）和泡沫镍（约 2.1）的指数因子[107]。尽管不同材料具有不同的指数因子，但仍可以根据密度的数据来考察多孔材料的压缩疲劳强度。

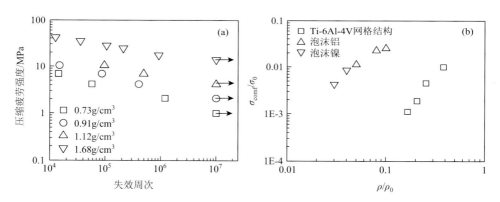

图 5.18　（a）EBSM 制备的不同密度 Ti-6Al-4V 网格结构的 S-N 曲线；（b）相对疲劳强度与相对密度的关系图[115]

2）多孔结构设计

多孔结构的力学性能很大程度上取决于其单元网格的设计。通过调整多孔结构的单元孔特性可以调节多孔结构的杨氏模量、静态抗压强度和变形行为[117-119]。通过与报道中实体以及泡沫铝的结果进行对比[120]，合适的孔型结构可以将归一化后增材制造 Ti-6Al-4V 多孔结构的压缩疲劳强度提高到 0～0.6，因此单元孔型调整是一种有效提高其疲劳性能的方式。目前，各国学者提出了很多机制来解释其压缩疲劳强度的提高。Zhao 等[121]认为多孔材料的疲劳性能主要由施加于单元孔棱力的屈曲分量和弯曲分量的耦合作用决定，通过调整多孔材料单元孔形貌以改变两种分量的耦合作用，可以使孔棱局部应力释放，同时降低其在疲劳过程中循环蠕变速率，进而可以在较低相对密度的情况下提高其压缩疲劳强度（图 5.19）。Yavari 等[120]认为压缩疲劳强度与不同孔型多孔结构中孔棱的表面形貌、缺陷以及受力情况相关。Ahmadi 等[122, 123]指出增材制造金属多孔生物材料的归一化压缩疲劳强度相对于改变孔型结构的设计更依赖于材料本身的力学性能。

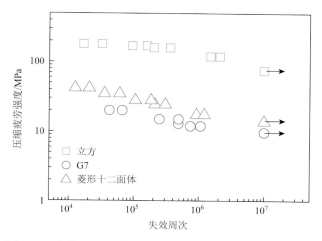

图 5.19　立方、G7、菱形十二面体网格结构的 *S-N* 曲线[121]

3）后处理

对增材制造 Ti-6Al-4V 多孔结构在α+β两相区进行退火，其孔棱组织由针状α′马氏体相转变为α+β相（图 5.20）[124]，同时随退火温度升高，α片层的宽度增大。在接近相变点的高温两相区退火后形成了粗大的α片层，其宽度和长度的比值增大，导致 Ti-6Al-4V 多孔合金塑性明显提高[图 5.21（a）]。这种具有更高塑性的显微组织可以显著降低单元孔节点处的应力集中，同时阻碍裂纹的萌生[125]，显著提高增材制造 Ti-6Al-4V 多孔结构的压缩疲劳强度[图 5.21（b）][124]。

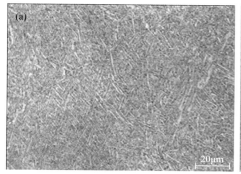
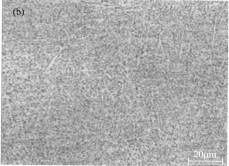

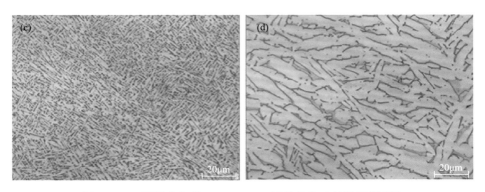

图 5.20　不同退火条件下 Ti-6Al-4V 网格结构孔棱的显微照片

（a）原始态；（b）750℃保温 1h，炉冷；（c）850℃保温 1h，炉冷；（d）950℃保温 1h，炉冷。（b～d）图中，
α和β相分别呈现亮色和暗色[124]

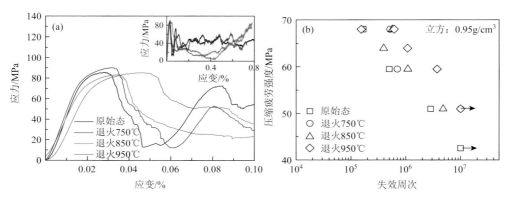

图 5.21　EBSM 制备 Ti-6Al-4V 网格结构原始态和退火态的名义应力-应变曲线（a）
和 *S-N* 曲线（b）[124]

4）梯度多孔设计

　　近年来，EBSM 或者 SLM 被应用于制备功能性梯度多孔钛合金。研究结果显示，相较于均匀孔隙分布多孔钛合金，功能性梯度多孔钛合金在力学性能以及生物相容性方面具有更好的表现[126-128]。对于层状梯度多孔材料，由于其各组分具有不同的力学性能，在循环形变过程中疲劳裂纹在各组分内依次萌生，导致其循环蠕变的速率不断发生变化（图 5.22）[129]。梯度多孔结构的疲劳寿命可以用以下公式进行预测：

$$N = N_1 + N_2 + \cdots + N_m + \cdots + N_n = \sum_{K=1}^{n} (\varepsilon_{RK} - \varepsilon_{R(K-1)} - \cdots - \varepsilon_1) \cdot C_K \Big/ \sigma_K^h$$

（5-3）

其中，σ_K 是 K 组分中的即时应力，ε_{RK} 是 K 组分在瞬时应力 σ_K 下裂纹萌生时对应的应变，σ_K 和 ε_{RK} 与各梯度组分所占的体积分数和力学性能密切相关；C_K 和 h 是 K 组分的材料相关常数。

式（5-3）可以用于预测梯度多孔结构的疲劳性能，其理论结果与实验结果具有良好的一致性。由该式可见，梯度多孔结构的疲劳寿命主要取决于循环变形过程中各组分内部的应力分布，而该应力分布又由各组分所占的体积分数及其力学性能决定。通过合理设计不同组分的体积分数和力学性能，梯度多孔材料可以兼具高的疲劳强度以及高吸收能。

5. 生物相容性

多孔材料的三维结构为细胞增殖和维持分化功能提供了必要的支持，被认为是骨再生和硬组织置换的良好选择[130, 131]。通过控制单元孔尺寸、几何形状和孔隙率分布，可以明显改善其体外和体内环境中的细胞行为，达到良好的生物相容性[132-135]。针对增材制造技术制备的 Ti-6Al-4V 多孔结构，人们已经开展了大量研究以阐明它们的生物相容性。Ponader 等[136]采用 EBSM 技术制造了不同的 Ti-6Al-4V 孔壁表面，并评价了成骨细胞附着、增殖和分化的影响。结果表明，通过调节 Ti-6Al-4V 多孔结构的表面特性，可以改善成骨细胞的增殖和分化。Li 等采用 EBSM 技术制备了 Ti 和 Ti-6Al-4V 多孔试样，并通过 HCl 和 NaOH 进行化学表面改性，使其生物活性得到了改善，改性后的表面有望增强植入物与人体骨

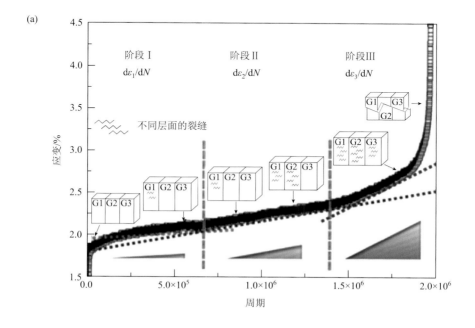

(b)

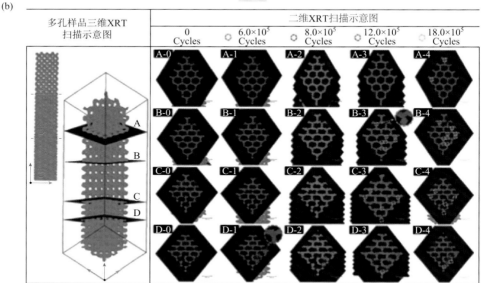

图 5.22　（a）EBSM 制备梯度 Ti-6Al-4V 网格结构的应变累积曲线；（b）梯度网格结构停止在图（a）中的不同循环阶段的 CT 扫描照片

A、B、C、D 面分别是样品三维视图中 G3、G2、G1 层的 XRT 扫描截面；标号 0、1、2、3、4 表示在不同循环加载阶段分别检查这些截面；A-0、B-0、C-0、D-0 分别是疲劳试验前 A、B、C、D 面的原始形貌；与原始形貌相比，彩色圆圈所示表明经过一定周次循环加载后，孔棱出现疲劳裂纹；基于（b）图中的 XRT 扫描结果，插在（a）中的示意图总结了随着循环进行，G1、G2 和 G3 网格中的裂纹萌生和扩展[129]

组织的固定，并提高其长期稳定性[137]。Guo 等利用 EBSM 技术制备了多孔钛融合器，并将其脊柱融合功效与 PEEK 融合器在羊前颈椎融合模型中进行了比较。体内试验表明，用 EBSM 法制备的多孔钛融合器能够促进骨组织的生长，具有较好的骨整合能力和力学稳定性，临床应用潜力巨大（图 5.23）[138]。Li 等将 EBSM 技术制备的多孔钛合金棒植入绵羊体内，考察其生物相容性。体内试验表明，这些多孔钛合金棒具有良好的力学性能和生物相容性，能够促进植入材料的早期愈合[139]。

　　与致密实体材料相比，EBSM 技术制备的开放式钛合金多孔结构植入物（网络或泡沫）有许多优点，不仅可以有效减少应力屏蔽效应，还可以增加骨结合能力。骨细胞（成骨细胞）的生长增强了种植体的固位能力，既能消除对骨水泥的需求，又能保证骨整合。此外，开放孔结构还有利于载入抗生素以消除或控制感染[140]。与图 5.24 的 X 射线图像中所示的传统全膝置换植入物不同，EBSM 技术制备的多孔植入物可以通过 Micro-CT 为特定的患者实现个性化制作（图 5.25），还能够进行功能分级，以匹配外部硬（皮质）骨刚度（0～20GPa）和内部软（小梁）骨刚度（0～2GPa），同时促进植入物的血管化[141]。Karageorgian 和 Kaplan 认为多孔植入物孔隙尺寸大于 300μm 时有利于成骨及血管化。Nune 等[142]的结果证明了这一结论，他们对 EBSM 技术制备的孔径为 400～800μm 的多孔材料开展了生物相容性研究，发现其在早期拥有良好的细胞分化条件，骨细胞通过形成大量的细胞质延伸而附着在孔壁上，在 21 天内骨细胞通过结构迁移桥接孔[142]。图 5.26 和图 5.27 给出了两种 Ti-6Al-4V 合金梯度多孔结构植入体，其刚度范围为 2～20GPa，不仅可以有效改善其与人体骨组织的弹性匹配，还可以提供骨组织生长和血管化的空间，使其作为"活性"植入物成为可能[145]。

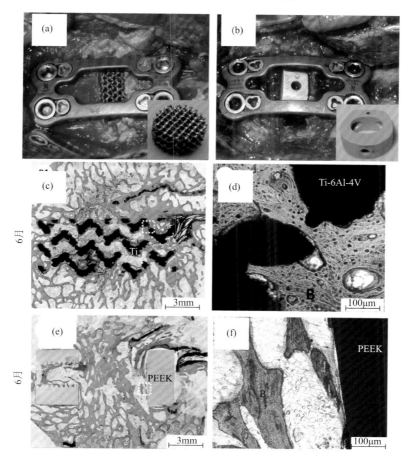

图 5.23 （a，b）用于动物试验的 EBSM 多孔 Ti-6Al-4V 支架（a）和 PEEK 融合器（b）；（c，d）术后 6 个月，多孔钛合金与骨基质形成了紧密的结合；（e，f）PEEK 材料周围包绕的纤维层仍明显可见，骨-材料紧密结合界面少见

图中 "B" 为骨组织，"Ti" 为钛合金（Ti-6Al-4V）[138]

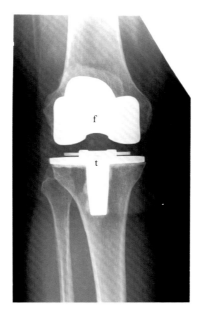

图 5.24 商用全膝置换植入物 X 射线图像[143]

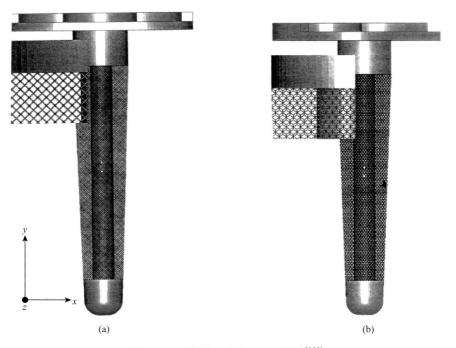

(a)   (b)

图 5.25 胫骨干植入物 CAD 设计[144]

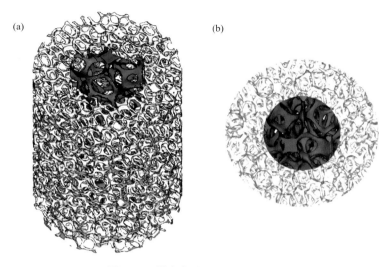

图 5.26　梯度多孔结构 CAD 设计

（a）全视图；（b）俯视图[144]

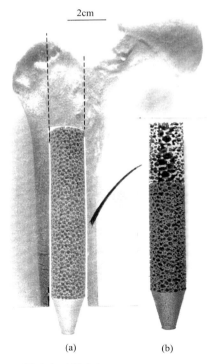

图 5.27　梯度多孔骨小梁结构支撑棒植入胫骨应用

（a）模拟植入股骨；（b）EBSM 制备骨小梁支撑棒[144]

5.2 材料与组织、细胞之间的生物力学作用

组织工程是结合工程学及生命科学的原理和方法，在体外构建出具有取代、维持或增加功能的组织，用于修复体内受损的组织。组织工程主要包括种子细胞、支架材料与生长因子。支架材料的作用是为种子细胞提供一个吸附、生长的三维空间，并将细胞固定在所需要修复的区域，促使细胞增殖、分化及分泌细胞外基质，以重构新生组织的结构和功能。种子细胞作为组织工程的三大基本要素之一，与支架材料、生长因子相互作用，促进组织的修复和再生，因此对种子细胞功能的精准调控成为再生医学临床应用的关键问题。

干细胞/材料界面是一个复杂的、动态的微环境，在这个环境中，细胞和材料相互作用决定着彼此的命运：细胞可以改变其周围环境，而材料的固有特性（如附着力、刚度、纳米结构或可降解性）可以影响细胞的命运。与材料接触的干细胞能够感知其特性，通过信号传播整合线索，最终通过并行信号信息决定细胞命运[146]。然而，由于干细胞环境中存在高度复杂的多组分信号环境，因此发现干细胞对固有物质特性作出响应的机制具有挑战性[147]。

近年来的研究表明，支架材料不仅仅是简单的细胞载体，同时起到"干细胞龛"（stem cell niche，又称干细胞微环境）的作用，通过材料传递各类信号，调控干细胞的增殖、迁移及分化等功能，因此可以设计生物支架材料模拟干细胞在体内的微环境来实现对干细胞的定向精准调控。在体内环境下，干细胞周围的细胞外基质的物理、化学因素以及生物活性分子均能调控干细胞的各种行为，支架材料调控干细胞行为和命运的机制也受到了越来越广泛的认可和关注。通过支架材料的参数设计实现各类生物、物理和化学信号的可控传递，达到精准调控干细胞行为、功能和决定干细胞命运的目的，为干细胞的应用提供了理论基础和指导作用。相比于化学信号和生物信号，物理信号更为稳定和可控，相对安全性更高。

当为干细胞应用设计一种具有适当固有特性的材料时，从何入手呢？一种常见的方法是从自然中汲取灵感。事实上，材料的性能常常被设计用来模拟与生理相关的 ECM 硬度、表面形貌、黏附配体类型、密度和亲和性。此外，设计材料是为了系统地以假设驱动的方式在大范围内改变材料性能。例如，如果特征大小可以在大范围内变化，那么分析纳米形态学对干细胞命运的影响就更有意义，因此，特征大小成为一个有价值的自变量。综上所述，巧妙的材料合成策略使研究人员能够识别影响干细胞行为的固有材料特性范围，并系统地阐述了内在物质属性可以调节干细胞命运的假设。本节将讨论材料与组织、细胞之间的生物力学作用及相关机理。

5.2.1　材料的特征

1. 刚度对干细胞的调控

由于体内各种组织的细胞外基质千差万别，干细胞所处微环境的弹性模量也不尽相同，其中脑组织的弹性模量最低，仅为 0.5～1.0kPa，而骨组织的弹性模量在 100kPa 以上[148]。Engler 等将骨髓间质干细胞（BMSCs）种植在不同弹性模量的基质材料上，在低弹性模量（0.1～1.0kPa）的基质上，干细胞可以成神经元分化，提高弹性模量至 8～17kPa 时，干细胞可以成肌分化，再提高弹性模量到 30kPa 时，干细胞成骨分化[149]。Park 等发现 MSCs 在不同弹性模量的基质上也出现不同的分化趋势，随着基质弹性模量的升高，干细胞展现出成脂肪、成软骨及成骨等不同分化趋势[150, 151]。Engler 等进一步验证发现不论在二维还是三维培养条件下，基质的弹性模量均对 MSCs 的分化具有调控作用，与体内组织类似的弹性模量诱导干细胞向对应的细胞类型分化[152]。

弹性聚合物网络（如水凝胶，已经被广泛使用）的物理化学性质可以通过简单地调整交联网络的密度来控制。水凝胶的力学特性范围可以从非常软（弹性模量＜1kPa，类似于黏性流体，如蜂蜜）到相当硬（约 500kPa，类似于硅橡胶）。聚丙烯酰胺水凝胶（PAAm）是一种常见的基础材料，其弹性模量可以为 0.1kPa（类似于神经组织）到 40kPa（类似于非矿化骨组织），只需简单地改变与双糖化酰胺的交联程度即可。尽管聚丙烯酰胺水凝胶提供了简单和适应性的控制刚度，它们不能直接控制细胞附着在材料上的方式，由于细胞对聚丙烯酰胺的黏附通常是通过吸附或共价连接 ECM 蛋白（如 I 型胶原）介导的。通过使用对抗细胞和蛋白质相互作用的水凝胶，可以将可控制的硬度和可控制的细胞黏附结合起来，然后用整合素结合细胞黏附肽进行衍生。例如，透明质酸水凝胶的肽衍生物（4～100kPa）、海藻酸水凝胶（1～160kPa），或聚丙烯酰胺水凝胶与共价连接的氨基葡萄糖基团，均可以抵抗非特异性细胞相互作用。有趣的是，聚乙二醇（PEG）和藻酸盐水凝胶也使研究人员能够研究刚度在三维干细胞培养中的作用，与二维培养相比，相似的刚度范围影响干细胞分化。研究人员现在开始关注水凝胶材料的弹性模量，并开始探索更复杂的黏弹性行为，如刚度的动态变化和频率依赖应力响应。

2. 表面结构对干细胞的调控

1）取向结构对干细胞的调控

取向结构作为一个重要的物理信号对干细胞的黏附、迁移、分化等具有调控作用。众所周知，诸多天然组织如神经、肌肉、肌腱和韧带等都具有取向结构特点。而这样的结构特点与组织特定的生理功能密不可分。这些组织中细胞和细胞外基质（extracellular matrix，ECM）的取向排列不仅增加了组织的力学性能，还增强了细胞间的相互通信。在体外情况下，取向结构可以快速诱导干细胞定向黏附，并且引导干细胞的骨架沿着取向结构的长轴方向拉伸，使得干细胞具有较高的长径比[153]。例如，利用静电纺丝技术可以便捷地制备出具有纳米取向结构的高分子薄膜。有研究表明在电纺制备的具有取向结构的聚己内酯薄膜上，大鼠 MSCs 的巢蛋白（nestin）微管蛋白 BⅢ（tubulin BⅢ）微管相关蛋白 2（map2）的表达均高于无序结构的薄膜，说明了具有取向结构的纤维可以促进 MSCs 的神经分化[153]。

不仅是二维取向结构，三维取向结构材料对干细胞的分化也表现出有效的调控作用。相比于具有二维取向结构的薄膜材料，三维取向结构的材料更接近天然细胞外基质的三维环境，为干细胞提供更接近体内的三维生长环境。例如，美国西北大学 Stupp 课题组[154]采用亲多肽分子（peptide amphiphile，PA）自组装形成具有取向结构的水凝胶。该水凝胶可以诱导神经前体细胞（neural progenitor cells，NPCs）向神经元分化。清华大学王秀梅课题组利用静电纺丝技术结合旋转液态接收装置制备出具有取向结构的纤维蛋白水凝胶。该水凝胶具有的取向结构可以诱导 MSCs 向神经方向分化[153]。

2）微图案对干细胞的调控

细胞与材料的界面识别对细胞的功能具有重要影响。通过对材料表面微图案化设计，作用于单个细胞，可直接影响细胞形态形貌，进而对其功能有显著的调控作用。近些年来，采用光刻蚀或者喷墨打印等方式可以在聚乙二醇（polyethylene glycol，PEG）等水凝胶的表面制备出各种形状的微图案用于研究材料的拓扑结构对干细胞的调控作用。例如，复旦大学丁建东课题组在 PEG 水凝胶的表面构建出尺寸为 177～5652μm 的圆形微图案，研究发现微图案尺寸对单个 MSCs 的分化具有显著影响[155]。进一步采用光刻蚀的方法在 PEG 的水凝胶表面制备了圆形、方形、三角形和星形的等轴状微图案，研究干细胞形状与细胞调控。由于是单细胞培养，可以控制 MSCs 的黏附形貌与设计的形状一致，分别呈等轴状的圆形、方形、三角形和星形。研究表明，MSCs 的黏附形貌不同会对其分化产生影响。同样的成骨诱导或者成脂诱导的培养条件下，MSCs 成骨分化的程度在星形微图案上最高，而成脂分化程度则在圆形微图案上最高[156]。

不仅形状不同的等轴状微图案会调控 MSCs 的成骨和成脂分化，同样在矩形的情况下，微图案的长径比也会影响干细胞的黏附从而调控干细胞的分化行为。例如，在长径比分别为 1、2、4、8、16 的微图案上，单个 MSCs 由于受微图案的约束，形成相应长径比的黏附形态。结果表明，MSCs 的黏附长径比为 2 时，成骨分化最为显著，表现为碱性磷酸酶表达量最高。而 MSCs 的黏附长径比为 1 时，其成脂分化最为显著[157]。

　　微图案模型可以在单个细胞的尺度上实现对干细胞行为的调控，是一种非常理想的研究材料微观结构对干细胞调控作用的手段。对于微图案对 MSCs 成骨分化的调控机制，目前主要认为是微图案可以影响细胞的张力，从而调控其分化行为。丁建东课题组[157]采用细胞骨架的抑制剂在不影响细胞形状的情况下干扰细胞的张力，证明了细胞骨架在 MSCs 成骨分化的过程中必不可少，而且主要是通过 ROCK 信号通路实现成骨分化的调控。而该信号通路对 MSCs 成脂分化的影响则并不明确。

　　3）其他表面结构对干细胞的调控

　　生物植入体的表面结构在很大程度上决定了其植入体内后与周围组织的整合情况，因此植入体表面结构的设计具有非常重要的意义。例如，在钛种植体的表面通过阳极氧化的方式制备出一层具有纳米结构的二氧化钛纳米管结构可以促进 MSCs 的黏附、增殖以及成骨分化[158]。而且钛纳米管的尺寸对 MSCs 还具有调控作用，Oh 等[159]研究表明，在未添加化学诱导因子的条件下，小尺寸的钛纳米管有利于干细胞的黏附，而大尺寸的钛纳米管表面具有诱导 MSCs 成骨分化的作用。二氧化钛纳米管表面的结构信号对干细胞的调控作用主要是基于其对环境中蛋白质的吸附，进一步决定了干细胞的黏附情况，从而实现对干细胞的调控。小尺寸钛纳米管上细胞外基质蛋白沉积的密度较高，为细胞的黏附提供了更多的位点，因此可以促进细胞的黏附[160]。而大尺寸钛纳米管上细胞外基质蛋白沉积的密度较低，细胞为了寻找黏附的位点需要进一步拉伸伪足，改变细胞的骨架结构，从而实现成骨细胞分化。而且大尺寸的钛纳米管表面的表面能相对较高，也不利于干细胞的黏附。

　　3. 化学反应

　　通常用于连接细胞黏附肽和脱脂细胞培养基质的化学反应同样可以用于连接其他化学物质（如特殊官能团）。在光聚合过程中，单甲基丙烯酸酯官能团可以加入到聚乙二醇水凝胶中。而含乙烯的单体可以通过高通量光诱导接枝聚合的方式与聚醚砜膜表面结合。总体来说，这些研究表明，聚乙二醇凝胶中简单的、共价固定的化学基团（如磷酸盐或丁基）在 50mmol/L 浓度的水凝胶中影响 MSCs 表型，二维聚醚砜膜[如 N-（3-（二甲基胺）丙基）甲基丙烯酰胺]上的化学基团影响 ESCs 的自我更新。这些影响的机制仍不清楚，但与信号分子（如生长因子或糖蛋白）的吸附和隔离有关。同样，在干细胞培养过程中，材料降解释放的简单化学基团也没有得到很好的研究，但最近的研究表明，释放的钙离子和磷酸盐离子可以通过分别涉及 c-Fos 信号和腺苷信号的机制影响成骨分化。利用简单化学物质诱导干细胞行为是一个新兴领域，关于潜在的机制还有很多需要了解。有趣的是，在早期研究中观察到的简单化学反应的影响使高通量筛选成为可能，并对有机聚合物或无机材料的文库进行了筛选，以优化干细胞的扩增、分化和转染。

5.2.2　材料与细胞、组织作用的机制

干细胞如何感应到相应的力学信号，并在细胞内实现对该信号的传导，然后改变基因的表达和蛋白质的活性成为研究的热点。大量的研究表明，力学信号的传导首先依靠的是细胞膜上的相关蛋白，主要包括整合素（integrin）、离子通道以及钙黏素等。其中整合素作为细胞膜上最主要的力学信号传导的蛋白质，包含 α 和 β 两种亚基，18 种 α 亚基和 8 种 β 亚基可以组合成 24 种整合素，各种整合素所传导的信号也不相同。例如，β3 亚基被证明与弹性模量诱导 MSCs 成肌分化相关，而 α2 亚基与 MSCs 成骨分化相关。

力学信号对离子通道也会产生调控作用，在力学信号的刺激作用下，一些离子通道可以被激活或者停止。而且力学信号的传导不仅会对细胞膜上的离子通道、整合素蛋白等产生影响，还会进一步调控细胞内部骨架相关的蛋白 NMMII 和肌动蛋白（actin）等，将力学信号传导入细胞内，从而调控干细胞的增殖、分化等行为。例如，在基质刚度的调控下，细胞膜上的整合素可以通过黏着斑激酶将外界力学信号转化为在细胞内部传导的化学信号。即外界力学信号的刺激通过引发信号分子的结构发生变化，使其暴露出磷酸化的一端，然后激活相应的酶的级联反应，实现细胞内信号分子的运输，最终达到改变基因表达的效果。

无论材料是什么，其固有特性以及由于与细胞的相互作用而产生的现象观察（无论是简单的细胞黏附，还是像干细胞分化一样复杂）和由材料导向行为诱导的生物信号在过去十年的大部分时间里仍然是开放的挑战。然而，最近在干细胞中已经发现了几种可以将材料刺激转化为生化信号的物质介导机制。干细胞通过时间和空间将这些刺激结合在一起，引导转录因子表达，通过几种不同的机制调节细胞的命运和分化。

1. 肌动蛋白-肌球蛋白收缩

虽然在细胞/材料界面上有许多起作用的机制，但细胞必须具有的基本相互作用是细胞骨架和材料之间的相互作用。这种相互作用的结果包括细胞中发生的一系列事件，所有这些事件都是由细胞骨架或将其与材料连接起来的结构所引发的。其中最广泛的机制之一是细胞对基质产生收缩力。为此，细胞骨架蛋白肌动蛋白与分子马达肌球蛋白 II 结合在一起，相互滑动来收缩细胞。这种机制在肌肉中具有高度组织性，但它仅存在于所有的贴壁细胞类型中，在干细胞中，这种机制使干细胞能够"感受"其周围环境的状态和地形，并控制干细胞的大小、形状和极

性。虽然这种材料的固有特性可能看起来是不同的，但它们是由一种共同的基于收缩的机制结合起来的，这种机制根据激活程度使干细胞朝着特定的谱系分化。相反，抑制肌球蛋白Ⅱ的结合活性会使细胞对上述任何一种物质都没有反应。

　　2. 黏着斑通路

　　已经证实某些转录因子可以作为启动干细胞转化为成熟细胞的"分子开关"，其表达对材料特性很敏感。例如，二维培养的细胞在模量大于 40kPa 的基质上的收缩行为或在三维基质的形状变化都会导致转录因子 YAP/TAZ 的核定位，从而使干细胞成骨分化。然而，收缩是干细胞分化为成熟细胞的上游活动，在收缩之前，细胞必须先通过整合素（整合素是与肌动蛋白结合的黏着斑的一部分）与嫁接到材料上的蛋白质或肽结合。最近的证据表明，配体的类型和黏附配体的附着方式可能会影响其固有特性而影响细胞诱导程度。然而，不管材料的刺激物是什么，这些刺激都会直接影响整合素及其相关的信号蛋白，例如，Rho A（Ras 同系物基因家族成员 A）GTP 酶，它可以调节细胞的命运和行为。Rho A 通过肌球蛋白轻链激酶和 Rho 激酶（ROCK）调节肌球蛋白的收缩。它们的活性与材料的刚度和力的增加有关，材料刚度和力的增加会导致细胞的延展和形状变化、迁移，最终分化为收缩性更强的谱系，如成骨谱系。相反，较软的基质能够维持胚胎干细胞和肌卫星细胞的自我更新。细胞形状也可以通过与 ROCK 相关的收缩性直接调节这些过程：好的延展、极化的形状表示 ROCK 的活性高；小的、圆形的形状表示 ROCK 的活性低。这表明收缩再次成为导致干细胞成骨和成脂肪的共同机制。在三维培养基中进一步研究了这一课题：将细胞限制在一个不可降解的基质上，无论基质是软的还是硬的，细胞都不能产生足够的牵引力，而一个更不稳定的基质则以一种刚度所介导的方式产生牵引力。因此，在多种体外环境下，收缩与干细胞表型具有明显的相关性。

　　除了调节收缩的 Rho A 和 ROCK 之外，黏着斑还富含其他被提及的传感器，如拉伸敏感蛋白（有时称为"分子应变仪"）。这些蛋白质与肌动蛋白-肌球蛋白复合物和整合素串联在一起，随着细胞介导力的增加而改变构型、暴露隐藏的位点、启动新的信号通路[161, 162]。可能存在许多传感器，而每个传感器都可以对不同的固有基质特性作出响应。例如，最近已经证明将黏着斑蛋白（vinculin）置于足够的压力之下（已经证实黏着斑蛋白在体外和原位都能感受拉伸刺激），能够启动刚度敏感的丝裂原活化蛋白激酶 1（MAPK1）信号，从而使人间充质干细胞成肌分化；然而，较软或较硬的基质结合该传感器时产生的力量太小或太大，这意味着可能有特定的谱系传感器，每个都有自己的触点。p130CAS，在拉伸作用下可被 Src 家族激酶的磷酸化；黏着斑激酶（FAK），在力作用下可发生酪氨酸磷酸化，均可能是特定的谱系传感器。更具体地说，最近已经证实 p130CAS 过表达可以激活 c-Kit 信号，分化乳腺上皮前体，而刚度介导的 FAK 上调是成骨所必需的。然而，250nm 的纳米光栅诱导 FAK 磷酸化，这是表面图形诱导 MSC 成肌分化所必需的。这些看似不同的情况说明了一个事实：这些其他传感器的机械信号的确切机制以及它们是否有一个最佳的设定点，仍然是未知的，特别是在干细胞和诱导反应的特定的固有材料特性方面。

3. 拉伸激活通道诱导的离子变化

还应该指出的是，虽然一些带有激酶位点的蛋白质确实调控干细胞命运，但这可能不成规律。例如，酪氨酸磷酸酶 Shp-2、β1 整合素和踝蛋白-1（talin-1）似乎都调节刚度介导的成纤维细胞的扩散，但是受体样蛋白酪氨酸磷酸酶-α 只在Ⅳ型胶原上起作用，而在纤维连接蛋白包被的底物上不起作用。这些数据表明，这些特异性黏着蛋白可能不会在所有类型的材料指导干细胞分化中起作用。尽管如此，还是很可能有基于黏着斑的传感器的，并且可能对材料信号转化为生物化学信号这一方面有影响。造成这种高可能性的部分原因是这些结构中的蛋白质的剪切数量，这些蛋白质可能表现出材料敏感性。最近的估计表明，有约 170 种蛋白质在一个黏着斑中，这些蛋白质存在 700 种左右相互作用，而基质内的维度和配体间距可能会影响黏附成分[163]。这将改变可能作为诱导信号，并最终导致材料改变干细胞分化方式。

4. 核相关蛋白通路及染色质解折叠

无论机制如何，基因转录必须被激活以诱导特定谱系的细胞标志物的表达，而由于固有材料特性所激活的核周和核内机制，可能是调控细胞命运不可或缺的。在细胞核内，DNA 被浓缩在组蛋白周围以改善包装，形成被称为异染色质的结构，并掩埋许多调节干细胞命运的信号位点。当组蛋白通过组蛋白乙酰转移酶进行乙酰化时，组蛋白的正电荷被移除，DNA-组蛋白联系减少，并将异染色质转化为常染色质。许多之前不易于结合的位点变得易于结合了，并且可以谱系定向了。相反，组蛋白去乙酰化酶（HDAC）还原电荷，从而使 DNA-组蛋白紧密连接。在微沟上培养的骨髓间充质干细胞与微沟排列一致，当微沟受压或拉伸时，HDAC 活性降低，组蛋白乙酰化增加。因此，DNA 更容易获得，干细胞能够分化成成熟的细胞类型。然而，这些基于材料的信号必须从细胞骨架转移到细胞核。细胞有复杂的细胞核细胞骨架，也就是核纤层蛋白，它固定着跨核膜蛋白（如 SUN 和 LINK 蛋白），连接染色质和肌动蛋白细胞骨架。一旦干细胞分化，染色质凝聚，核纤层变硬。核纤层蛋白的表达减少会消除在 HDAC 活动中由应力诱导的改变，从而分化。最近，也发现了核纤层蛋白 A/C 的表达和组织硬度的关系（表达低形成软的脂肪，表达高形成硬的骨），以及通过稳定穿过细胞核的力调节干细胞的分化。总体来说，这些数据强烈地表明，干细胞内有异染色质的正调节，在适当的物质条件下会使干细胞分化[164, 165]。

最后，牵张激活离子通道（SACs）调节所有上述途径中包含的蛋白质-蛋白质相互作用，特别是肌凝蛋白Ⅱ与肌动蛋白的结合，后者受到细胞质中钙浓度的严格控制。SACs 是由自组装成封闭孔结构的完整膜蛋白形成的。与电压门控孔不同的是，肌动蛋白-肌球蛋白结构会吸引与周围物质相连的黏着斑和整合素，这种向质膜间接传递的张力会使这些通道伸展开，或者使某一特定离子的流动变得更容易渗透。这不仅确保了磷脂在膜上有适当的间距，也使离子可以沿着细胞质/细胞外空间浓度梯度流动。在二十多年前就已经发现了 SACs，它可以影响细胞的基本功能，包括增殖、收缩和电压门控通道的活性。SACs 是在皮牛（pN）量级力作用下打开的，在如此低的阈值下，尚不确定 SACs 在影响表型方面是否发挥了重要的作用，或者它们是否是在干细胞中典型的张力下打开的。已经证明了与原子力显微镜探针的简单接触会影响SACs的激活，当收缩性或通道本身被阻断时，SACs 就不起作用。除了敏感性之外，SACs 是阳离子特异性的，例如，瞬时受体电位通道是钙-SACs，当细胞被拉伸时允许短暂的钙内流。SACs 似乎对基质硬度也敏感，当细胞用钆处理时，钙离子的振荡幅度发生变化。除了机械敏感性钙-SACs之外，最近还检测到 TREK1 钾离子通道是一个触觉传感器，但是和钙-SACs 一样，这些通道非常敏感。然而，在干细胞中，人们对 SACs 在分化中的作用知之甚少。已经证明了柔性基板的周期性拉伸可以调节卫星细胞的活性、它们收缩所需的钙离子瞬变以及生长因子的释放。当磁性颗粒直接与 TREK1 通道相连，并在 21 天内间歇性地被迫进入开放状态时，骨髓基质细胞具有较高的成骨基因水平。据报道，也有超过 7 天的类似的装载计划，以提高糖胺聚糖的产量。尽管有这些数据，但 SACs 在干细胞中的特性仍然很低，而且由于其激活阈值要低于其他通道的阈值，所以它们是否在干细胞命运中发挥作用有待证实。

这四种机制都同时调节干细胞的命运。事实上，由于我们无法将它们分开，因此在确定削弱这类机制的具体途径方面进展缓慢。进一步的材料整修，包括使用临时或空间图案的材料，可能会提高我们梳理这些信号机制的能力，更全面地理解它们。

5.2.3　从组合到整合材料的特性

由于干细胞显然能够同时对多种材料的输入做出反应，在复杂的微环境中，具有潜在相关材料特性的一系列物质使其无法精确控制或有效地预测材料诱导的干细胞反应。因此，除了简单地允许干细胞整合不同的材料参数之外，还需要朝着有针对性地激活信号通路的方向发展，这些信号通路聚集在所需的细胞表型上。

下一代工程干细胞表型材料的设计可以利用与基因表达信号相关的材料参数的信息目录来刺激特定的调控基因的表达。通过建立不同材料特性对目标基因激活的相对影响目录，可以获得这种聚集的最佳条件。这种可控的、系统的多材料特性的剪裁类型可能会产生更有效的材料诱导的干细胞分化协议。事实上，从历史上看，有效的生物化学诱导分化协议要求在一个特殊的序列中加入干细胞培养中所加入的生化补充剂混合物。因此，我们可以期望类似的物质诱导分化模型，在这种模式下，多个输入将以特定的时间序列传递，在组织发育和再生过程中，类似的信号时间显示可能会传递所需的信号序列。值得注意的是，向干细胞传递多种固有材料特性是一个复杂的命题，而不仅仅是互补输入的线性组合。

对如何结合不同的材料特性来调节干细胞的命运的理解仍处于初级阶段。由于干细胞/材料动力学是多元且高度复杂的，因此，需要高效的实验平台对材料特性进行系统的裁剪。为此，最近出现了高通量的材料筛选系统作为辅助技术。这些高通量的材料筛选系统已经被用于研究干细胞在复杂材料合成体系中的反应，这些材料合成体系包括聚合材料、无机材料和生物功能化水凝胶的复杂合成库。聚合物库筛选鉴定出一种在标准细胞培养条件下促进人胚胎干细胞自我更新的特异性聚合物。无机材料筛选鉴定了优化人间充质干细胞转染、扩增或分化的矿物底物特性。最近的一系列研究已经使用基于水凝胶的系列来探测干细胞/材料相互作用，一项研究表明，系统地共同改变水凝胶刚度和细胞形状可以使人间充质干细胞更有效地成神经和成肌分化。一般而言，这些平台可以探索内在材料特性对干细胞表型的影响，而无须预先制定详细的机械假设，这与干细胞培养中高通量筛选合成的小分子库类似。由于我们对材料影响干细胞行为的机制了解有限，因此我们很难预先提出明确的假设，这使得高通量筛选平台具有独特的价值。

当然，当高通量的材料筛选平台与高含量的特性工具结合起来分析干细胞/材料的相互作用时，它们就变得更有价值了。到目前为止，筛选结果主要集中在分析简单的结果（如细胞活力或代谢活性）、对细胞进行后续分析以进行更复杂的标记，或使用包括荧光或发光报告结构的干细胞株。虽然报道的细胞系是一种很有价值的工具，但这些细胞系与我们感兴趣的原生干细胞类型之间可能存在着明显的差异，这使人们对物质依赖的干细胞行为的了解复杂化。理想的工具能够以一种无标签的方式描述细胞的行为，而不中断正常的干细胞培养过程。为此，最近的研究通过对干细胞形状和细胞骨架特性的分析快速收集数据以预测分化表型。

另一组关键的支持技术将涉及能对干细胞/材料界面的特性进行可控改变。构建一个基于材料的理化性质演变的时间序列需要将细胞从一种材料环境转移到另一种材料环境，或者以一种动态的方式诱导材料性质的变化。细胞转移到另一种物质环境是改变暴露于不同材料特性的常规手段，但它需要从现有环境中提取细胞，从而切断细胞间和细胞外的黏着作用，扰乱正在进行的过程。相反，引起材料性能的变化需要对材料进行更复杂的控制。现在可以使用前面提到的智能合成技术，尽管它依赖于某种刺激。在大多数情况下，外部刺激（如光或温度）的使用时间和振幅与细胞的固有特性和表型状态信息在很大程度上是独立的。然而，设计能对细胞表型变化做出反应的动态材料特性是一个挑战，这不仅需要新的生物反应材料，还需要更详细的关于细胞的分泌和物理特性的信息，因为它们采用的是不同的表型。例如，伴随细胞命运变化而来的蛋白酶表达动态可以用于软质材料或按需释放可降解副产物，进而以可预测的方式进一步影响分化过程。

5.2.4 材料固有特性的影响

材料诱导的干细胞分化在防御条件下仍然是干细胞工程的一个关键目标，以促进细胞治疗和诊断。利用普通材料的感应能力的方法可能有助于规避成本壁垒，通过有效的干细胞扩展和谱系特异性分化，并允许更有效的管理，推动干细胞疗法的临床应用。在干细胞生物制造实践中引入工程材料，特别是可以大量生产和容易消毒的合成物，可以替代或减少对生化试剂的需求，从而显著减少细胞的生物处理费用。

由材料固有特性引起的高效干细胞分化不仅对干细胞生物处理有重要意义，而且对医疗设备设计和内源性组织工程也有重要意义。医疗设备的表面可以被涂布或物理修饰，不仅可以促进组织整合，还可以针对特定的内源性干细胞群及其在材料/组织界面上的功能。表面介导的干细胞调节可能通过促进适当的干细胞反应延长植入设备的寿命，进而降低异物对植入材料的反应发生率或程度。同样地，为了组织工程的目的，材料的固有特性可以局部控制内源性干细胞的扩增和直接分化，以顺序的方式形成新生组织。在体内组织工程策略将有助于加强对内源性干细胞种群及其正常生理以及它们对物质特性的反应的理解。

此外，尽管迄今为止在干细胞/材料界面的观察集中于自我更新和谱系特异性分化，材料可以作为诱导成分和更广泛的干细胞行为的调节器。最近的研究表明，组织形态发生、定向和募集以及治疗性细胞因子分泌是重要的干细胞行为，可以通过材料固有特性诱导和/或操纵。总之，由材料固有特性刺激的信号通路的整合将使对再生医学应用有用的特殊干细胞和分化表型趋同。

参 考 文 献

[1] Gibson L J. Cellular Solids: structure and properties. MRS Bulletin，2003，28（4）：270-274.

[2] Head W C，Bauk D J，Jr E R. Titanium as the material of choice for cementless femoral components in total hip arthroplasty. Clinical Orthopaedics and Related Research，1995，311：85-90.

[3] Krishna B V, Bose S, Bandyopadhyay A. Low stiffness porous Ti structures for load-bearing implants. Acta Biomaterialia, 2007, 3 (6): 997-1006.

[4] Huiskes R. Stress shielding and bone resorption in THA: clinical versus computer-simulation studies. Acta Orthopaedica Belgica, 1993, 59 (1): 118-129.

[5] Mitsuo N. Mechanical biocompatibilities of titanium alloys for biomedical applications. Journal of the Mechanical Behavior of Biomedical Materials, 2008, 1 (1): 30-42.

[6] Greenleaf W, Piantanida T. Medical Applications of Virtual Reality Technology. In: Bronzino J D.The Biomedical Engineering Handbook. Second Edition. Boca Raton: CRC Press LLC, 2000.

[7] Bhola B, Kunda S, Mishra B, et al. Corrosion in titanium dental implants/prostheses—A review. Trends in Biomaterials and Artificial Organs, 2000, 25 (1): 34-46.

[8] Hao Y L, Li S J, Sun S Y, Zheng C Y, Yang R. Elastic deformation behaviour of Ti-24Nb-4Zr-7.9Sn for biomedical applications. Acta Biomaterialia, 2007, 3 (2): 277-286.

[9] Bobyn J D, Stackpool G J, Hacking S A, et al. Characteristics of bone ingrowth and interface mechanics of a new porous tantalum biomaterial. Journal of Bone & Joint Surgery British, 1999, 81 (5): 907-914.

[10] Steinemann S G, Perren S, Muller M E. Titanium alloys as metallic biomaterials. Proceedings of the 5th International Conference on Titanium. Springer-Verlag, 1985.

[11] 金自宜. 钛系生物医学工程材料. 材料导报, 1993, (2): 18-23.

[12] 马如璋. 功能材料学概论. 北京: 冶金工业出版社, 1999.

[13] Wang K. The use of titanium for medical applications in the USA. Materials Science & Engineering A, 1996, 231 (1): 134-137.

[14] Semlistsch M, Staub F, Webber H. Titanium aluminum niobium alloy development for biocompatible high strength surgical implants. Biomedizinische Technik, 1985, 30 (12): 334-339.

[15] Zwicker U, Buehler K, Mueller R, et al. Mechanical properties and tissue rections of a titanium alloy for implant material. Titanium '80, science and technology, proceedings of the Fourth International Conference on Titanium, Kyoto, Japan, May 19-22, 1980. Metallurgical Society of AIME. pp505-514.

[16] Fedotov S. Peculiarities of Changes in Elastic Properties of Titanium Martensite. New York: Plenum Press, 1973: 871-881.

[17] Morinaga M, Kato M, Kamimura T, et al. Theoretical design of β-type titanium alloys. Proceeding of the 7th International Conference on Titanium Alloys, 1992.

[18] Abdel-Hady M, Hinoshita K, Morinaga M. General approach to phase stability and elastic properties of β-type Ti-alloys using electronic parameters. Scripta Materialia, 2006, 55 (5): 477-480.

[19] Dai S J, Wang Y, Chen F, et al. Design of new biomedical titanium alloy based on d-electron alloy design theory and JMatPro software. Transactions of Nonferrous Metals Society of China, 2013, 23 (10): 3027-3032.

[20] 于振涛, 韩建业, 麻西群, 等. 生物医用钛合金材料的生物及力学相容性. 中国组织工程研究, 2013, 17 (25): 4707-4714.

[21] Hu Q M, Li S J, Hao Y L, et al. Phase stability and elastic modulus of Ti alloys containing Nb, Zr, and/or Sn from first-principles calculations. Applied Physics Letters, 2008, 93 (12): 58-60.

[22] Hao Y L, Li S J, Sun S Y, et al. Effect of Zr and Sn on Young's modulus and superelasticity of Ti-Nb-based alloys. Materials Science & Engineering A, 2006, 441 (1-2): 112-118.

[23] Collings E W. The physical metallurgy of titanium alloys. Metals Park OH: ASM Press, 1984.

[24] Dobromyslov A V, Elkin V A. Martensitic transformation and metastable β-phase in binary titanium alloys with

d-metals of 4-6 periods. Scripta Materialia，2001，44（6）：905-910.

[25]　于振涛，周廉，王克光.生物医用型 β 型钛合金的设计与开发. 稀有金属快报，2004，23（1）：5-10.

[26]　Sikka S K，Vohra Y K，Chidambaram R. Omega phase in materials. Progress in Materials Science，1982，27（3-4）：245-310.

[27]　Balcerzak A T，Sass S L. The formation of the ω phase in Ti-Nb alloys. Metallurgical Transactions，1972，3：1601-1605.

[28]　Shao G，Tsakiropoulos P. On the ω phase formation in Cr-Al and Ti-Al-Cr alloys. Acta Materialia，2000，48（14）：3671-3685.

[29]　Li S J，Yang R，Niinomi M，et al. Phase transformation during aging and resulting mechanical properties of two Ti-Nb-Ta-Zr alloys. Materials Science and Technology，2005，21（6）：678-686.

[30]　Hao Y L，Yang R，Niinomi M，et al. Aging response of the young's modulus and mechanical properties of Ti-29Nb-13Ta-4.6Zr for biomedical applications. Metallurgical & Materials Transactions A，2003，34（4）：1007-1012.

[31]　Li S J，Hao Y L，Yang R，et al. Effect of Nb on microstructural characteristics of Ti-Nb-Ta-Zr alloy for biomedical applications. Materials Transactions，2002，43（12）：2964-2969.

[32]　Li S J，Cui T C，Hao Y L，et al. Fatigue properties of a metastable β-type titanium alloy with reversible phase transformation. Acta Biomaterialia，2008，4（2）：305-317.

[33]　张廷杰. 钛合金相变的电子显微镜研究（III）——钛合金中的马氏体相变. 稀有金属材料与工程，1989，（4）：71-78.

[34]　Wang H L，Hao Y L，He S Y，et al. Tracing the coupled atomic shear and shuffle for a cubic to a hexagonal crystal transition. Scripta Materialia，2017，133：70-74.

[35]　Mishra A K，Poggie R A，Kovacs P，et al. Mechanical and tribological properties and biocompatibility of diffusion hardened Ti-13Nb-13Zr—a new titanium alloy for surgical implants. ASTM Special Technical Publication，1996，1272：96-112.

[36]　Wang K，Gustavson L. Dumbleton J H. Microstructure and properties of a new beta titanium alloy，Ti-12Mo-6Zr-2Fe，developed for surgical implants. ASTM Special Technical Publication，1996，1272：76-87.

[37]　Zardiackas L D，Mitchell D W，Disegi J A. Characterization of Ti-15Mo beta titanium alloy for orthopedic implant. ASTM Special Technical Publication，1996，1272：60-75.

[38]　Steinemann S G，Mausli P A，Szmukiermoncler S，et al. Beta-titanium alloy for surgical implants. Titanium'92，Science and Technology，1993：2689-2996.

[39]　Ahmed T，Long M，Silvestri J，et al. A new low modulus，biocompatible titanium alloy. Titanium'95，Science and Technology，1995：1760.

[40]　Nnamchi P S，Obayi C S，Todd I，et al. Mechanical and electrochemical characterisation of new Ti-Mo-Nb-Zr alloys for biomedical applications. Journal of the Mechanical Behavior of Biomedical Materials，2016，60：68-77.

[41]　Hao Y L，Li S J，Sun S Y，et al. Elastic deformation behaviour of Ti-24Nb-4Zr-7.9Sn for biomedical applications. Acta Biomaterialia，2007，3（2）：277-286.

[42]　Hatanaka S，Ueda M，Ikeda M，et al. Isothermal aging behavior in Ti10Cr-Al alloys for medical applications. Advanced Materials Research，2010，89-91：232-237.

[43]　Ikeda M，Ueda M，Matsunaga R，et al. Isothermal aging behavior of beta titanium manganese alloys. Materials Transactions，2009，50（12）：2737-2743.

[44]　Ikeda M，Ueda M，Kinoshita T，et al. Influence of Fe content of Ti-Mn-Fe alloys on phase constitution and heat

treatment behavior. Materials Science Forum，2012，706-709：1893-1898.

[45]　Ikeda M，Ueda M，Matsunaga R，et al. Phase constitution and heat treatment behavior of Ti-7mass%Mn-Al alloys. Materials Science Forum，2010，654-656：855-858.

[46]　Sugano D，Ikeda M. The effect of aluminum content on phase constitution and heat treatment behavior of Ti-Cr-Al alloys for healthcare application. Materials Science & Engineering C，2005，25（3）：377-381.

[47]　Ashida S K，Kyogoku H，Hosoda H. Fabrication of Ti-Sn-Cr shape memory alloy by PM and its properties. Materials Science Forum，2010，1：345-346.

[48]　Murayama Y，Abe D，Chiba A. Mechanical properties of meta-stable Ti-Cr-Sn-Zr alloys. Proceedings of the 8th Pacific Rim International Congress on Advanced Materials and Processing TMS，2013：1537-1542.

[49]　Kusano Y，Inamura T，Kanetaka H，et al. Mechanical properties of meta-stable Ti-Cr-Sn-Zr alloys. Materials Science Forum，2010，884：635-640.

[50]　Nakai M，Niinomi M，Zhao X，et al. Self-adjustment of Young's modulus in biomedical titanium alloys during orthopaedic operation. Materials Letters，2010，65（4）：688-690.

[51]　Yilmazer H，Niinomi M，Nakai M，et al. Mechanical properties of a medical β-type titanium alloy with specific microstructural evolution through high-pressure torsion. Materials Science & Engineering C：Materials for Biological Applications，2013，33（5）：2499-2507.

[52]　Zhang Y W，Li S J，Obbard E G，et al. Elastic properties of Ti-24Nb-4Zr-8Sn single crystals with bcc crystal structure. Acta Materialia，2011，59（8）：3081-3090.

[53]　Niinomi M，Fukui H，Hattori T，et al. Development of high biocompatible Ti alloy，Ti-29Nb-13Ta-4.6Zr. Materia Japan，2002，41（3）：221-223.

[54]　Valiev R Z，Islamgaliev R K，Alexandrov I V. Bulk nanostructured materials from severe plastic deformation. Progress in Materials Science，2000，45（2）：103-189.

[55]　Saito Y，Utsunomiya H，Tsuji N，et al. Novel ultra-high straining process for bulk materials—development of the accumulative roll-bonding（ARB）process. Acta Materialia，1999，47（2）：579-583.

[56]　Zhilyaev A P，Langdon T G. Using high-pressure torsion for metal processing：fundamentals and applications. Progress in Matericals Science，2008，53（6）：893-797.

[57]　Yilmazer H，Niinomi M，Akahori T，et al. Effect of severe plastic deformation and thermo-mechanical treatments on microstructures and mechanical properties of β-type titanium alloys for biomedical applications. December 2009 Conference：Processing and Fabrication of Advanced Materials（PFAM）XVVIII. Sendai，Japan.

[58]　Yilmazer H，Niimomi M，Nakai M，et al. Mechanical properties of a medical beta-type titanium alloy with specific microstructural evolution through high-pressure torsion. Materials Science & Engineering A，2013，33（57）：2499-2507.

[59]　Nakai M，Oneda T. Improvement in fatigue strength of biomedical-type Ti-Nb-Ta-Zr alloy while maintaining low young's modulus through optimizing-phase precipitation. Metallurgical & Materials Transactions A，2012，43（1）：294-302.

[60]　Niinomi M，Nakai M，Yonezawa S，et al. Effect of TiB_2 or Y_2O_3 additions on mechanical biofunctionality of Ti-29Nb-13Ta-4.6Zr for biomedical applications. Biomaterials Science-Processing，Properties，and Application，2011，228：75-81.

[61]　王冉，高勃，高阳，等. 新型钛铌锆锡合金生物安全性评价. 临床口腔医学杂志，2007，23（6）：328-331.

[62]　王冉，高勃，高阳.新型钛铌锆锡合金表面成骨细胞附着研究. 牙体牙髓牙周病学杂志，2007，17（5）：255-257.

[63]　Guo Z，Fu J，Zhang Y Q，et al. Early effect of Ti-24Nb-4Zr-7.9Sn intramedullary nails on fractured bone. Materials

Science & Engineering C，2008，29（3）：963-968.

[64]　Sha M，Guo Z，Fu J，et al. The effects of nail rigidity on fracture healing in rats with osteoporosis. Acta Orthopaedica，2009，80（1）：135-138

[65]　吴智钢. 新型低弹高强度钛合金髓内钉对大鼠股骨骨折愈合的影响. 西安：中国人民解放军空军军医大学，2009.

[66]　Uggowitzer P J，Magdowski R，Speidel M O. Nickel free high nitrogen austenitic steels. ISIJ International，1996，17：901-908.

[67]　Menzel J K，Stein G. High nitrogen containing Ni-free austenitic steels for medical applications. Transactions of the Iron & Steel Institute of Japan，1996，893-900.

[68]　Thomann U I，Uggowitzer P J. Wear-corrosion behavior of biocompatible austenitic stainless steels. Wear，2000，239（1）：48-58.

[69]　MJ. W. Stainless steel for medical implant. Advanced Materials & Processes，2006，164（4）：84-86.

[70]　Koch S，Buscher R，Tikhovski I，et al. Mechanical，chemical and tribological properties of the nickel-free high-nitrogen steel X13CrMnMoN18-14-3（1.4452）. Materialwissenschaft und Werkstofftechnik，2002，33（12）：705-715.

[71]　Kuroda D，Hanawa T，Hibaru T，et al. New manufacturing process of nickel-free austenitic stainless steel with nitrogen absorption treatment. Materials Science Forum，2004，44（4）：413-420.

[72]　Niinomi M. Metallic biomaterials. Journal of Artificial Organs，2008，11（3）：105-110.

[73]　Yamamoto A，Kohyama Y，Kuroda D，et al. Cytocompatibility evaluation of Ni-free stainless steel manufactured by nitrogen adsorption treatment. Materials Science and Engineering C，2004，24（6-8）：737-743.

[74]　Peng W，Ren Y，Zhang B，et al. Effect of nitrogen on blood compatibility of nickel-free high nitrogen stainless steel for biomaterial. Materials Science and Engineering C，2010，30（8）：1183-1189.

[75]　Hanawa T. Metals for medicine. Sendai：Japan Institute of Metals，2010.

[76]　Yamanaka K，Mori M，Kurosu S，et al. Ultrafine grain refinement of biomedical Co-29Cr-6Mo alloy during conventional hot-compression deformation. Metallurgical and Materials Transactions A，2009，40（8）：1980-1994.

[77]　Chiba A，Kumagai K，Takeda H，et al. Mechanical properties of forged low Ni and C-containing Co-Cr-Mo biomedical implant alloy. Materials Science Forum，2005，510：2317-2322.

[78]　Manami M，Kenta Y，Hiroaki M，et al. Evolution of cold-rolled microstructures of biomedical Co-Cr-Mo alloys with and without N doping. Materials Science & Engineering A，2010，528（2）：614-621.

[79]　Yamanaka K，Mori M，Chiba A. Mechanical properties of as-forged Ni-free Co-29Cr-6Mo alloys with ultra fi fine-grained microstructure. Materials Science & Engineering A，2011，528（18）：5961-5966.

[80]　Kurosu S，Matsumoto H，Chiba A. Grain refinement of biomedical Co-27Cr-5Mo-0.16N alloy by reverse transformation. Materials Letters，2010，64（1）：49-52.

[81]　Stojilovic N，Bender E T，Ramseur R D. Surface chemistry of zirconium. Progress in Surface Science，2005，78（3-4）：101-184.

[82]　Tsutsumi Y，Nishimura D，Doi H，et al. Difference in surface reactions between titanium and zirconium in Hanks' solution to elucidate mechanism of calcium phosphate formation on titanium using XPS and cathodic polarization. Materials Science & Engineering C，2009，29（5）：1702-1708.

[83]　Nomura N，Taroka Y，Suyalatu，et al. Effects of phase constitution of Zr-Nb alloys on their magnetic susceptibilities. Materials Transactions，2009，50（10）：2466-2472.

[84]　Suyalatu，Naoyuki N，Kei O，et al. Microstructure and magnetic susceptibility of as-cast Zr-Mo alloys. Acta

Biomaterialia，2010，6（3）：1033-1038.

[85]　Kondo R，Nomura N，Suyalatu，et al. Microstructure and mechanical properties of as-cast Zr-Nb alloys. Acta Biomaterialia，2011，7（12）：4287-4284.

[86]　Suyalatu，Kondo R，Tsutsumi Y，et al. Effects of phase constitution on magnetic susceptibility and mechanical properties of Zr-rich Zr-Mo alloys. Acta Biomaterialia，2011，7（12）：4259-4266.

[87]　Hsu H C，Wu S C，Sung Y C，et al. The structure and mechanical properties of as-cast Zr-Ti alloys. Journal of Alloys and Compounds，2009，488（1）：279-283.

[88]　Akahori T，Niinomi M，Nakai M，et al. Mechanical properties and biocompatibilities of Zr-Nb system alloys with different Nb contents for biomedical applications. Journal of the Japan Institute of Metals and Materials，2011，75（8）：445-451.

[89]　Zhou F Y，Wang B L，Qiu K J，et al. Microstructure，mechanical property，corrosion behavior，and *in vitro* biocompatibility of Zr-Mo alloys. Journal of Biomedical Materials Research Part B，2013，101B（2）：237-246.

[90]　Zhou F Y，Qiu K J，Li H F，et al. Screening on binary Zr-1X（X = Ti，Nb，Mo，Cu，Au，Pd，Ag，Ru，Hf and Bi）alloys with good *in vitro* cytocompatibility and magnetic resonance imaging compatibility. Acta Biomaterialia，2013，9（12）：9578-9587.

[91]　Zhao X L，Li L，Niinomi M，Nakai M，Zhang D L，Suryanarayana C. Metastable Zr-Nb alloys for Spinal Fixation Rods with Tunable Young's Modulus and Low Magnetic Resonance Susceptibility. Acta Biomaterialia，2017，62：372-384.

[92]　Karageorgiou V，Kaplan D. Porosity of 3D biomaterial scaffolds and osteogenesis. Biomaterials，2005，26（27）：5474-5491.

[93]　An Y，Wen C E，Hodgson P D，et al. Investigation of cell shape effect on the mechanical behaviour of open-cell metal foams. Computational Materials Science，2012，55：1-9.

[94]　Melancon D，Bagheri Z S，Johnston R B，et al. Mechanical characterization of structurally porous biomaterials built via additive manufacturing：experiments，predictive models，and design maps for load-bearing bone replacement implants. Acta Biomaterialia，2017，63：350-368.

[95]　Banhart J. Manufacture，Characterization and applications of cellular metals and metal foams. Progress in Materials Science，2001，46（6）：559-632.

[96]　Engh C A，Bobyn J D，Glassman A H. Porous-coated hip replacement-the factors governing bone ingrowth，stress shielding，and clinical results. Bone & Joint Journal，1987，69（1）：45-55.

[97]　Engh C A，Young A M，Engh C A，et al. Clinical consequences of stress shielding after porous-coated total hip arthroplasty. Clinical Orthopaedics & Related Research，2003，417：157-163.

[98]　Huiskes R，Weinans H，van Rietbergen B. The relationship between stress shielding and bone resorption around total hip stems and the effects of flexible materials. Clinical Orthopaedics & Related Research，1992，（274）：124-134.

[99]　Nagels J，Stokdijk M，Rozing P M. Stress shielding and bone resorption in shoulder arthroplasty. Journal of shoulder and elbow surgery，2003，12（1）：35-39.

[100]　Bartolo P，Kruth J P，Silva J，et al. Biomedical production of implants by additive electro-chemical and physical processes. CIRP Annals，2012，61（2）：635-655.

[101]　Gu D D，Meiners W，Wissenbach K，et al. Laser additive manufacturing of metallic components：materials，processes and mechanisms. International Materials Reviews，2012，57（3）：133-164.

[102]　Murr L E，Gaytan S M，Medina F，et al. Next-generation biomedical implants using additive manufacturing of

complex, cellular and functional mesh arrays. Philosophical Transactions, 2010, 368 (1917): 1999-2032.

[103] Sallica-Leva E, Jardini A L, Fogagnolo J B. Microstructure and mechanical behavior of porous Ti-6Al-4V parts obtained by selective laser melting. Journal of the Mechanical Behavior of Biomedical Materials, 2013, 26: 98-108.

[104] Cheng X Y, Li S J, Murr L E, et al. Compression deformation behavior of Ti-6Al-4V alloy with cellular structures fabricated by electron beam melting. Journal of the Mechanical Behavior of Biomedical Materials, 2012, 16: 153-162.

[105] Li S J, Xu Q S, Wang Z, et al. Influence of cell shape on mechanical properties of Ti-6Al-4V meshes fabricated by electron beam melting method. Acta Biomaterialia, 2014, 10 (10): 4537-4547.

[106] Murr L E, Gaytan S M, Medina M, et al. Characterization of Ti-6Al-4V open cellular foams fabricated by additive manufacturing using electron beam melting. Materials Science & Engineering A, 2009, 527 (7): 1861-1868.

[107] Gibson L J, Ashby M F. Cellular Solids: Structure and Properties. Cambridge: Cambridge University Press, 1997.

[108] Campoli G, Borleffs M S, Yavari S A, et al. Mechanical properties of open-cell metallic biomaterials manufactured using additive manufacturing. Materials & Design, 2013, 49: 957-965.

[109] Wauthle R, Vrancken B, Beynaerts B, et al. Effects of build orientation and heat treatment on the microstructure and mechanical properties of selective laser melted Ti6Al4V lattice structures. Additive Manufacturing, 2015, 5: 77-84.

[110] Hernández-Nava E, Smith C J, Derguti F, et al. The effect of density and feature size on mechanical properties of isostructural metallic foams produced by additive manufacturing. Acta Materialia, 2015, 85: 387-395.

[111] Heinl P, Müller L, Körner C, et al. Cellular Ti-6Al-4V structures with interconnected macro porosity for bone implants fabricated by selective electron beam melting. Acta Biomaterialia, 2008, 4 (5): 1536-1544.

[112] Heinl P, Müller L, Körner C, et al. Cellular Ti-6Al-4V structures with interconnected macro porosity for bone implants fabricated by selective electron beam melting. Acta Biomaterialia, 2008, 41 (5): 1536-1544.

[113] Sallica-Leva E, Jardini A L, Fogagnolo J B. Microstructure and mechanical behavior of porous Ti-6Al-4V parts obtained by selective laser melting. Journal of the Mechanical Behavior of Biomedical Materials, 2013, 26: 98-108.

[114] Li S J, Zhao S, Hou W T, et al. Functionally graded Ti-6Al-4V meshes with high strength and energy absorption. Advanced Engineering Materials, 2016, 18 (1): 34-38.

[115] Li S J, Murr L E, Cheng X Y, et al. Compression fatigue behavior of Ti-6Al-4V mesh arrays fabricated by electron beam melting. Acta Materialia, 2012, 60 (3): 793-802.

[116] Yavari S A, Wauthle R, van der Stok J, et al. Fatigue behavior of porous biomaterials manufactured using selective laser melting. Materials Science and Engineering C, 2013, 33 (8): 4849-4858.

[117] Li K, Gao X L, Subhash G. Effects of cell shape and cell wall thickness variations on the elastic properties of two-dimensional cellular solids. International Journal of Solids and Structure, 2005, 42 (5-6): 1777-1795.

[118] Li K, Gao X L, Subhash G. Effects of cell shape and strut cross-sectional area variations on the elastic properties of three-dimensional open-cell foams. Journal of the Mechanics and Physics of Solids, 2005, 54 (4): 738-806.

[119] Côté F, Deshpande V S, Fleck N A, et al. The compressive and shear responses of corrugated and diamond lattice materials. International Journal of Solids and Structures, 2005, 43 (20): 6220-6242.

[120] Yavari S A, Ahmadi S M, Wauthle R, et al. Relationship between unit cell type and porosity and the fatigue behavior of selective laser melted meta-biomaterials. Journal of the Mechanical Behavior of Biomedical Materials, 2015, 43: 91-100.

[121] Zhao S, Li S J, Hou W T, et al. The influence of cell morphology on the compressive fatigue behavior of Ti-6Al-4V meshes fabricated by electron beam melting. Journal of the Mechanical Behavior of Biomedical

Materials，2016，59：251-264.

[122] Ahmadi S M，Hedayati R，Li Y，et al. Fatigue performance of additively manufactured meta-biomaterials：the effects of topology and material type. Acta Biomaterialia，2018，65：292-304.

[123] Bobbert F S L，Lietaert K，Eftekhari A A，et al. Additively manufactured metallic porous biomaterials based on minimal surfaces：a unique combination of topological，mechanical，and mass transport properties. Acta Biomaterialia，2017，53：572-584.

[124] Yuan W，Hou W，Li S，et al. Heat treatment enhancing the compressive fatigue properties of open-cellular Ti-6Al-4V alloy prototypes fabricated by electron beam melting. Journal of Materials Science & Technology，2018，34（7）：1127-1131.

[125] van Hooreweder B，Apers Y，Lietaert K，et al. Improving the fatigue performance of porous metallic biomaterials produced by selective laser melting. Acta Biomaterialia，2017，47：193-202.

[126] Hazlehurst K B，Wang C J，Stanford M. An investigation into the flexural characteristics of functionally graded cobalt chrome femoral stems manufactured using selective laser melting. Materials & Design，2014，60：177-183.

[127] Bignon A，Chouteau J，Chevalier J，et al. Effect of micro-and macroporosity of bone substitutes on their mechanical properties and cellular response. Journal of Materials Science：Materials in Medicine，2003，14（12）：1089-1097.

[128] Afshar M，Anaraki A P，Montazerian H，et al. Additive manufacturing and mechanical characterization of graded porosity scaffolds designed based on triply periodic minimal surface architectures. Journal of the Mechanical Behavior of Biomedical Materials，2016，62：481-494.

[129] Zhao S，Li S J，Wang S G，et al. Compressive and fatigue behavior of functionally graded Ti-6Al-4V meshes fabricated by electron beam melting. Acta Materialia，2018，150：1-15.

[130] Hutmacher D W. Scaffolds in tissue engineering bone and cartilage. Biomaterials，2000，21（24）：2529-2543.

[131] Hollander D A，von Walter M，Wirtz T，et al. Structural，mechanical and *in vitro* characterization of individually structured Ti-6Al-4V produced by direct laser forming. Biomaterials，2006，27（7）：955-963.

[132] Bael S V，Chai Y C，Truscello S，et al. The effect of pore geometry on the in vitro biological behavior of human periosteum-derived cells seeded on selective laser-melted Ti6Al4V bone scaffolds. Acta Biomaterialia，2012，8（7）：2824-2834.

[133] Butscher A，Bohner M，Hofmann S，et al. Structural and material approaches to bone tissue engineering in powder-based three-dimensional printing. Acta Biomaterialia，2011，7（3）：907-920.

[134] Sobral J M，Caridade S G，Sousa R A，et al. Three-dimensional plotted scaffolds with controlled pore size gradients：effect of scaffold geometry on mechanical performance and cell seeding efficiency. Acta Biomaterialia，2011，7（3）：1009-1018.

[135] Karageorgiou V，Kaplan D. Porosity of 3D biomaterial scaffolds and osteogenesis. Biomaterials，2005，26（27）：5474-5491.

[136] Ponader S，Vairaktaris E，Heinl P，et al. Effects of topographical surface modifications of electron beam melted Ti-6Al-4V titanium on human fetal osteoblasts. Journal of Biomedical Materials Research Part A，2008，84A（4）：1111-1119.

[137] Heinl P，Rottmair A，Körner C，et al. Cellular titanium by selective electron beam melting. Advanced Engineering Materials，2007，9（5）：360-364.

[138] Wu S H，Li Y，Zhang Y Q，et al. Porous titanium-6 aluminum-4 vanadium cage has better osseointegration and less micromotion than a poly-ether-ether-ketone cage in sheep vertebral fusion. Artificial Organs，2013，37（12）：

E191-E201.

[139] Li X K，Yuan C F，Wang J L，et al. The treatment effect of porous titanium alloy rod on the early stage talar osteonecrosis of sheep. PLoS One，2013，8（3）：e58459.

[140] Murr L E. Some comments on orthopaedic implant infection：biomaterials issues. Journal of Biotechnology & Biomaterials，2013，2013，1-2.

[141] Auger F A，Gibot L，Dan L. The pivotal role of vascularization in tissue engineering. Annual Review of Biomedical Engineering，2013，15：177-200.

[142] Nune K C，Misra R D K，Gaytan S M，et al. Biological response of next-generation of 3D Ti-6Al-4V biomedical devices using additive manufacturing of cellular and functional mesh structures. Journal of Biomaterials and Tissue Engineering，2014，4（10）：755-771.

[143] Murr L E. Handbook of Materials Structures，Properties，Processing and Performance. Switzerland：Springer International Publishing，2015.

[144] Murr L E，Gaytan S M，Martinez E，et al. Next generation orthopaedic implants by additive manufacturing using electron beam melting. International Journal of Biomathematics，2012：1-14.

[145] Li S J，Li X K，Hou W T，et al. Fabrication of open-cellular（porous）titanium alloy implants：osseointegration，vascularization and preliminary human trials. Science China Materials，2018，61（4）：525-536.

[146] Murphy W L，McDevitt T C，Engler A J. Materials as stem cell regulators. Nature Materials，2014，13（6）：547-557.

[147] Huels D J，Medema J P. Think about the environment：cellular reprogramming by the extracellular matrix. Cell Stem Cell，2018，22（1）：7-9.

[148] Reilly G C，Engler A J. Intrinsic extracellular matrix properties regulate stem cell differentiation. Journal of Biomechanics，2010，43（1）：55-62.

[149] Engler A J，Sen S，Sweeney H L，et al. Matrix elasticity directs stem cell lineage specification. Cell，2006，126（4）：677-689.

[150] Park J S，Chu J S，Tsou A D，et al. The effect of matrix stiffness on the differentiation of mesenchymal stem cells in response to TGF-β. Biomaterials，2011，32（16）：3921-3930.

[151] Huebsch N，Arany P R，Mao A S，et al. Harnessing traction-mediated manipulation of the cell/matrix interface to control stem-cell fate. Nature Materials，2010，9（6）：518-526.

[152] Engler A J，Sweeney H L，Discher D E，et al. Extracellular matrix elasticity directs stem cell differentiation. Journal of Musculoskeletal and Neuronal Interactions，2007,7（4）：335.

[153] Yao S，Liu X，Yu S，et al. Co-effects of matrix low elasticity and aligned topography on stem cell neurogenic differentiation and rapid neurite outgrowth. Nanoscale，2016，8（19）：10252-10265.

[154] Berns E J，Sur S，Pan L，et al. Aligned neurite outgrowth and directed cell migration in self-assembled monodomain gels. Biomaterials，2014，35（1）：185-195.

[155] Peng R，Yao X，Cao B，et al. The effect of culture conditions on the adipogenic and osteogenic inductions of mesenchymal stem cells on micropatterned surfaces. Biomaterials，2012，33（26）：6008-6019.

[156] Peng R，Yao X，Ding J. Effect of cell anisotropy on differentiation of stem cells on micropatterned surfaces through the controlled single cell adhesion. Biomaterials，2011，32（32）：8048-8057.

[157] Yao X，Peng R，Ding J. Effects of aspect ratios of stem cells on lineage commitments with and without induction media. Biomaterials，2013，34（4）：930-939.

[158] Mark K，Park J，Bauer S，et al. Nanoscale engineering of biomimetic surfaces：cues from the extracellular matrix.

Cell and Tissue Research，2010，339（1）：131-153.

[159] Oh S，Brammera K S，Li Y S J，et al. Stem cell fate dictated solely by altered nanotube dimension. Proceedings of the National Academy of Sciences of the United States of America，2009，106（7）：2130-2135.

[160] Pittrof A，Park J，Bauer S，et al. ECM spreading behaviour on micropatterned TiO_2 nanotube surfaces. Acta Biomaterialia，2012，8（7）：2639-2647.

[161] Kim H，Wrann C D，Jedrychowski M，et al. Irisin mediates effects on bone and fat via αV integrin receptors. Cell，2018，175（7）：1756-1768.

[162] Wang N. Cellular adhesion：instant integrin mechanosensing. Nature Material. 2017；16（12）：1173-1174.

[163] Geiger B，Spatz J P，Bershadsky A D. Environmental sensing through focal adhesions. Nature Reviews Molecular Cell Biology，2009，10（1）：21-33.

[164] Elosegui-Artola A，Andreu I，Beedle A，et al. Force triggers YAP nuclear entry by regulating transport across nuclear pores. Cell，2017，171（6）：1397-1410.

[165] Cho S，Irianto J，Discher D E. Mechanosensing by the nucleus：from pathways to scaling relationships. Journal of Cell Biology，2017，216（2）：305-315.

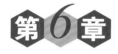

第**6**章

生物材料在生理环境中的降解适配机制

6.1 可降解医用镁合金骨修复材料的降解适配

6.1.1 骨组织的生理结构

骨由 60%羟基磷灰石、10%水和 30%胶原蛋白组成，在提供机械支撑、保护重要器官以及调节钙、磷代谢等生理过程中起到重要作用。

骨的结构包含不同来源的细胞。骨的多细胞结构从内向外由四部分构成：骨髓、骨内膜、多孔的矿化骨组织以及骨膜。骨髓中存在造血干细胞和间充质干细胞。其中，骨内膜位于骨髓腔和骨松质网的壁上，包括成骨细胞和破骨细胞的祖细胞。骨组织中存在大量的矿化骨基质与以下五种细胞：①骨母细胞，包括成骨细胞和破骨细胞的祖细胞；②成骨细胞，主要作用是分泌基质和矿化；③骨细胞，是成骨细胞的衍生物，位于骨基质内的空腔中；④破骨细胞，主要作用是骨吸收；⑤骨衬细胞，这是一种不活跃的成骨细胞，受到机械刺激后能被重新激活。骨的细胞中，骨细胞和骨衬细胞数量最多，另外三种细胞位于松质骨的骨小梁表面或密质骨的中央管表面。骨膜和骨内膜在骨的形成和重建中发挥重要作用。

6.1.2 骨修复材料与骨组织修复的降解适配

骨修复材料植入宿主后，主要经历三个阶段，即炎症期、修复期和塑形期。材料本身和材料所介导的宿主防御反应与骨再生过程发生相互作用，骨修复材料植入机体后，其过程涉及炎症反应，免疫反应，血管生成，干细胞的增殖、迁移与分化，成骨细胞与破骨细胞的相互作用等。其过程有复杂的调控系统，调控骨修复材料对机体所发生的反应（图 6.1）

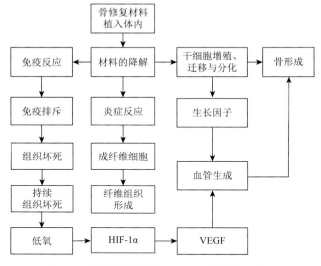

图 6.1　骨修复材料的降解与机体的相互作用

6.1.3　镁合金作为骨修复材料的特点

Erinc 等[1]指出，作为可降解骨植入材料，其力学性能和降解性能应满足的条件为：在 37℃的环境中，强度高于 200MPa，断裂延伸率高于 10%，同时，在模拟体液中的降解速率低于 0.5mm/a。镁合金因其独特的机械性能、降解性能、生物相容性与生物功能性，具备作为骨植入材料的巨大潜力。

1. 镁合金的机械性能与人体骨接近

镁及其合金的弹性模量为 41～45GPa，在所有金属材料中和人体骨的弹性模量最接近（表 6.1），可以有效缓解钛合金植入后的应力屏蔽效应，是目前机械性能最为理想的骨内固定修复材料。

表 6.1　不同生物材料和人体骨骼的机械性能[2-5]

生物材料	弹性模量/GPa	抗压强度/MPa	断裂韧性/(MPa·m$^{1/2}$)
皮质骨	3～20	130～180	3～6
镁合金	41～45	65～100	15～40
钛合金	110～117	758～1117	55～115
不锈钢	189～205	450～1000	50～200
羟基磷灰石	73～117	600	0.7

2. 镁合金的密度与人体骨的密度最接近

镁合金的密度为 $1.75\sim2.0\text{g/cm}^3$，医用钛合金的密度为 4.5g/cm^3，不锈钢的密度为 7.6g/cm^3，其中，镁合金的密度与人体骨的密度（$1.8\sim2.1\text{g/cm}^3$）最接近。

3. 镁合金具备良好的生物相容性与促成骨能力

镁元素在人体内的正常含量为 $21\sim28\text{g}$，其中，50%～60%的镁存在于骨骼中，占骨矿物质含量的 0.5%～1%。镁离子是人体所必需的营养元素，是人体含量排第四位的阳离子，同时也是细胞内含量排第二位的阳离子[6]。镁离子几乎参与了人体新陈代谢的全部过程，是多种酶的激活剂与辅助因子，不仅可以调节神经肌肉与中枢神经系统的活动，维持心肌的正常收缩功能，抑制神经的不正常兴奋，还能稳定核酸的结构，并参与机体蛋白质的合成、肌肉收缩和体温调节[6]。同时，镁合金降解产生的镁离子可以通过肾脏排出体外，从而使血液中的镁离子浓度维持在安全范围之内[7, 8]。

镁离子是骨组织中的宏量金属元素，对骨代谢有重要的调节作用。镁离子能调节与骨代谢相关激素的水平[9]，促进与骨形成相关生长因子的表达和信号通路的激活，影响骨矿物质的代谢[10]。镁合金降解过程中产生的镁离子可以促进骨组织的形成[11, 12]。镁离子能增强成骨细胞的黏附能力，并能促进成骨细胞的增殖与分化，还可以抑制破骨细胞的活性[13, 14]。此外，镁离子还能促进内皮细胞产生一氧化氮，在诱导血管生成中发挥重要功能[15]，并能通过上调低氧诱导因子（HIF-2α）提高血管内皮生长因子（VEGF）蛋白的表达水平[16]。

6.1.4　镁合金的降解适配

理想的可降解镁合金的主要构成元素最好是人体必需的营养元素或者自然存在于人体中的元素[17]。近年来涌现了一系列基于元素生物相容性的新型可降解镁合金体系，主要包括：Mg-Ca[18-20]、Mg-Zn[21-23]、Mg-Sr[24-27]、Mg-Si[28, 29]、Mg-Mn[28]、Mg-Sn[28, 30-33]、Mg-Ge[34, 35]、Mg-Fe[36]、Mg-Cu[37, 38]、Mg-Li[39]以及由这些元素构成的多元镁合金体系，如 Mg-Zn-Ca[40]、Mg-Zn-Sr[41]和 Mg-Si-Ca-Zn[29]等合金体系。图 6.2 总结了以上主要合金体系的拉伸力学性能和体外腐蚀性能数据。基于元素生物相容性考虑的新型 Mg 合金体系的生物相容性得到了很好的保证，但是这些合金体系普遍强度偏低（抗拉强度<280MPa，延伸率<20%，大部分的延伸率<15%），根据合金体系和加工手段不同，其体内外降解速率有较大差异，大部分合金降解速率过快，并由此造成了气体聚集与骨整合缓慢。尚未有一种能够兼具高强韧性与良好体内外降解速率的镁合金，此问题阻碍了镁合金广泛用于临床。

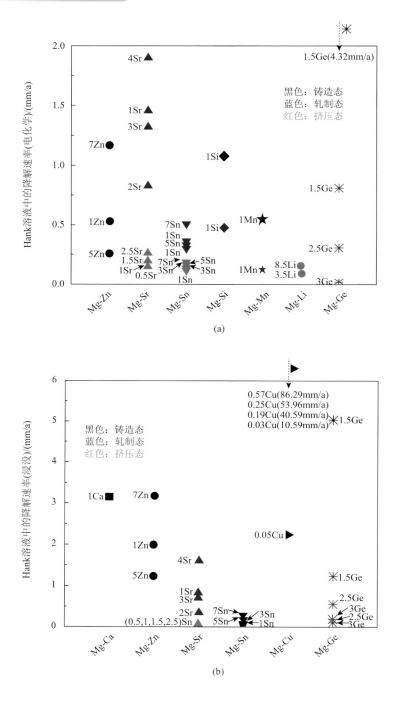

(a)

(b)

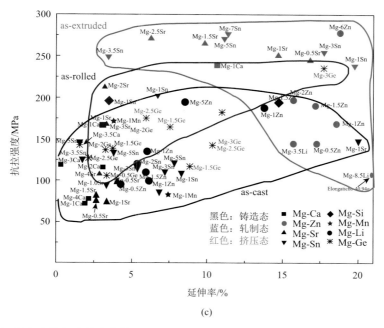

图 6.2　基于元素生物相容性考虑的新型 Mg 合金体系的降解性能（a，b）和拉伸力学性能（c）

综合考虑镁合金的生物相容性、力学性能和降解性能，北京大学郑玉峰课题组开发了低合金化的 Mg-xZn-yGd 三元合金，总的合金化元素用量限制在 3wt%以内，利用低含量的 Gd 和 Zn 共同强化镁合金基体并保证材料的生物相容性，Gd 可以与 Mg 中的 Fe、Cu、Ni 和 Co 等杂质结合，沉淀到铸锭底部，净化熔体，减缓 Mg 的腐蚀。Mg-xZn-yGd 的显微组织、力学性能、降解性能和体内外生物相容性表明其作为骨科植入材料的可能。

1. 显微组织

表 6.2 为三种低合金化的 Mg-Zn-Gd 合金的名义成分和实际成分，实际成分与预定成分间的偏差在 0.2wt%以内，Zn 和 Gd 的含量都不超过 2wt%。图 6.3 为三种 Mg-Zn-Gd 合金和对照组高纯镁（HP-Mg，99.99wt%）的显微组织和对应的元素分布。轧制态的 HP-Mg 由单一的 α-Mg 相构成，等轴晶粒内部有丰富的孪晶。Mg-1.8Zn-0.2Gd 晶粒最细小，晶粒内部同样拥有丰富的孪晶。Mg-1.0Zn-2.0Gd 显示出完全再结晶后的结构，晶粒呈等轴状，内部很少有孪晶出现。Mg-1.8Zn-0.8Gd 合金中还能观察到被拉长的晶粒，图 6.3（a）中的黑色箭头指明了晶粒的伸长方向。Mg-1.0Zn-2.0Gd 和 Mg-1.8Zn-0.8Gd 合金中能观察到一些小于 5μm 的第二相颗粒。Mg-1.0Zn-2.0Gd 含有最多的合金化元素，其基体中的第二相颗粒最多。EDS

分析中，元素的面扫描[图 6.3（c）]和点扫描（图 6.4）结果显示这些颗粒富含 Zn 和 Gd。

表 6.2　实验材料的化学组成

材料	Zn 含量/wt%	Gd 含量/wt%	Mg 含量/wt%
HP-Mg	—	—	99.99
Mg-1.0Zn-2.0Gd	1.04	2.15	余量
Mg-1.8Zn-0.2Gd	1.81	0.18	余量
Mg-1.8Zn-0.8Gd	1.85	0.75	余量

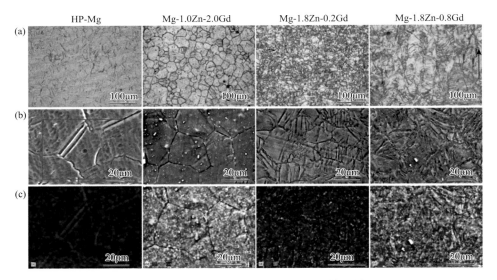

图 6.3　Mg-Zn-Gd 合金和对照组 HP-Mg 的显微组织

（a）光镜下的金相；（b）电镜下的金相；（c）对应（b）中的元素分布

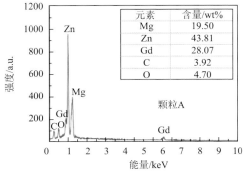

元素	含量/wt%
Mg	19.50
Zn	43.81
Gd	28.07
C	3.92
O	4.70

颗粒A

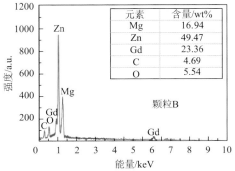

元素	含量/wt%
Mg	16.94
Zn	49.47
Gd	23.36
C	4.69
O	5.54

颗粒B

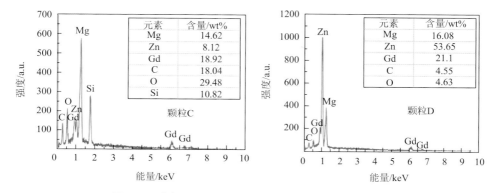

图 6.4　对应图 6.3（b）中的颗粒处的 EDS 分析结果

颗粒 C 处的高 Si、C 和 O 含量是由于抛光过程中引入的杂质造成的

图 6.5（a）是 Mg-1.0Zn-2.0Gd 和 Mg-1.8Zn-0.8Gd 合金在透射电镜（TEM）下的典型微观结构。两种合金在 TEM 下的形貌类似，因此仅列出最具代表性的一张图片。TEM 下可探测到富含 Gd 或者 Zn+Gd 的第二相颗粒，如图 6.5（b）所示。颗粒 A 和颗粒 B 处的高分辨电子像显示它们的晶格间距（d）分别为 0.4287nm 和 0.2102nm。选区电子衍射 SAED 谱图上除了 α-Mg 基体的衍射环外，还夹杂着第二相的衍射环。在 X 射线衍射（XRD）分析的帮助下，除了 α-Mg 基体相，Mg-1.0Zn-2.0Gd 和 Mg-1.8Zn-0.8Gd 合金中还探测到 Mg_5Gd 和 $Mg_3Gd_2Zn_3$ 相，如图 6.5（d）所示。基于以上分析，我们可以确定颗粒 A 对应 Mg_5Gd 相，颗粒 B 应该对应 $Mg_3Gd_2Zn_3$ 相。

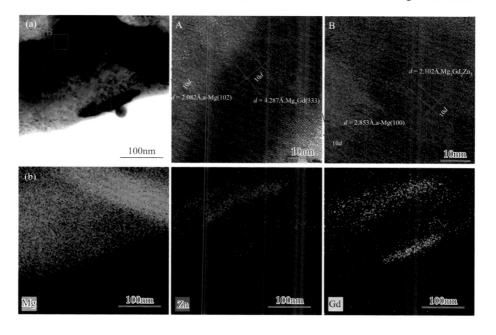

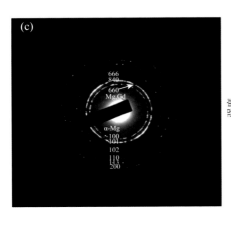
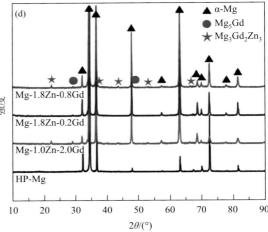

图 6.5 （a）Mg-1.0Zn-2.0Gd 和 Mg-1.8Zn-0.8Gd 合金中第二相颗粒在 TEM 下的典型形貌，高分辨的明场像拍摄于字母 A 和 B 所示的位置处；（b）对应（a）中第二相颗粒的元素分布结果；（c）选区衍射环表明 α-Mg 基体相和第二相的存在；（d）材料的 XRD 谱图

2. 力学性能

图 6.6 为 Mg-Zn-Gd 合金和对照组 HP-Mg 的力学性能。与 HP-Mg 相比，Mg-1.8Zn-0.2Gd 和 Mg-1.8Zn-0.8Gd 合金表现出显著提升的拉伸屈服强度（TYS）和极限抗拉强度（UTS），同时它们的延伸率和 HP-Mg 相当。相反，Mg-1.0Zn-2.0Gd 的力学强度和 HP-Mg 类似，但是其延伸率（>30%）具有明显的提升。显微硬度测试的结果和 UTS 的结果规律相同，如图 6.6（c）所示。图 6.7 为 Mg-Zn-Gd 合金的典型拉伸断口形貌。HP-Mg、Mg-1.8Zn-0.2Gd 和 Mg-1.8Zn-0.8Gd 的断口形貌类似，都显示出有限的韧窝和撕裂棱痕迹，表明其破坏模式为复合断裂模式。然而，Mg-1.0Zn-2.0Gd 合金断口却显示出塑性断裂的特征，断口具有丰富的韧窝和撕裂棱。这与 Mg-1.0Zn-2.0Gd 合金在四种实验材料中拥有最大的延伸率相符合。总的来说，Mg-1.8-Zn-0.2Gd 和 Mg-1.8Zn-0.8Gd 合金拥有较好的强韧性搭配，其极限抗拉强度在 300MPa 左右，延伸率高于 14%，符合作为骨科植入物的力学需求。

完全再结晶的 Mg-1.0Zn-2.0Gd 基体中分布着丰富的第二相颗粒，但是该合金的力学强度相对于 HP-Mg 却没有明显的改善，说明没有明显的固溶强化和沉淀强化。Mg-1.8Zn-0.2Gd 基体中没有发现明显的第二相颗粒，其力学强度的提升主要来源于固溶强化、晶粒细化以及丰富的亚晶粒微结构。李晶可以充当位错滑移过程中的障碍并由此提高其力学强度。对于 Mg-1.8Zn-0.8Gd 合金，轧制产生的织构提高了其强度。

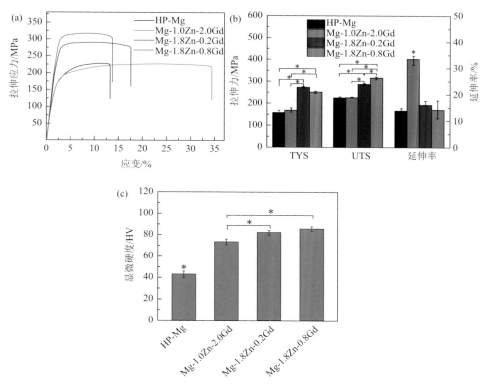

图 6.6 **Mg-Zn-Gd** 合金和对照组 **HP-Mg** 的室温力学行为

（a）拉伸应力-应变曲线；（b）拉伸力学性能；（c）显微硬度；*$p<0.01$

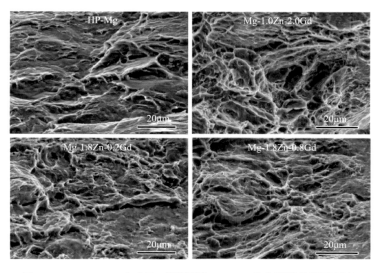

图 6.7 **Mg-Zn-Gd** 合金和对照材料 **HP-Mg** 的典型拉伸断口形貌

3. Mg-Zn-Gd 合金的体外降解行为

随着腐蚀的发生，镁合金材料表面会逐渐形成一层具有部分保护作用的 $Mg(OH)_2$ 层，从而导致开路电位（OCP）的上升。OCP 值越高说明材料越稳定。三种 Mg-Zn-Gd 合金的 OCP 值均高于 HP-Mg，如图 6.8（a）所示。Mg-1.0Zn-2.0Gd 和 Mg-1.8Zn-0.8Gd 合金的 OCP 值比 HP-Mg 和 Mg-1.8Zn-0.2Gd 高，并且 OCP 值更加稳定。动电位极化曲线上阴极极化电流反映的是铂（Pt）电极上的析氢反应剧烈程度。HP-Mg 和 Mg-1.8Zn-0.2Gd 的阴极极化电流密度显著低于 Mg-1.0Zn-2.0Gd 和 Mg-1.8Zn-0.8Gd，预示着前两者可能拥有较好的耐腐蚀性。阻抗谱上阻抗环的大小可以反映耐腐蚀能力，一般来说阻抗环越大对应越好的耐腐蚀性。此处，HP-Mg 和 Mg-1.8Zn-0.2Gd 的电化学阻抗谱（EIS）环明显大于 Mg-1.0Zn-2.0Gd 和 Mg-1.8Zn-0.8Gd，说明它们的耐腐蚀性优于后两者。该结果与动电位极化的结果一致，如图 6.8（b）和（c）所示。在动电位极化曲线上通过塔费尔区域外推法可以获得包

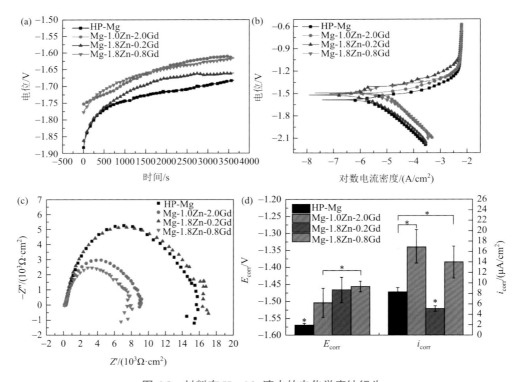

图 6.8　材料在 Hank's 液中的电化学腐蚀行为

（a）OCP 曲线；（b）动电位极化曲线；（c）奈奎斯特图；（d）以柱状图形式体现的电化学腐蚀数据（E_{corr} 代表腐蚀电位，i_{corr} 代表腐蚀电流密度）

括腐蚀电位（E_{corr}）和腐蚀电流密度（i_{corr}）等在内的电化学腐蚀参数。相应的电化学数据列于图 6.8（d）中。三种 Mg-Zn-Gd 合金的腐蚀电位都显著高于 HP-Mg，同时 Mg-1.8Zn- 0.2Gd 的腐蚀电流密度甚至低于 HP-Mg。

从热力学的角度来看，少量 Zn 和 Gd 的加入可以提高基体的稳定性，表现在 OCP 值的上升。但是合金基体，腐蚀产物层和腐蚀介质之间的动态平衡决定了实际的腐蚀速率。Mg-1.0Zn-2.0Gd 合金中拥有丰富的第二相，第二相与基体在 Hank's 液中形成数量巨大的腐蚀微电偶，通过电偶腐蚀加速腐蚀。此外，强烈的电偶腐蚀会导致严重的局部腐蚀，从而再次加速腐蚀。Mg-1.8Zn-0.8Gd 合金中的第二相颗粒在尺寸和数量上都明显少于 Mg-1.0Zn-2.0Gd，因此第二相与基体的电偶腐蚀有所缓和。Mg-1.8Zn-0.2Gd 合金由于拥有单相/近似单相结构，电偶腐蚀得到了显著抑制或者消除，因此其耐腐蚀性较优。

4. 浸泡腐蚀行为

图 6.9 是 Mg-Zn-Gd 合金在 Hank's 液中的浸泡腐蚀行为。在浸泡开始的前几小时内，所有实验材料析出的氢气体积和 pH 的变化无明显差别。随后，不同合金表现出不同的腐蚀行为。HP-Mg 拥有最少的氢气释放和最慢的 pH 变化（上升），表明其耐腐蚀性最好。Mg-1.8Zn-0.2Gd 和 Mg-1.8Zn-0.8Gd 在 200 h 内的腐蚀行为相似。之后，Mg-1.8Zn-0.8Gd 合金析出的氢气稍多于 Mg-1.8Zn-0.2Gd 合金。Mg-1.0Zn-2.0Gd 在整个浸泡期间都表现出持续加剧的腐蚀。由样品失重计算得到的腐蚀速率表明对照组 HP-Mg 拥有最好的耐腐蚀性，同时 Mg-1.8Zn-0.2Gd 合金的腐蚀速率也处在较低的水平，小于 0.28 mm/a。

图 6.9（d）给出了浸泡过程中的离子溶出行为。离子溶出的行为与失重的变化规律一致，见图 6.9（c）和（d）。Hank's 液中 Mg^{2+} 的浓度随着浸泡时间逐渐上升，说明了样品的持续降解。HP-Mg 溶出的 Mg^{2+} 最少，说明其腐蚀速率最低。

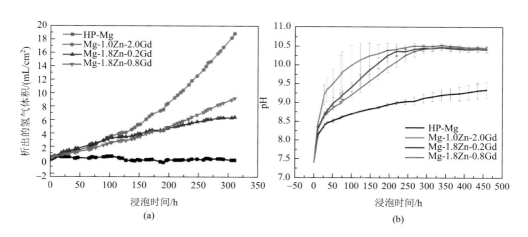

(a)　　　　　　　　　　　　　　(b)

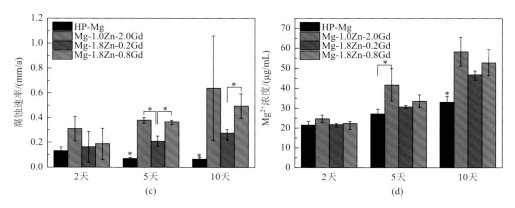

图 6.9　Mg-Zn-Gd 合金在 37℃的 Hank's 液中的浸泡腐蚀行为

（a）析出的氢气体积；（b）浸泡过程中的 pH 变化；（c）由失重计算的腐蚀速率；（d）浸泡过程中的 Mg^{2+}释放行为；*表示两组的差异性差异 $p < 0.01$

Mg-1.8Zn-0.2Gd 合金比另外两种 Mg-Zn-Gd 合金更耐腐蚀。Hank's 液中的 Zn、Gd、Ca 和 P 的浓度变化规律见图 6.10。Gd 的浓度随着浸泡时间的延长逐渐上升，同时 Ca 和 P 的浓度变化刚好相反。Zn^{2+}浓度的变化没有明显的规律，这可能与 Zn 在浸泡过程中的复杂溶出行为及其沉积回样品表面相关。材料腐蚀越快，其对应的 Hank's 液中的 Ca 和 P 浓度越低。Ca 和 P 浓度的降低与二者沉积到腐蚀样品表面密切相关。

　　图 6.11 展示了 Mg-Zn-Gd 合金和 HP-Mg 在 Hank's 液中浸泡不同时间后的表面微观腐蚀形貌。HP-Mg、Mg-1.8Zn-0.2Gd 和 Mg-1.8Zn-0.8Gd 的腐蚀形貌在宏观上均匀。Mg-1.0Zn-2.0Gd 出现了严重的局部腐蚀。随着浸泡时间的延长（15 天），可以观察到样品表面的腐蚀产物层剥落。腐蚀产物层的剥落可能与长时间浸泡后腐蚀产物层的增厚相关，样品脱水干燥的过程也可能会导致腐蚀产物层的剥离。腐蚀产物层上有一些灰白色的颗粒/团簇沉积。该腐蚀产物层的主要元素组成为 Ca、P 和 O。此外，也能从腐蚀产物层中检测到少量的 C 和 Na，如图 6.12（a）

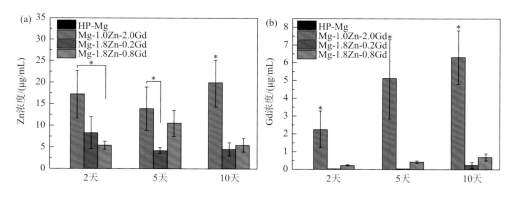

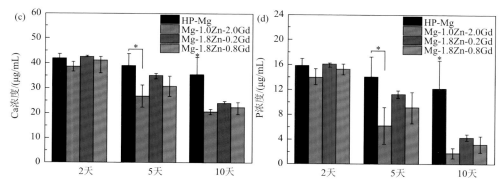

图 6.10　Mg-Zn-Gd 合金浸泡在 Hank's 液中的离子浓度变化行为

（a）Zn 释放；（b）Gd 释放；（c）Ca 浓度变化规律；（d）P 浓度变化规律

所示。XRD 结果显示该腐蚀产物层主要含有 $Mg(OH)_2$，如图 6.12（b）所示。腐蚀后的 Mg-1.0Zn-2.0Gd 和 Mg-1.8Zn-0.8Gd 合金表面的 $Mg(OH)_2$ 衍射信号明显强于 HP-Mg 和 Mg-1.8Zn-0.2Gd 合金。从腐蚀产物多少的角度同样说明了 HP-Mg 和 Mg-1.8Zn-0.2Gd 合金的耐腐蚀性强于其他两种合金。

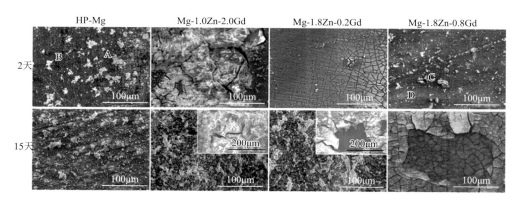

图 6.11　Mg-Zn-Gd 合金和 HP-Mg 在 Hank's 液中浸泡 2 天和 15 天后的腐蚀形貌（SEM）

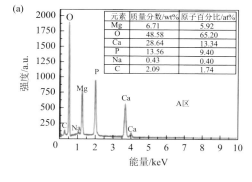

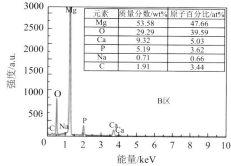

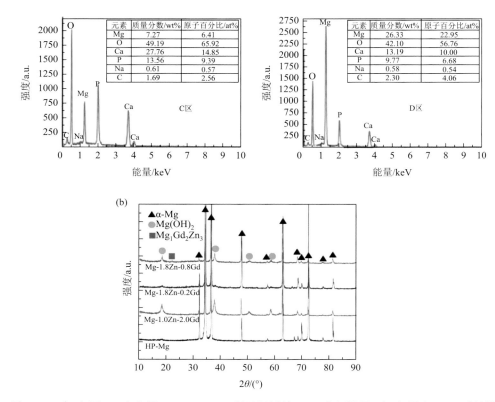

图 6.12 （a）图 4.9 中字母 A、B、C、D 所示区域的 EDS 分析结果；（b）浸泡 15 天后的样品的 XRD 谱图

5. 体外生物相容性

图 6.13 为浸提液的 pH 和其中离子浓度的结果。100%浸提原液的 pH 之间无显著差异，其 pH 都接近 9。由于培养基中的缓冲介质作用，稀释到 50%的浸提液的 pH 仅有少许的下降。进一步稀释到 10%浓度，浸提液的 pH 最低可降低到 7.81。浸提液中的 Mg 浓度可以反映材料在 DMEM 中的腐蚀速率。Mg-Zn-Gd 合金的浸提液中的 Mg 浓度低于 HP-Mg，说明它们在 DMEM 中的耐腐蚀性优于 HP-Mg。Mg-1.8Zn-0.2Gd 合金浸提液中 Mg 浓度最低，说明其在 DMEM 中的耐腐蚀性最好。此外，Mg-1.8Zn-0.2Gd 合金浸提液中的 Gd 浓度低于 ICP-AES 检测限（<0.1μg/mL）。

MTT 实验中以吸光度与阴性组吸光度的百分比作为细胞活度，相应的结果如图 6.14 所示。除了 100%的 Mg-1.0Zn-2.0Gd 合金浸提液，剩余所有浸提液在培养细胞 1 天时都提高了 L929 细胞的活度。随后，L929 细胞的活度都有一定程度的降低，如图 6.14（a）所示。100%的 Mg-1.0Zn-2.0Gd 合金浸提液导致了 MG63 细

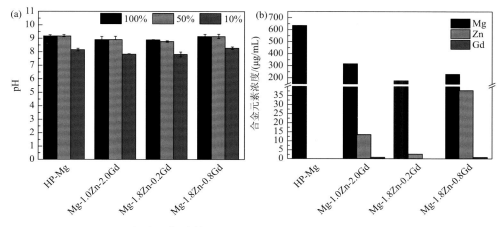

图 6.13　（a）浸提液的 pH；（b）浸提液中的 Mg 和合金元素浓度

胞活度随着培养时间延长显著降低。Mg-1.0Zn-2.0Gd 合金浸提液对 MG63 细胞的毒性可以通过稀释浸提液得到缓解。HP-Mg、Mg-1.8Zn-0.2Gd 和 Mg-1.8Zn-0.8Gd 合金浸提液没有造成对 MG63 细胞的毒性，它们对应的细胞活度都大于 100%。对于 ECV304 细胞，所有的实验浸提液在培养细胞 1 天后都无毒性，细胞活度都在 80% 以上。10% 浓度的 HP-Mg 浸提液中的 ECV304 细胞的活度相对稳定，整个培养期间细胞活度都在 110%～120% 范围内。Mg-Zn-Gd 合金浸提液组的 ECV304 细胞活度在培养 3 天后有一定程度的下降，但随后在 5 天的时候又有了明显的回升。整个培养期间，Mg-1.8Zn-0.2Gd 合金浸提液都没有对 VSMC 细胞造成毒性。HP-Mg 和 Mg-1.0Zn-2.0Gd 的 100% 浸提原液造成了 VSMC 细胞活度的持续降低。

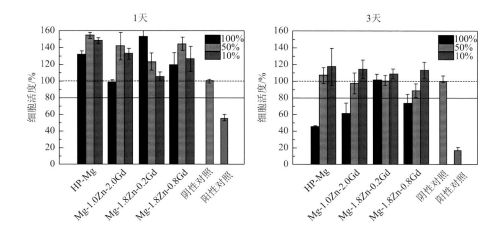

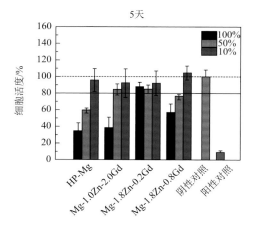

(a) L929

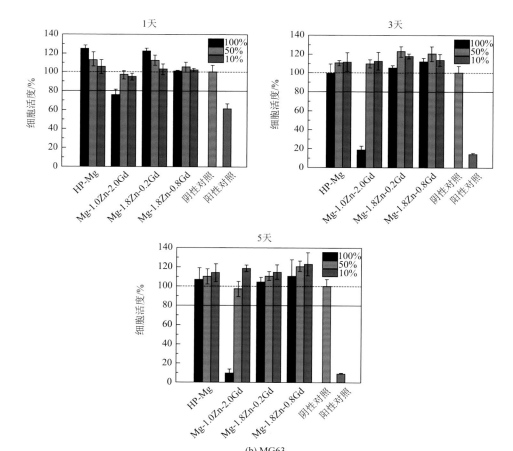

(b) MG63

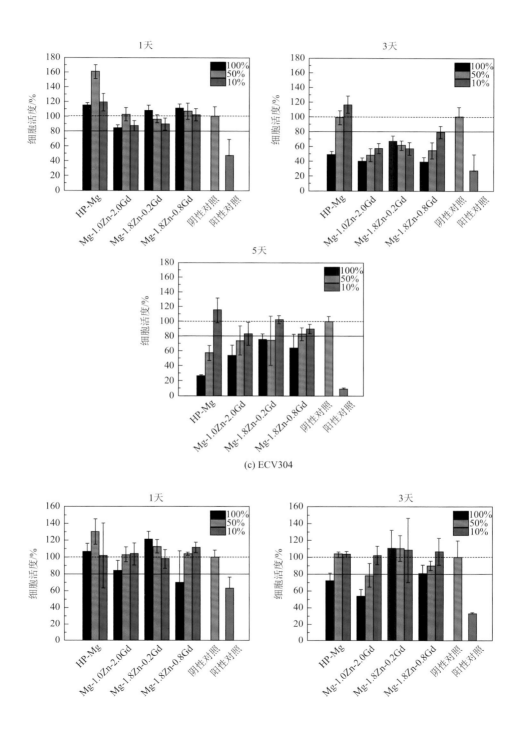

(c) ECV304

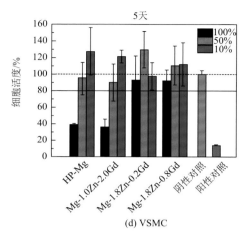

(d) VSMC

图 6.14　L929（a）、MG63（b）、ECV304（c）和 VSMC（d）细胞在 HP-Mg 和 Mg-Zn-Gd 合金浸提液中的细胞活度

　　根据 ISO 10993-5:2009（E）标准，生物材料的细胞毒性等级应该为 0 级或者 I 级，这就要求其细胞活度大于 80%。镁合金材料降解溶出的离子和伴随上升的 pH 对细胞毒性起主要作用。Mg-Zn-Gd 合金浸提液的 pH 相近，其主要差别在于不同合金浸提液中的离子浓度不同。Mg-1.8Zn-0.2Gd 合金对 L929、MG63 和 VSMC 细胞无毒性，表明其浸提液中的 Mg、Zn 和 Gd 浓度低于细胞的耐受极限。不同细胞对于相同离子的耐受极限不同，本研究中 L929、MG63 和 VSMC 细胞对 Mg-Zn-Gd 合金浸提液的耐受性好于 ECV304 细胞。此外，浸提液中不同种类离子的细胞毒性存在相互作用，某种元素的耐受极限可能由于其他元素的存在而降低。

　　6. Mg-1.8Zn-0.2Gd 合金的体内降解过程

　　北京大学郑玉峰课题组将 Mg-1.8Zn-0.2Gd 合金植入了大鼠胫骨内，对 Mg-1.8Zn-0.2Gd 合金在血骨修复过程中的降解进行了系统的研究。首先，为了观察 Mg-1.8Zn-0.2Gd 合金的整体降解趋势，通过 Micro-CT 检测了 Mg-1.8Zn-0.2Gd 合金植入物在体内的降解行为，相应的结果如图 6.15（a）所示。从 Micro-CT 结果可以观察到植入物随时间的延长而降解，并且伴有局部腐蚀的发生，如图中红色箭头所示。植入后 1 个月，Micro-CT 显示植入物周围有一圈低密度影，说明此时植入物与骨组织的结合较弱。术后 2 个月，虽然有轻微的局部腐蚀发生，植入物仍能保持其结构的完整性。植入物与周围骨组织直接接触，说明二者结合较好，新生骨组织可直接依附于植入物表面生长。术后 6 个月，只能检测到部分残留的植入物。在某些区域已经观察不到植入物，原来被植入物占据的空间已被新生骨组织填充。

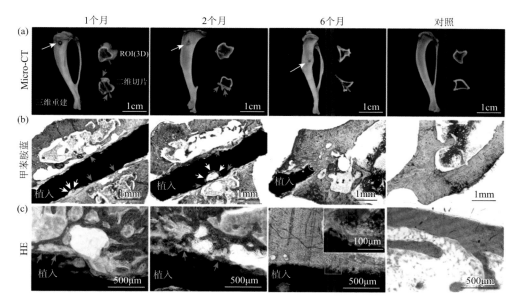

图 6.15　（a）Mg-1.8Zn-0.2Gd 合金植入 SD 大鼠胫骨内 1 月、2 月和 6 月后的 Micro-CT 检查结果，正常骨头作为对照，白色长箭头指示了材料植入方位，红色的箭头标注发生局部腐蚀的位置，图中 ROI 指的是感兴趣区域；（b，c）甲苯胺蓝和 HE 染色的硬组织切片，白色箭头指示局部腐蚀发生的部位，红色箭头处为新生骨组织，（c）中的插入图表明了紧邻植入物周围的骨组织中有一些来自植入物的细小颗粒或者碎屑

为了研究 Mg-1.8Zn-0.2Gd 合金在骨修复过程中的组织反应，通过组织学切片观察了 Mg-1.8Zn-0.2Gd 合金与骨组织的相互作用。图 6.15（b）和（c）显示了 Mg-1.8Zn-0.2Gd 植入物周围的骨组织学反应。同 Micro-CT 结果类似，植入物发生了持续降解并伴随有轻微的局部腐蚀，如图中白色箭头所示。在术后前两个月，Mg-1.8Zn-0.2Gd 植入物降解的同时保持了其结构的完整性。然而，术后 6 个月仅能观察到部分残留的植入物，部分植入物已经完全降解，在植入物周围可以观察到新生骨组织，如图 6.15（b）和（c）中红色箭头所示。在某些区域，如图 6.15（b）中的红色圆圈处，原先被材料占据的空间已经被新生骨组织填满。随着植入时间的延长，植入物与骨的整合情况也越来越好。植入物周围的骨组织并没有显示出异常，骨组织与正常对照组一致，表明 Mg-1.8Zn-0.2Gd 合金材料具有较好的骨组织相容性。

骨与植入物的界面情况与骨整合和结合强度密切相关。植入物的不同部位位于骨头中的不同微环境。植入物的两端包被于皮质骨内，植入物的中段则位于骨髓腔内，暴露于骨髓中。图 6.16 示意地给出了植入物与胫骨的相对位置关系及其界面细节。即使在同一个样品中，骨与植入物的界面细节根据部位的不同而完全不同。在皮质骨区域，术后 6 个月的骨组织与植入物密切整合，说明其结合良好。在髓腔内，围绕着植入物能观测到一些新生的小梁骨，如图 6.16 中蓝色箭头所示。一些小梁骨与植入物密切接触，同时一些小梁骨与植入物之间保持了一定的距离。局部腐蚀发生的部位（无论是在皮质骨内还是髓腔内），骨与植入物不结合或者整合缓慢，如图 6.16 中白色箭头部位所示。

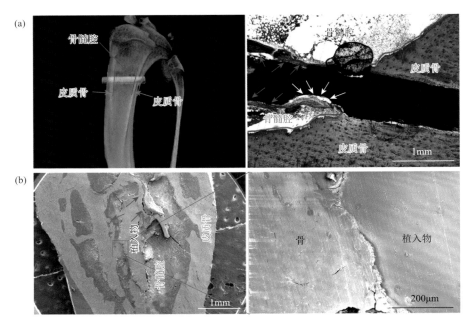

图 6.16 （a）植入物与胫骨之间的相对位置关系及对应 6 个月的组织学结果，植入物的不同部位位于不同的骨头微环境中，蓝色箭头标示髓腔内围绕着植入物的骨组织，白色箭头标示局部腐蚀位置；（b）SEM 图像显示髓腔内围绕着植入物的新生骨组织及骨-材料界面细节

综上所述，低合金化的 Mg-1.8Zn-0.2Gd 合金兼顾了镁合金的生物相容性、力学性能与耐腐蚀性。Mg-1.8Zn-0.2Gd 合金的抗拉强度和延伸率分别为 300MPa 和 14%，其强韧性与上市的镁合金骨科螺钉 MAGNEZIX® 相当；Mg-1.8Zn-0.2Gd 合金的组织为单相/近似单相，腐蚀模式为宏观的均匀腐蚀，在模拟体液中的腐蚀速率为 0.12mm/a，与高纯镁相近；Mg-1.8Zn-0.2Gd 合金在 SD 大鼠胫骨内可持续缓慢降解，植入物在术后两个月仍能保持其结构的完整性，并能与骨组织快速整合，显示出其良好的在体生物相容性和骨传导性，具有作为骨植入物的巨大潜力。

6.2.1　血管的生理结构

　　典型的动脉壁解剖结构如图 6.17 所示[42]。从管腔中部到最外层，大动脉由以下五部分组成：糖萼（细胞外基质）、内皮、内膜、中膜和外膜。糖萼是一层薄的大分子，它覆盖了单层内皮细胞的细胞质膜，以及细胞间连接的入口。糖萼的厚度通常小于 100nm（平均厚度 60nm）。与糖萼紧密接触的是内皮，内皮由沿血流方向排布的单层内皮细胞组成。由内皮往外是血管内膜，主要由蛋白多糖和胶原纤维组成。内弹性膜介于内膜和中膜之间，是一种具有孔隙但不可渗透的弹性组织。中膜主要由相互交替的平滑肌细胞和弹性结缔组织组成。中膜的外围被疏松的结缔组织包裹，即外膜。外膜中有一些毛细血管长入（淋巴管和血管滋养管）。除了通过管腔内的血液输送外，蛋白质还可以通过血管滋养管从外膜运送到中膜。

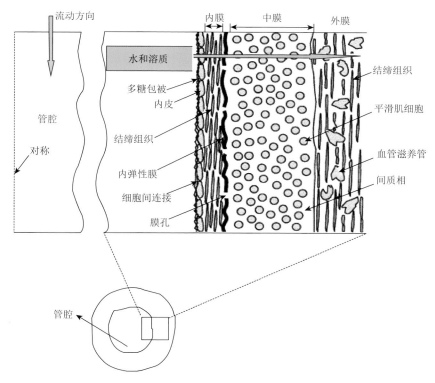

图 6.17　动脉壁解剖结构示意图[42]

6.2.2 血管支架与血管修复过程的降解适配

通过球囊植入血管支架的过程中，由于球囊在血管内的输送和扩张，通常会引起血管损伤。如图 6.18 所示，血管受损后，通常会经历以下三个相互重叠的修复阶段：炎症阶段、肉芽阶段和血管重塑阶段[43]。血液和可溶性血清纤连蛋白的凝固并形成细胞外基质标志着炎症阶段开始。在血管修复的早期阶段，炎症细胞和一些活性因子能够和纤连蛋白上的特定位点相结合。同时，血小板在伤口表面聚集并被激活。活化的血小板释放出促进局部血管收缩和血栓形成的物质以及能够激活受损组织附近的间充质细胞的生长因子。在血管损伤的几小时内，单核细胞也会开始出现，并在最初的几天里逐渐增多。与血小板一样，单核细胞分泌能够激活和促进损伤血管附近间充质细胞迁移的生长因子。肉芽阶段的开始伴随着局部组织细胞向伤口部位迁移。上皮细胞或内皮细胞主要从伤口边缘迁移，而成纤维细胞或平滑肌细胞则从邻近组织迁移。这两种类型的细胞在这个阶段都会增殖上皮细胞或内皮细胞会覆盖伤口表面，而成纤维细胞或平滑肌细胞则会合成和分泌细胞外基质成分，特别是透明质酸和蛋白多糖。血管重塑阶段，细胞外基质蛋白沉积和重塑将会持续数月。当损伤血管表面已被细胞覆盖，

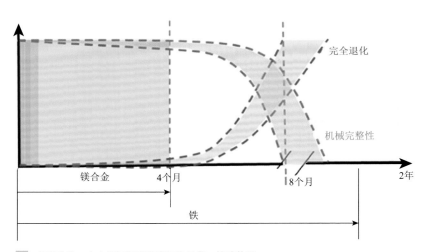

炎症阶段：血小板沉积和炎症细胞浸润，持续数天

质粒化（内膜新生）：内皮细胞迁移到损伤表面，平滑肌细胞调节和增殖，持续1～2周

血管重塑阶段细胞外基质沉积和重塑持续数月。这一阶段的持续时间是可变的，但在90～120天内基本完成

图 6.18 血管修复过程中可降解金属支架的降解与力学完整性变化示意图[44]

迁移到损伤区域的间充质细胞就会减缓其增殖,并开始产生大量蛋白多糖来取代纤连蛋白作为主要的细胞外基质成分。蛋白多糖存在于细胞外基质中,并与细胞的基底和细胞质膜结合。它们共同的结构元件是与一个或多个线型糖胺聚糖连接的蛋白质骨架。尽管蛋白多糖仅占正常血管干重的约 5%,但它们是新生内膜的细胞外基质中的重要组成成分。

由于血管重塑阶段通常在 90～120 天内结束,所以对于可降解血管支架而言,在血管完成其重塑阶段并恢复正常生理功能之后即可完全降解。因此,在前 4 个月内,血管支架应该保持尽可能低的降解速率从而提供足够的径向支撑力以帮助血管修复,而后再逐渐降解并最终完全消失。一般来说,在不引起机体发生过度不良反应的前提下,支架的完全降解周期在 12～24 个月。

6.2.3　纯锌的体外降解行为

纯锌在磷酸盐缓冲溶液(PBS)中的浸泡实验发现,Zn 会先被氧化成 Zn^{2+}[式(6-1)],对应的阴极反应是氧还原反应[式(6-2)]。然后释放出的 Zn^{2+} 会与 OH^- 反应生成 $Zn(OH)_2$[式(6-3)]。但是在 PBS 中 Cl^- 的作用下,$Zn(OH)_2$ 会发生溶解[式(6-4)],游离的 Zn^{2+} 会与 HPO_4^{2-} 反应生成难溶的磷酸盐[式(6-5)]。在浸泡早期,纯锌表面的腐蚀较为均匀,但是随着浸泡时间的延长,在 Cl^- 的影响下,腐蚀模式逐渐由均匀腐蚀变成了局部腐蚀[45]。通过电化学实验的方法研究纯锌在血液中的腐蚀行为发现,暴露在血清和全血中的锌会随着浸泡时间的延长而减缓腐蚀。在全血中浸泡 72h 后,锌的表面会形成一层由生物大分子和无机盐腐蚀产物组成的钝化膜[46]。进一步研究该钝化膜发现,当纯锌浸泡在全血中时,会发生蛋白质的快速吸附,这种吸附行为在早期会阻碍钝化膜的形成并导致腐蚀速率相对较高。随着锌的不断腐蚀,释放出的 Zn^{2+} 与血液中的 PO_4^{3-} 反应会形成具有保护性的 $Zn_4(PO_4)_2(OH)_2 \cdot 3H_2O$,从而降低纯锌的腐蚀速率[47]。

$$Zn = Zn^{2+} + 2e^- \tag{6-1}$$

$$2H_2O + O_2 + 4e^- = 4OH^- \tag{6-2}$$

$$Zn^{2+} + 2OH^- = Zn(OH)_2 \tag{6-3}$$

$$Zn(OH)_2 + 2Cl^- = Zn^{2+} + 2OH^- + 2Cl^- \tag{6-4}$$

$$3Zn^{2+} + 2HPO_4^{2-} + 2OH^- + 2H_2O = Zn_3(PO_4)_2 \cdot (H_2O)_4 \tag{6-5}$$

6.2.4　纯锌支架的体内降解机制

北京大学郑玉峰课题组将纯锌支架植入日本大耳兔的腹主动脉,对纯锌支架在血管生理修复过程中的降解机制进行了系统的研究。首先，为了观察纯锌支架的整体降解趋势，通过 Micro-CT 对支架降解行为进行了宏观上的分析。图 6.19（a）显示了纯锌支架在不同植入时间的二维和三维重建图像。植入前，支架的结构和形貌在 Micro-CT 中清晰可见。1 个月时，支架整体保持完整，表面覆盖一层均匀的腐蚀产物，支架的降解以均匀腐蚀的模式为主。6 个月时，支架出现了局部腐蚀，但是支架的主体部分依然由纯锌组成，说明纯锌支架能够维持至少 6 个月的力学完整性。12 个月时，支架失去完整性并出现部分降解，部分支架杆变细甚至完全消失。此时，支架不再具备力学完整性。与 1 个月时的均匀腐蚀相比，12 个月时支架以局部腐蚀模式为主。纯锌支架在 1 个月和 12 个月时的腐蚀形貌如图 6.19（b）所示。1 个月时，支架表面可以观察到一层致密而连续的腐蚀层，腐蚀层表面分布着一些很浅的点蚀坑，点蚀坑底部为层状的腐蚀形貌。12 个月时，局部腐蚀的出现破坏了腐蚀层的完整性，部分支架的新鲜表面暴露在腐蚀介质中。基于 Micro-CT 定量分析，支架的体积损失和支架剩余金属部分与腐蚀产物的体积百分比如图 6.19（c）和（d）所示。支架的体积损失随植入时间有一个近似线性的增加，在植入 6 个月和 12 个月时，支架体积损失分别为 20%±2.81%和 41.75%±29.72%。腐蚀产物的体积百分比随植入时间无明显变化，说明腐蚀产物在体内可能存在一个持续被吸收的过程。

为了对支架降解行为有进一步的了解，利用扫描电镜的背散射电子像从微观上观察血管支架段截面的降解情况（图 6.20）。血管支架段的截面主要由三部分组成：一是呈灰色的环状血管，二是颜色较亮的支架杆，三是中间的管腔部分。1 个月时可以观察到支架已经被新生内膜包裹，一层均匀的腐蚀层覆盖在支架表面，支架杆以均匀腐蚀为主。腐蚀层和金属基底的界面相对光滑完整。3 个月时，支架杆整体腐蚀形貌与 1 个月时类似，但是腐蚀层和金属基底的界面变得粗糙和凹凸不变，逐渐出现了局部腐蚀的特征。6 个月时，支架杆的腐蚀以局部腐蚀模式为主，可以观察到腐蚀产物在局部积累，但是纯锌依然占据了支架的主体部分。12 个月时可以观察到支架杆的显著降解，但是腐蚀形貌并不均匀，且未观察到大量腐蚀产物的积累，说明纯锌支架的腐蚀产物可以被周围组织吸收代谢。对支架截面进行定量分析发现[图 6.20（b）～（e）]，支架杆的降解速率在 1 个月时最大，随后减小，到 3 个月之后又逐渐增加。纯锌支架的平均降解速率在 20～30μm/a。剩余支架面积在 1～3 个月保持不变，随后明显减少，植入 6 个月和 12 个月时的剩余支架面积百分比分别为 80.57%和 63.27%。支架的腐蚀产物层厚度在 1 个月时为 3～5μm，3 个月时有所减薄，随后支架腐蚀产物层厚度数据的分散度增大，说明腐蚀产物层的不均匀性增大。支架截面数据的分析结果与上文 Micro-CT 的分析结果基本保持一致。

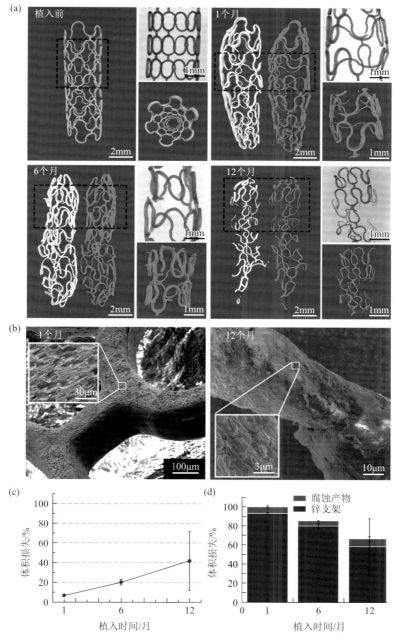

图 6.19 （a）纯锌支架植入体内的 **0 个月**、**1 个月**、**3 个月**、**6 个月**、**12 个月**时 Micro-CT 的
二维和三维图像，其中，白色的三维支架图像是支架剩余金属基体部分，绿色的是支架的降解
产物；（b）植入 **1 个月**和 **12 个月**时的支架腐蚀形貌；（c）纯锌支架随植入时间的体积损失；
（d）纯锌支架剩余金属基体部分和腐蚀产物所占的体积分数

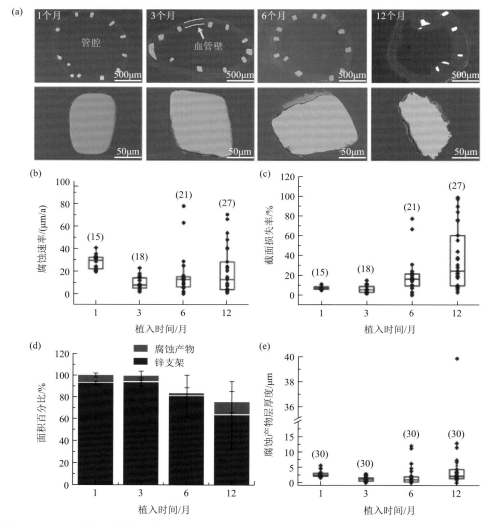

图 6.20 （a）纯锌血管支架段在 1 个月、3 个月、6 个月、12 个月时的截面样品 SEM 背散射电子图像以及对应支架杆的局部放大图像。基于截面定量分析得出腐蚀速率（b）、截面损失率（c）、剩余支架面积和腐蚀产物面积百分比（d）、腐蚀产物层厚度（e）

括号内数字表示定量分析时所选取的样本区域的数量

　　为了研究纯锌支架在血管修复过程中的降解产物演变，通过 SEM 和 TEM 等手段在不同尺度上分析植入不同时间降解产物的成分和结构。首先，在微米尺度上通过 SEM 和 EDS 研究降解产物成分。植入 3d 时，在支架表面检测到 Zn、O、C 等元素。随植入时间延长[图 6.21（a）]，腐蚀产物成分发生了显著的改变。在 1～3 个月时，腐蚀产物层明显增厚。通过 EDS 面扫描分析发现，腐蚀产物层主要由 Zn、O、P 等元素组成。在靠近纯锌基底的部分发现仅有 Zn 和 O 组成的腐蚀产物。与 1 个月时相比，植入 3 个月时，支架表面的腐蚀产物层厚度有所减薄。植入 6～12 个月时，腐蚀产物层在局部增厚且变得不均匀，腐蚀产物成分出现了明显变化。通过 EDS 分析可以发现，此时的腐蚀产物层由内外两层构成。内层主要由 Zn 和 O 两种元素组成，而外层还富含 Ca 和 P。相比于内层，外层显得更加疏松，且随植入时间延长，外层所占的比例增大。通过 EDS 线扫描分析发现[图 6.21（b）]，1 个月时，在腐蚀产物和纯锌基体界面处，Zn 含量显著减少，而 O 和 P 含量显著增加。整个腐蚀层的成分比较均匀，无显著变化。12 个月时，Zn 更多地存在于内层，且在纯锌/内层/外层的界面处，Zn 含量显著减少。P 和 Ca 的含量则在内外层界面处逐渐增加。O 含量在整个腐蚀产物层中没有明显的变化。通过元素定量分析[图 6.21（c）]可以看到，腐蚀产物的元素组成在前 3 个月保持稳定，C、O、P、Zn 分别占总含量的 15%、15%、50%、20%。植入 6～12 个月时，腐蚀产物内层的 Zn 和 O 的比例约为 1∶1，而外层 Zn 的含量减少，Ca 含量的增加。

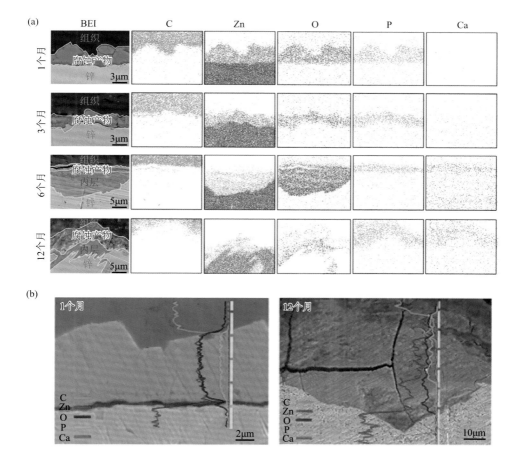

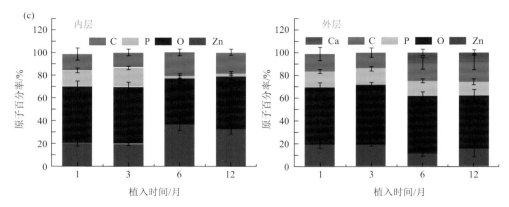

图 6.21　纯锌支架植入 1 个月、3 个月、6 个月、12 个月腐蚀产物背散射电子和能谱分析（a）、
能谱线扫描分析（b）、腐蚀产物能谱选取分析（c）

　　为了进一步确定纯锌支架降解产物的化学式以及结晶状态，通过扫描透射电子显微镜（STEM）和高分辨 EDS 在纳米尺度上进行分析（图 6.22）。在植入 1 个月的样品上，我们发现了三个典型区域，区域一是亮度最突出的纯锌基体，区域二是明暗相互交替的部分，由 Zn 和 O 组成。选区衍射显示该区域由 Zn 和 ZnO 组成，它们之间的取向关系为$(10\bar{1}0)_{ZnO}//(10\bar{1}0)_{Zn}$，$[000\bar{1}]_{ZnO}//[000\bar{1}]_{Zn}$。区域三则是完全腐蚀的灰色部分，由 Zn、O 和 P 组成。选区衍射显示该区域由晶态和非晶态的部分混合组成，一种可能的情况是该产物一开始是非晶态的 $Zn_3(PO_4)_2$，$Zn_3(PO_4)_2$ 随时间逐渐转变成晶态的具有正交结构的 $Zn_3(PO_4)_2 \cdot 4H_2O$。12 个月时的样品同样由 3 个典型区域组成。区域四是 Zn 基体，区域五则是多孔结构的腐蚀层内层，这与支架表面的 SEM 图像吻合。纯锌支架表面均匀分布着大量的纳米级的孔洞。该区域主要由 Zn 和 O 组成，相对比较亮的区域是纯锌，而围绕在纯锌周围的灰色区域则是 ZnO，选区衍射显示它们的位向关系与区域二中的 Zn 和 ZnO 一致。区域六是富含 Ca 和 P 的部分，由晶态和非晶态的混合物组成。

　　纯锌支架在体内的生物相容性和安全性是本研究的另一个重点。支架植入 3 天后，通过支架表面 SEM 和血小板染色，我们未发现明显的血小板黏附和覆膜血栓的形成。如图 6.23（a）所示，HE 染色显示，在植入 1 个月时，即可观察到新生内膜覆盖在支架表面上，随植入时间的延长，新生内膜厚度缓慢增加，在 12 个月时，即使支架发生了显著的降解，依然未观察到过度的内膜增生。同时，在新生内膜中未发现大量的腐蚀产物聚集。植入 12 个月时，可以观察到局部支架杆的完全降解，无产物残留。对植入支架 12 个月的兔腹主动脉进行造影观察发现支架植入处的管腔畅通无阻，且没有明显的狭窄发生。通过造影定量分析测量，支架植入组的管腔直径与对照组在植入期间没有显著差异。植入 12 个月

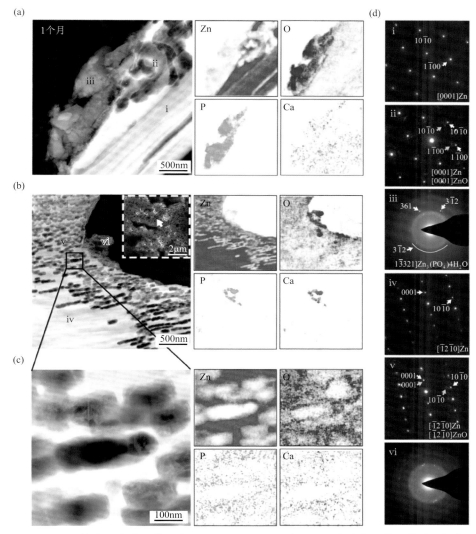

图 6.22　纯锌支架腐蚀层截面的 HADDF-STEM 图像以及对应的高分辨率能谱面扫描

（a～c）1 个月（a）、12 个月（b，c）腐蚀层内层的放大图；（d）1 个月和 12 个月时，腐蚀截面不同区域的 SAED 衍射花样和对应的腐蚀产物

时的支架狭窄率低于 10%，远小于血管再狭窄的 50% 阈值[48]。图 6.24（a）为覆盖支架表面的内皮细胞在植入不同时间的形态。在 1 个月时，一层薄薄的内膜覆盖在支架表面。3 个月时，内膜逐渐增厚，可观察到光滑的椭圆形的内皮细胞。6～12 个月时，可以观察到一层单层的沿血流方向伸长排布的内皮细胞，显示出与正常血管组织相似的形态。通过 CD31 抗体的免疫组化染色发现，11 个月时即可观察到支架表面由疏松的内皮形成，随时间延长，内皮细胞逐渐变得致密而完整。

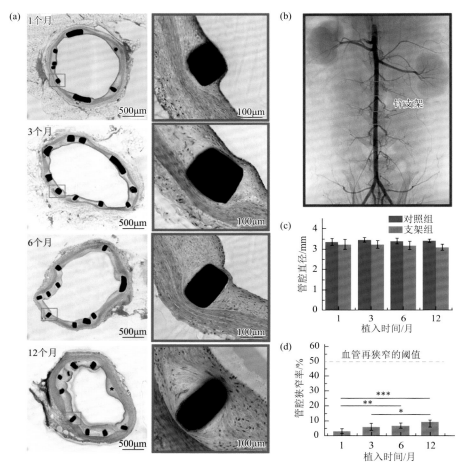

图 6.23　（a）纯锌支架植入 1 个月、3 个月、6 个月、12 个月时的血管支架段截面的 HE 低倍和高倍染色组织学形貌图；（b）植入支架 12 个月时的兔腹主动脉造影；（c，d）通过血管造影定量分析得出的管腔直径（c）和管腔狭窄率（d），对照组为术后即刻测量的管腔直径

*$p < 0.05$，**$p < 0.01$，***$p < 0.001$

α-SMA 抗体染色显示，在支架植入早期，新生内膜中出现的平滑肌细胞数量并不多。到了 6～12 个月，才有一定数量的内皮细胞迁移过来并增殖，其形态与正常血管平滑肌细胞相似，整个过程中未发现平滑肌细胞的过度增殖。胶原和弹力纤维染色显示，新生内膜中的细胞能够正常地分泌细胞外基质。在植入 6 个月时，新生内膜中可以观察到大量的胶原形成和形态良好的弹力纤维。通过采用免疫荧光染色研究炎症反应发现（图 6.25），巨噬细胞主要聚集在支架杆周围。植入 3 天时，未发现急性炎症反应。炎症细胞数量在一个月时达到峰值，这可能与此

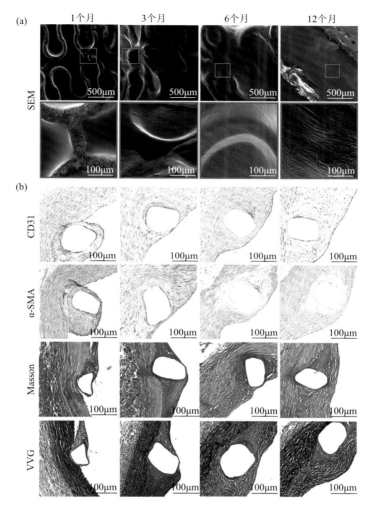

图 6.24　(a)植入 1 个月、3 个月、6 个月、12 个月时支架表面内皮细胞形态；(b)CD31、α-SMA 抗体、Masson 三色染色以及 VVG 染色

时纯锌支架较快的降解速率有关。随后，炎症细胞数量随时间延长显著减少。对心、肝、脾、肺、肾等重要脏器的 HE 染色显示，在切片中未发现梗塞、组织病理学变化、腐蚀产物的积累，重要脏器都显示出健康的组织学形态。血清锌含量显示，支架植入组与对照组的血清锌含量无显著性差异。血液生化分析显示动物机体各脏器均具备正常的生理功能。因此，纯锌支架在体内植入过程中，未发现急性和严重炎症、血小板聚集、血栓形成和过度内膜增生。纯锌支架在体内的降解对兔腹主动脉的恢复和重塑显示出积极的作用。

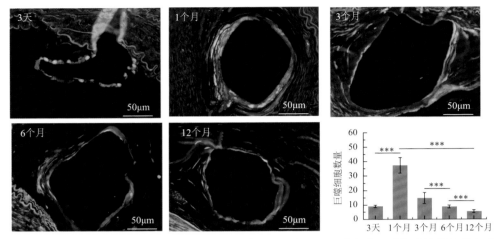

图 6.25　支架植入不同时间（**3 天、1 个月、3 个月、6 个月、12 个月**）巨噬细胞阳性抗体免疫
荧光染色以及支架杆周围巨噬细胞数量统计

$***p < 0.001$

　　基于上述对纯锌支架在体内的降解行为和血管修复生理过程的研究，纯锌支
架的体内降解机制如图 6.26 所示。在血管内皮化之前，纯锌支架的降解处在动态
的血流环境之中。在中性的血液环境中（pH 为 7.35～7.45），纯锌腐蚀的阳极反
应和阴极反应[49]的方程式如下：

$$Zn \longrightarrow Zn^{2+} + 2e^- \tag{6-6}$$

$$O_2 + 2H_2O + 4e^- \longrightarrow 4OH^- \tag{6-7}$$

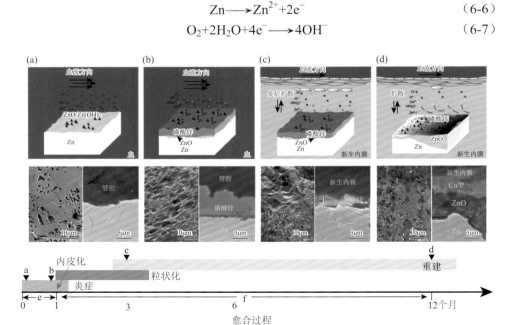

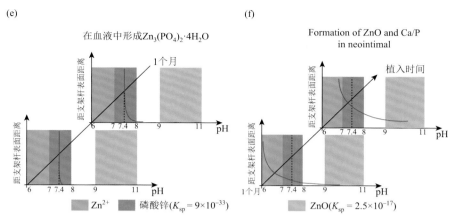

图 6.26　纯锌支架随血管生理修复过程的降解机制示意图

（a，b）在血液的对流传质环境下，磷酸锌的形成；（c，d）在新生内膜的扩散传质环境下，磷酸锌转变成氧化锌和钙磷盐，SEM 图为各阶段观察到的支架腐蚀形貌，时间轴描述了血管生理修复过程的主要阶段包括炎症、内皮化、肉芽期和血管重塑；（e，f）不同腐蚀微环境中纯锌支架局部 pH、距支架表面距离与腐蚀产物类型之间的关系

阴极反应释放的 OH⁻ 使纯锌表面的局部 pH 升高，当产生的 OH⁻ 和 Zn^{2+} 的浓度超过它们发生沉淀的临界值时就会在纯锌表面形成 ZnO 和 $Zn(OH)_2$ 等腐蚀产物，方程式如下：

$$Zn^{2+}+2OH^- \longrightarrow Zn(OH)_2 \tag{6-8}$$

$$Zn^{2+}+2OH^- \longrightarrow ZnO+H_2O \tag{6-9}$$

ZnO 和 $Zn(OH)_2$ 是锌在水溶液中常见的腐蚀产物，目前已有一些研究报道了锌在体内或体外的早期腐蚀会形成这两种产物。它们的稳定存在与溶液的 pH、离子浓度、温度等参数都有密切的联系。在本研究中，ZnO 是最主要的腐蚀产物，这与另一项关于纯锌在血液环境中的研究结果一致。原因有三点：①ZnO 在 7.7～11 的 pH 范围内是最主要的热力学稳定的腐蚀产物之一；②相比于 $Zn(OH)_2$，37℃的体温环境更有利于 ZnO 的形成；③$Zn(OH)_2$ 在 37℃下会逐渐脱水转变成 ZnO。血液具有很强的缓冲能力，能够保持 pH 在 7.35～7.45，而 ZnO 在这个 pH 区间并不能稳定地存在。同时，血液中含有大量的 Cl⁻，能够促进 ZnO 的溶解，从而再次释放出 Zn^{2+}。随后，血液中的 HPO_4^{2-} 与 Zn^{2+} 反应形成了难溶的磷酸盐，反应方程式如下：

$$3Zn^{2+}+2HPO_4^{2-}+2OH^-+2H_2O \Longleftrightarrow Zn_3(PO_4)_2 \cdot 4H_2O \tag{6-10}$$

根据布拜图（图 6.27），磷酸锌相比于 ZnO 在血液环境中具有更好的热力学稳定性。此外，磷酸锌的溶度积常数为 $K_{sp}=9\times10^{-33}$，远小于 ZnO 的溶度积常数（$K_{sp}=2.5\times10^{-17}$）。因此，基于沉淀溶解平衡，ZnO 能够逐渐转变成磷酸锌。在 1 个月时，我们在锌支架表面观察到了一层致密而完整的磷酸锌腐蚀层。

纯锌的体外腐蚀研究中也报道了磷酸锌是主要的腐蚀产物之一。在动态的血流环境中，流体剪切力加速了腐蚀的传质过程，纯锌支架表面产生的可溶性腐蚀产物可以被快速地转移，pH 也可以维持相对稳定，使得支架能够被进一步腐蚀降解。这些因素使得纯锌支架在这个阶段具有相对较快的降解速率和均匀的腐蚀模式。

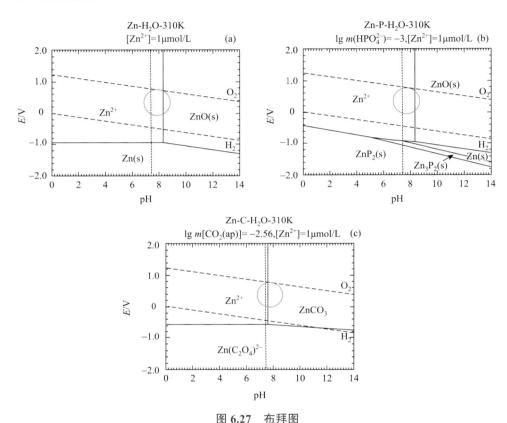

图 6.27　布拜图

（a）Zn-H$_2$O 图；（b）Zn-P-H$_2$O 图；（c）Zn-C-H$_2$O 图

植入 1 个月时，纯锌支架的腐蚀微环境从血液环境转换到新生内膜中。此时，传质主要通过水分子、亲水溶质和离子在新生内膜中的扩散来主导。同时，相对于血液中的氧分压，由于氧气扩散和消耗，新生内膜中的氧分压大大降低，这可能导致阴极氧还原反应被抑制。此外，由于在血液中形成的磷酸锌层致密而完整，具有保护性，以上三个原因共同导致了内皮化后纯锌支架降解速率的降低。

植入 3 个月时，腐蚀产物层的溶解导致支架腐蚀产物层的厚度相比于植入 1 个月时有所减薄。结合组织学分析，这可能与 1～3 个月时相对较明显的炎症反应有关。炎症可以导致植入物局部 pH 降低到 6.0，而磷酸锌和氧化锌等腐蚀产物在酸性的环境中溶解度增大。因此，腐蚀产物层逐渐溶解，而腐蚀产物层和纯锌中的一些缺陷和杂质进一步引起了局部腐蚀，增加了降解的不均匀性。因此，随着腐蚀微环境的改变，纯锌支架的降解模式逐渐从均匀腐蚀模式转变成局部腐蚀模式。

　　基于对腐蚀产物层厚度均匀性的分析和腐蚀截面的观察，局部腐蚀模式是支架植入 6～12 月时的主要模式。在局部区域，含有 Cl⁻的具有腐蚀性的体液渗透进入腐蚀产物层，并与纯锌进一步反应，形成了腐蚀层内层的多孔结构。被腐蚀的部分变成 ZnO，围绕在纯锌周围。6 个月后，组织学分析显示炎症反应减轻，再加上纯锌的降解产生了大量的 OH⁻以及缓慢的扩散传质过程，使得纯锌的局部腐蚀区域 pH 升高。相对较高的 pH 为 ZnO 的稳定存在提供了良好的环境。同时，升高的 pH 引发了另一个反应，即钙磷盐的沉积。钙和磷离子可能来源于细胞外液或者磷酸锌的溶解，炎症和细胞凋亡也可以引起细胞外钙、磷离子的浓度升高。随后，钙磷盐在之前形成的 ZnO 内层上形核长大，形成腐蚀产物外层。选区衍射显示钙磷盐由多晶和非晶态的物质组成。钙磷盐沉积是血管植入物中常见的现象。在永久支架（如 CoCr 合金支架、316L 不锈钢支架）以及可降解支架（如镁合金支架、铁基合金支架、高分子支架）的研究中都发现钙磷盐的沉积，但是钙磷盐沉积的量却因材料不同而有显著差异。在镁合金支架的降解过程中，整个支架最后被非晶的钙磷盐原位取代，而纯锌支架的腐蚀产物层中仅有少量钙磷盐存在。

参 考 文 献

[1]　Erinc M，Sillekens W H，Mannens R G T M，et al. Applicability of existing magnesium alloys as biomedical implant materials. Magnesium Technology 2009，15 February 2009 through 19 February 2009，San Francisco，CA，USA，Conference code：76923，209-214.

[2]　Niinomi M，Metallic biomaterials. Journal of Artificial Organs，2008，11（3）：105-110.

[3]　Niinomi M，Nakai M，Hieda J. Development of new metallic alloys for biomedical applications. Acta Biomaterialia，2012，8（11）：3888-3903.

[4]　Staiger M P，Pietak A M，Huadmai J，et al. Magnesium and its alloys as orthopedic biomaterials：a review. Biomaterials，2006，27（9）：1728-1734.

[5]　Champion E. Sintering of calcium phosphate bioceramics. Acta Biomaterialia，2013，9（4）：5855-5875.

[6]　Saris N E，Mervada E，Karppanen H，et al. Magnesium：an update on physiological，clinical and analytical aspects. Clinica Chimica Acta，2000，294（1-2）：1-26.

[7]　Okuma T. Magnesium and bone strength. Nutrition，2001，17（7-8）：679-680.

[8]　Vormann J. Magnesium：nutrition and metabolism. Molecular Aspects of Medicine，2003，24（1-3）：27-37.

[9]　Pramojanee S N，Phimphilai M，Chattipeikorn N，et al. Possible roles of insulin signaling in osteoblasts. Endocrine Research，2014，39（4）：144-151.

[10]　Nomura T. Nucleus pulposus allograft retards intervertebral disc degeneration. Clinical Orthopaedics and Related Research，2001，（389）：94-101.

[11]　Zhao D W，Witte F，Lu F Q，et al. Current status on clinical applications of magnesium-based orthopaedic

implants: a review from clinical translational perspective. Biomaterials, 2016, 112: 287-302.

[12] Vasconcelos D M, Santes S G, Langhari M, et al. The two faces of metal ions: from implants rejection to tissue repair/regeneration. Biomaterials, 2016, 84: 262-275.

[13] Wu L, Feyerabend F, Schillry A F, et al. Effects of extracellular magnesium extract on the proliferation and differentiation of human osteoblasts and osteoclasts in coculture. Acta Biomaterialia, 2015, 27: 294-304.

[14] Zreiqat H, Howlett C R, Zannettino A, et al. Mechanisms of magnesium-stimulated adhesion of osteoblastic cells to commonly used orthopaedic implants. Journal of Biomedical Materials Research, 2002, 62 (2): 175-184.

[15] Maier J A, Bernardins D, Rayssiguier Y, et al. High concentrations of magnesium modulate vascular endothelial cell behaviour *in vitro*. Biochimica et Biophysica Acta, 2004, 1689 (1): 6-12.

[16] Yoshizawa S, Brown A, Barchowsky A, et al. Magnesium ion stimulation of bone marrow stromal cells enhances osteogenic activity, simulating the effect of magnesium alloy degradation. Acta Biomaterialia, 2014, 10 (6): 2834-2842.

[17] Zheng Y F, Gu X N, Witte F. Biodegradable metals. Materials Science & Engineering R-Reports, 2014, 77: 1-34.

[18] Li Z, Go X, Lou S, et al. The development of binary Mg-Ca alloys for use as biodegradable materials within bone. Biomaterials, 2008, 29 (10): 1329-1344.

[19] Bakhsheshi-Rad H R, Idris M H, Abolul-kadir M R, et al. Mechanical and bio-corrosion properties of quaternary Mg-Ca-Mn-Zn alloys compared with binary Mg-Ca alloys. Materials & Design, 2014, 53: 283-292.

[20] Zhang B P, Hou Y, Wang X, et al. Mechanical properties, degradation performance and cytotoxicity of Mg-Zn-Ca biomedical alloys with different compositions. Materials Science & Engineering C: Materials for Biological Applications, 2011, 31 (8): 1667-1673.

[21] Cai S H, Lei T, Li N, et al. Effects of Zn on microstructure, mechanical properties and corrosion behavior of Mg-Zn alloys. Materials Science & Engineering C: Materials for Biological Applications, 2012, 32(8): 2570-2577.

[22] Zhang S, Zhang X, Zhao C, et al. Research on an Mg-Zn alloy as a degradable biomaterial. Acta Biomaterialia, 2010, 6 (2): 626-640.

[23] Kubasek J, Vojtech D, Structural characteristics and corrosion behavior of biodegradable Mg-Zn, Mg-Zn-Gd alloys. Journal of Materials Science: Materials in Medicine, 2013, 24 (7): 1615-1626.

[24] Gu X N, Xie X H, Li N, et al. *In vitro* and *in vivo* studies on a Mg-Sr binary alloy system developed as a new kind of biodegradable metal. Acta Biomaterialia, 2012, 8 (6): 2360-2374.

[25] Bornapour M, Celikin M, Pekguleryuz M. Thermal exposure effects on the *in vitro* degradation and mechanical properties of Mg-Sr and Mg-Ca-Sr biodegradable implant alloys and the role of the microstructure. Materials Science & Engineering C: Materials for Biological Applications, 2015, 46: 16-24.

[26] Zhao C, Pan F S, Zhang L, et al. Microstructure, mechanical properties, bio-corrosion properties and cytotoxicity of as-extruded Mg-Sr alloys. Materials Science & Engineering C: Materials for Biological Applications, 2017, 70(2): 1081-1088.

[27] Bornapour M, Muja N, Shum-Tim D, et al. Biocompatibility and biodegradability of Mg-Sr alloys: the formation of Sr-substituted hydroxyapatite. Acta Biomaterialia, 2013, 9 (2): 5319-5130.

[28] Gu X, Zheng Y, Cheng Y, et al. *In vitro* corrosion and biocompatibility of binary magnesium alloys. Biomaterials, 2009, 30 (4): 484-98.

[29] Zhang E, Lei Y, Xu J, et al. Microstructure, mechanical properties and bio-corrosion properties of Mg-Si (-Ca, Zn) alloy for biomedical application. Acta Biomaterialia, 2010, 6 (5): 1756-1762.

[30] Zhao C, Pan F, Shuang Z, et al. Microstructure, corrosion behavior and cytotoxicity of biodegradable Mg-Sn

implant alloys prepared by sub-rapid solidification. Materials Science & Engineering C: Materials for Biological Applications, 2015, 54: 245-251.

[31] Kubasek J, Vojtech D, Lipov J, et al. Structure, mechanical properties, corrosion behavior and cytotoxicity of biodegradable Mg-X (X = Sn, Ga, In) alloys. Materials Science & Engineering C: Materials for Biological Applications, 2013, 33 (4): 2421-2432.

[32] Zhao C Y, Pan F, Shuang Z, et al. Preparation and characterization of as-extruded Mg-Sn alloys for orthopedic applications. Materials & Design, 2015, 70: 60-67.

[33] Liu H, Chen Y, Tang Y, et al. The microstructure, tensile properties, and creep behavior of as-cast Mg-(1-10)%Sn alloys. Journal of Alloys and Compounds, 2007, 440 (1-2): 122-126.

[34] Liu H B, Qi G H, Ma T Y, et al. Microstructure evolution and mechanical properties of Mg-Ge binary magnesium alloys. Materials Research Innovations, 2010, 14 (2): 154-159.

[35] Bian D, Zhou W, Deng J, et al. Development of magnesium-based biodegradable metals with dietary trace element germanium as orthopaedic implant applications. Acta Biomaterialia, 2017, 64: 421-436.

[36] Xie G Q, Takada H, Kanetaka H. Development of high performance MgFe alloy as potential biodegradable materials. Materials Science and Engineering A, 2016, 671: 48-53.

[37] Liu C, Fu X, Pan H, et al. Biodegradable Mg-Cu alloys with enhanced osteogenesis, angiogenesis, and long-lasting antibacterial effects. Scientific Reports, 2016, 6: 27374.

[38] Li Y, Liu L, Wan P, et al. Biodegradable Mg-Cu alloy implants with antibacterial activity for the treatment of osteomyelitis: *in vitro* and *in vivo* evaluations. Biomaterials, 2016, 106: 250-263.

[39] Zhou W R, Zheng Y F, Leeflang M A, et al. Mechanical property, biocorrosion and *in vitro* biocompatibility evaluations of Mg-Li-(Al)-(RE) alloys for future cardiovascular stent application. Acta Biomaterialia, 2013, 9 (10): 8488-8498.

[40] Cipriano A F, Sallee A, Guan R G, et al. Investigation of magnesium-zinc-calcium alloys and bone marrow derived mesenchymal stem cell response in direct culture. Acta Biomaterialia, 2015, 12: 298-321.

[41] Cipriano A F, Sallee A, Tayoba M, et al. Cytocompatibility and early inflammatory response of human endothelial cells in direct culture with Mg-Zn-Sr alloys. Acta Biomaterialia, 2017, 48: 499-520.

[42] Yang N, Vafai K. Modeling of low-density lipoprotein (LDL) transport in the artery—effects of hypertension . International Journal of Heat and Mass Transfer, 2006, 49 (5-6): 850-867.

[43] Forrester J S, Fishbein M, Helfant R, et al. A paradigm for restenosis based on cell biology: clues for the development of new preventive therapies . Journal of the American College of Cardiology, 1991, 17 (3): 758-769.

[44] Zheng Y F, Gu X N, Witte F. Biodegradable metals . Materials Science & Engineering R-Reports, 2014, 77: 1-34.

[45] Chen Y, Zhang W, Maitz M F, et al. Comparative corrosion behavior of Zn with Fe and Mg in the course of immersion degradation in phosphate buffered saline . Corrosion Science, 2016, 111: 541-555.

[46] Torne K, Larsson M, Norlin A, et al. Degradation of zinc in saline solutions, plasma, and whole blood . Journal of Biomedical Materials Researoh B: Applied Biomaterials, 2016, 104 (6): 1141-1151.

[47] Törne K B, Örnberg A, Weissenrieder J. Characterization of the protective layer formed on zinc in whole blood. Electrochimica Acta, 2017, 258: 1476-1483.

[48] Kuntz R E, Baim D S. Defining coronary restenosis. Newer clinical and angiographic paradigms. Circulation, 1993, 88 (3): 1310-1323.

[49] Thomas S, Birbilis N, Venkatraman M S, et al. Corrosion of zinc as a function of pH. Corrosion, 2012, 68 (1): 160-166.

关键词索引